臺北榮陽頭痛醫學團隊讓你終結頭痛

頭痛看過來

神經內科權威醫師群的精準處方

一暢銷增訂版一

〔掌握黃金期，寫頭痛日記，正確用藥，減壓放鬆，告別頭痛〕

臺北榮民總醫院副院長
國立陽明交通大學
醫學院院長

王署君◎總策劃

臺北榮陽
頭痛醫學團隊◎合著

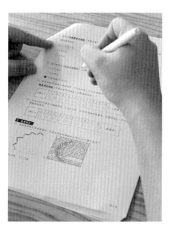
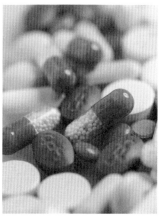
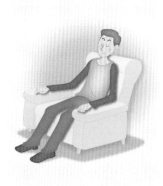

目錄 CONTENTS

PART

1 攸關性命的頭痛特徵 029

你的頭痛要不要緊！ 030

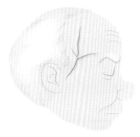

▲老年人頭痛須警惕
顳動脈炎。（P.46）

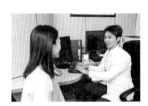

▲首次問診時，醫師會
詳細詢問頭痛病史。
（P.59）

PART

2 為何會頭痛？
你屬於哪一種頭痛？ 065

頭痛的原因超過200種 066

除了先天體質，還有什麼因素與頭痛有關？ 066

目錄 CONTENTS

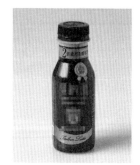

▲味精、色素等食品添加物和含咖啡因飲料等都可能會導致偏頭痛。（P.100）

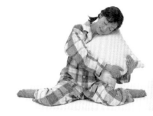

▲規律的睡眠習慣有助於改善頭痛問題。（P.105）

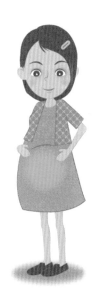

目錄 CONTENTS

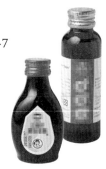

▲許多頭痛患者習慣喝感冒糖漿止痛，若每月用藥超過4天，建議盡快求醫。(P.148)

目錄 CONTENTS

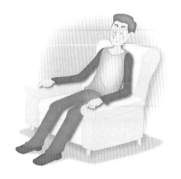

▲透過肌肉反覆放鬆，可間接
　放鬆心理。（P.242）

頭痛的輔助與另類療法 247

頭痛的傳統中醫療法 254

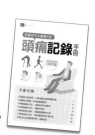

附錄

隨 書 附 贈

《頭痛記錄手冊》

- 頭部的求救訊號：12項攸關生命
  的頭痛特徵
- 頭痛時怎麼辦？自我頭痛診斷表
- 舒緩頭痛的方法：漸進式肌肉放
  鬆法＆調整呼吸法
- 預防頭痛的法則：8個減輕頭痛
  的方法＆使用電腦時的正確坐姿
- 建立自己的頭痛資料庫：頭痛日
  記

本書作者群簡介（一）

	現任	學歷	專長
王署君醫師	●臺北榮民總醫院副院長 ●國立陽明交通大學醫學院院長 ●國立陽明交通大學醫學系講座教授	●國立陽明大學醫學系 ●美國賓州費城天普大學附設頭痛中心進修	頭痛、失智症、疼痛
傅中玲醫師	●臺北榮民總醫院神經醫學中心神經內科主任 ●國立陽明交通大學醫學院教授	●國立陽明大學醫學系	失智症、行為神經學和頭痛
凌憬峰醫師	●國立陽明交通大學醫學院醫學系專任教授兼系主任 ●臺北榮民總醫院放射線部主任級主治醫師	●國立陽明大學醫學系	磁振造影、癲癇影像學、磁振頻譜學、神經放射學、頭痛影像學、臨床醫學類
陳韋達醫師	●衛福部立基隆醫院副院長 ●臺北榮民總醫院神經內科主治醫師 ●國立陽明交通大學醫學院醫學系暨腦科學研究所教授	●國立陽明大學醫學系 ●國立陽明大學神經科學研究所博士	頭痛、慢性全身痛（纖維肌痛症）、電生理與神經影像
陳世彬醫師	●臺北榮民總醫院神經內科主治醫師 ●國立陽明交通大學醫學院醫學系教授 ●國立陽明交通大學臨床醫學研究所教授	●國立陽明大學醫學系 ●國立陽明大學臨床醫學研究所博士 ●哈佛醫學院麻州總醫院中風及神經血管調節研究室進行博士後研究	頭痛、失智症與帕金森氏症
王嚴鋒醫師	●臺北榮民總醫院一般神經內科主任 ●國立陽明交通大學醫學院醫學系副教授	●國立陽明大學醫學系 ●國立陽明大學臨床醫學研究所博士	頭痛、失智症、腦血管疾病和神經病變痛
梁仁峰醫師	●臺北榮民總醫院教學部實證醫學科主任暨神經內科主治醫師 ●睡眠中心副執行長 ●國立陽明交通大學醫學系副教授	●台北醫學大學醫學系醫學士 ●美國休士頓大學醫學教育碩士	頭痛及疼痛醫學、睡眠障礙

本書作者群簡介（二）

	現任	學歷	專長
王凱震醫師	●振興醫院神經內科主治醫師 ●國立陽明大學醫學系兼任助理教授	●中國醫藥大學醫學系畢業 ●國防醫學院醫學科學研究所博士	頭痛及一般神經科疾病
賴資賢醫師	●亞東醫院神經內科主治醫師 ●國立陽明大學醫學系助理教授	●臺北醫學大學醫學系 ●國立陽明大學神經科學研究所博士	頭痛、失智症、腦中風、一般神經疾病
賴冠霖醫師	●臺北榮民總醫院神經內科主治醫師 ●國立陽明交通大學醫學系助理教授	●國立陽明大學醫學系 ●國立陽明大學臨床醫學研究所博士	頭痛及疼痛醫學、失智症、腦血管疾病
劉虹余醫師	●臺北榮總神經內科主治醫師 ●國立陽明交通大學醫學系副教授	●國立陽明大學醫學系 ●國立陽明大學腦科學研究所博士	腦血管疾病、頭痛、慢性疼痛、帕金森氏症
鄭淳予醫師	●Cheng's Neurological Clinic執行長暨主治醫師（頭痛／疼痛特別門診） ●臺北榮總神經內科特約醫師	●國立陽明大學腦科學研究所博士	頭痛、眩暈、失眠、神經痛
凌郁翔醫師	●臺北榮民總醫院新竹分院神經內科主治醫師 ●臺北榮民總醫院神經醫學中心神經內科總醫師	●國立陽明大學醫學系	頭痛與疼痛醫學
潘俐伶博士	●國立陽明交通大學腦科學研究中心助理研究員	●國立陽明大學物理治療暨輔助科技學系博士 ●哈佛醫學院神經調控中心進修	神經調控、電生理、非侵入性腦刺激

熟讀本書，頭痛不再讓人頭痛！

王醫師是臺北榮總的醫師，也是陽明大學的教授。和他共事多年，向來對於他投注在頭痛醫學方面的心力感到佩服，聽聞他將出書嘉惠國內眾多頭痛患者，很榮幸有此機會為他的新書寫序推薦。

王教授是國內頭痛學界的先驅，師承美國頭痛醫學大師Stephen Silberstein，自歸國後，和傅中玲教授共同創建了臺北榮總的頭痛門診以及榮陽頭痛研究團隊，也開啟了國內醫界對頭痛醫學的興趣。

頭痛可說是一種文明病，是不少現代人的苦惱，也是求醫診治的常見原因。頭痛的成因眾多，除了基因因素（亦即古代所謂的體質），環境因素也扮演了重要的角色，隨著社會的現代化，工作壓力、作息不正常、缺乏運動、咖啡因攝取過量等等因素，都可能加重現代人頭痛的負擔。

儘管頭痛如此常見，還是有不少人，不知道如何正確地處理自己的頭痛。有些人不把頭痛當一回事，只要頭痛一發作，就到藥房買止痛藥吃，得過且過；也有些人雖然在意，但覺得自己的頭痛只是癬疥之疾，不足為患，有相當的自信能夠自己解決，尤其是現代社會資訊泛濫，網路訊息俯拾即是。然而，有些人的頭痛導因於某些可能致命的疾病，也有些人的頭痛除了吃止痛藥以外有更好的選擇，更令人憂心的是，許多唾手可得的資訊來源不明，內容似是而非，參考價值堪慮。這本書的出現，恰恰滿足了這樣的需求，**為了讓社會大眾對頭痛有更正確的認知，王教授的團隊編寫了這本深入**

淺出的頭痛專書，為普羅大眾釋疑解惑，造福眾多頭痛病患以及他們的親友。

過去身為陽明大學校長時，在工作上，和不少醫師有接觸合作的機會，一般而言，人的精力有限，難以面面俱到，有些醫師專注於臨床服務，有些醫師醉心於學術研究，能夠兼顧兩方面的醫師不多，但王教授卻是個例外。在臨床方面，廣受病患及家屬肯定；在研究方面，也倍受國際學界推崇，曾獲國科會傑出研究獎、美國頭痛學會Seymour Solomon Lecture Award、歐洲頭痛學會Giuseppe Nappi Cluster Headache Award等大獎。由他領導編寫，本書內容的參考價值毋庸置疑。

這本書是王教授所帶領的榮陽頭痛團隊的心血結晶，匯集了多年的臨床經驗，融入了近些年的醫療新知，雖然淺顯易懂，但對於許多頭痛疾患的臨床診治、病生理變化和自我護理等方面，都有相當深入而且與時俱進的見解和建議，此外，書中對於許多頭痛潛藏的致命危機也多有提點，更難得的是，本書不少論述來自於該團隊平日對國內病患的觀察，較為符合國人的風土民情。

在此鄭重向各位推薦此書，對於一般頭痛的患者，這本書可以讓您免除舟車勞頓排隊之苦，彷彿有北榮頭痛團隊當面衛教，對於懷疑自己的頭痛禍藏隱疾的病患，這本書可以提供許多寶貴的資訊，判斷何時應該移樽就教，排除心中隱憂。

頭痛如此常見，無論您是頭痛病患還是頭痛病患的親友，本書都相當值得一讀，可謂是居家良伴，只須花費少許時間熟讀本書，頭痛不再讓人總是如此頭痛。

指日可待的個人化頭痛醫療

頭痛是一個十分常見的疾病，在我們的周圍不少人都被這個病所苦惱，而它雖然可能只是個小病，但也可能造成患者嚴重失能，無法上班上課，最嚴重的情況甚至可能致命，因此這是一個大家都不得不正視的重要議題。

根據本院王署君主任的研究資料，偏頭痛在臺灣至少有上百萬的患者，且多為具生產力的青壯人口。偏頭痛發作時，個人承受痛苦、醫療體系支出和社會成本消耗十分巨大。認識與治療偏頭痛，對醫師、患者，乃至整個社會都會是正向的助益。

雖然在報章雜誌或是現在的多元媒體可以得到一些關於頭痛方面的報導，但是往往是零碎不完整，或是不知道訊息是否正確。反而造成民眾的恐慌，或是不正確的觀念，並缺乏整體的認識。如本書這樣有系統的針對頭痛疾病作全方位介紹，又加上本土的一手資料，實屬難得。

本書提供豐富的衛教資料，幫助大家對於頭痛有正確的認識，介紹各種類型的頭痛，指導大家如何就醫，如何和醫師溝通，認識自己使用的藥物，填寫頭痛日記幫助醫師了解病情，如何用非藥物治療來幫助自己等等。**臺灣的門診時間往往不足，這本書正好可以幫你補足了門診忘記問醫師的問題，或是問了後來卻忘了答案的，在這本書都可以找到令你滿意的回覆。**

　　本人很欣慰王主任長期從事頭痛研究和臨床工作，也帶領出本院一個傑出的頭痛團隊。他們的努力在2015年獲得了生策會SNQ國家品質標章銅獎，象徵臺灣第一。在如此忙碌之餘，他們仍不忘民眾的需求，以深入淺出的筆觸寫出這本重要的頭痛衛教資訊書呈現給大家，誠屬難能可貴。

　　本書值得每個為頭痛所苦的患者仔細閱讀，並放寬心情，和醫師攜手合作來治療疾病。隨著科學日新月異的進展，頭痛病生理機轉的完全解密將不再只是夢想，許多因應病生理機轉設計的新治療也正快速發展中，或許讓頭痛「根治」仍有一段距離，但根據個人「體質」量身訂作最適宜的個人化頭痛醫療將指日可待。

頭痛？讀這本書就對了！

　　幾乎大家都有過頭痛的經驗，只是輕重多寡有別而已。以前在醫學院上頭痛課時，老師問起班上同學：「誰從來沒有頭痛過？」一百多位同學中只有一位舉手，全班大笑，因為那位同學品學兼優，熱心服務、脾氣好、人緣佳、近乎完人。

　　後來我當了神經科醫師，在門診最怕連續遇到頭痛和頭暈的患者，因為兩者都需要花時間詳問症狀、頻率、嚴重性、伴隨和誘發症狀等。雖然大部分的頭痛都是緊縮型頭痛或偏頭痛，但少數頭痛如蜘蛛膜下腔出血則可能危及生命，需緊急處理，所以對每位頭痛患者都不能掉以輕心。

　　而且，患者和醫師對頭痛的認知常有落差。例如一位中年婦女說：「頭痛了30年，天天痛，好嚴重，腦子一定有問題。」醫師卻認為很可能是原發型頭痛中的慢性每日頭痛，腦子沒問題，倒是生活方式和用藥需調整，因此得花時間衛教。

　　王署君主任是位臨床、學術與教學俱優的神經科醫師，1995年到美國費城的天普大學，師承頭痛大師西伯斯坦（Stephen Silberstein）教授是其學術生涯的重要轉捩點。學成歸國後，王主任成立臺灣頭痛學會，帶動研究風潮，不僅喚起臺灣醫界對頭痛的重視，嘉惠眾多病患，更在國際學術上占有一席之地。

　　很高興署君帶領的優秀團隊，在這本書中以輕鬆口語化的筆觸，把高深複雜的頭痛知識變為實用重要的常識，鉅細靡遺，嘉惠

讀者。並佐以實例、歷史軼事、各種彩色腦部圖解與影像、藥物名稱和相片，以及診斷流程和警訊等，讀起來流暢易懂。而且提供各種撇步，如看診時的小抄，以便醫師能正確快速的診治。

　　翻閱這本書時，以前看診時的各種病例一一浮現，彷彿昨日，讓我忍不住一鼓作氣讀完。**本書內容精采實用，且提供最新知識，對民眾和醫療人員，是本很值得推薦的好書。**

充實頭痛診療知識，
擺脫頭痛頑疾

　　頭痛可以說是一般醫師在看診時，常常聽到的患者主訴症狀，甚至醫師本身可能自己就是頭痛的患者。對於一般民眾而言，有人可能頭痛時就自行買止痛藥症狀治療，甚至吃止痛藥到成癮，有的人可能為了怕吃藥，忍受頭痛痼疾，甚至到日常生活失能，影響正常工作。

　　王署君教授是臺北榮民總醫院神經醫學中心的主任，早年曾在美國追隨頭痛醫學大師Stephen Silberstein教授學習，學成歸國後，成立臺北榮民總醫院神經內科的頭痛診療團隊。首先進行臺灣地區各年齡層不同型態頭痛的流行病學研究，建立臺灣本土頭痛病患族群的資料庫，之後針對各型態頭痛進行更深入的醫學影像、藥物治療等研究，論文均發表在國外的頂尖期刊，也連續獲得國內科技部及國際間各大研究獎項的肯定。近年來逐步建立之頭痛診斷治療的規格化流程，使不同型態的頭痛病患均能在短時間內獲得正確的診斷及適當的治療，整個團隊也因此獲得生策會SNQ國家品質標章的銅獎，可謂實至名歸。

　　王署君教授有鑒於頭痛診療知識的重要性，深入淺出地寫出此書，不僅將正確的相關知識傳達給一般普羅大眾，使民眾們不再自行胡亂用藥或諱疾忌醫，對服務於基層及社區的醫師更是一本必備的書籍，在平常行醫過程中就可充分應用，辨別病患頭痛型態及轉診醫學中心的時機，**本書的出版對醫師及病患均可謂嘉惠良多。**

頭終於不再痛了

由王署君教授所帶領，國內首屈一指的神經醫學團隊，撰寫了第一本有關頭痛醫學的書籍。在此書正式出版前，能夠事先拜讀，是我的榮幸，也讓我感到震撼。

病痛可以發生在身體任何部位，但是，當異常的疼痛出現在頭部時，有近百種大大小小的可能性與關聯性。不知情而掉以輕心的人，會認為只是暫時性小毛病，聽聞過許多病況的人，又可能會心生害怕恐懼。

這本書，除了教導我們有關頭痛的醫學知識，從病理到症狀，從學理到案例，從處置到預防，從孩童到老人，從藥物治療到生活型態，還告訴我們如何做個稱職的患者，幫助專家醫師在時間有限的醫病互動中，以最有效安全的方式，來診斷、控制與緩解頭痛。

在這本書中，我看到一群醫師無私的分享，我看到一群醫師無保留的說明，我看到一群醫師努力以易讀易懂的方式，從患者的角度來告訴我們，為什麼會頭痛，如何不再頭痛。

這本書提到，造成蜘蛛網膜下腔出血頭痛，八成五的原因是來自腦部動脈瘤破裂。幾年前，我罹患了隨時可能破裂的頸動脈瘤，在王署君教授的專業團隊裡，我成功的接受了手術治療。後來，我的妹妹也在王教授的門診，確診與治療常見於女性的偏頭痛。

擁有這本由專家群執筆，隨時掌握頭痛訊息的書籍，可以適時提醒幫助我們，也能夠讓我們更加安心。

你是自己頭部的主人嗎？

　　你了解你的頭部嗎？如果它疼痛，代表什麼？你的一部分正在向你宣戰？或者它正以疼痛的症狀傳達一封「簡訊」給你，親切地提醒你，生活需要來點調整？

　　我們人生說穿了，每日外求的身份地位、存摺數字、學位成就，從不真正屬於自己。我們的全部，就是一個軀體，它靠著頭部大腦指揮生理及心理的一切。頭部是我們的主人。人生於肉體，也死於肉體。在人的生命旅程中最後遺棄你的，不是心臟，往往是頭部大腦；心臟停了可以CPR，大腦停了，一切就是盡頭。宗教家早已體會這點，所以稱肉體以外之事，例如我們每天追求的名利權勢物質，皆為身外之物。

　　頭部既是我們的生命中樞，也是我們真正可靠的靈魂。但它的結構看起來如堆疊的豆腐，解剖開來，簡直庭院深深深幾許。關於頭部的解析，一直是門大學問，過去幾乎成迷，如今醫學慢慢有了知識。

　　臺灣在實施健保後，醫師早已成為血汗奉獻志工；王署君醫師不只是腦神經內科的權威，他往往在很短的時間內可以準確抓到病人的病情，而且他解釋複雜病情的能力，深入淺出的能力，已到了神乎奇技的地步，所以我們私下皆稱他為「神童」（李教第一個發明的）。

　　在繁忙、壓力龐大的工作之餘，他仍希望能把自己的知識寫成一本小書，幫助更多人，這樣的仁心，令我非感動。多數人花那麼

多時間了解世界，觀察環境，但我們即少了解那個真正掌控自己的主人──「頭部」。

感謝王署君，神童醫師，給了我們一個向主人「請安」的機會。他曾經聊天時告訴我，每一個人腦袋裡都有一個杏仁核，它幫助我們記憶「曾經受傷」的事，保護我們免於遭到相同的傷害。例如人們成長過程中學會不要靠近火，遠離懸崖……

但是這個演化過程中的保護機制，卻也成了許多人的負面創傷來源。那個傷害你的往事或人，時間點上早已過去，但人卻過不了，因為你的杏仁核記住了它。於是從一個時間的點，這件往事，成為恆久經驗的一椿記憶，從那一刻、變成一個月、一年、半生，甚至一生。

當然這個叫杏仁核的東西因此創造出許多情詩、小說、情歌……並且到處都有共鳴者……多麼深的領悟，我等到花兒也謝了，往事不要再提，人生不過幾許，傷心的人別聽慢歌……

可是如果我們可以理解這些演化的必要與不必要，明白有的時候不過是那個鬼杏仁核在作祟，就算我們沒有能力把杏仁核挖出來，將傷心往事閉幕，至少喝杯杏仁茶，再吃一碗杏仁豆腐，提醒自沒有什麼人對不起你，一切早已經過了，只是那個鬼杏仁核在搗蛋，我好的很！

一切向前行！活在當下！理解你的頭部對掌控你的「主人」多一些了解，可能勝過冥想、心理治療、包括求神問卜。

所以這不只是一本醫學科普的書，它是一本有科學知識的塔羅牌，讓你明白，哦，我、我、我到底發生了什麼事？畢竟頭部，才是每個人的「1984」，那個歐威爾撰寫的老大哥。

21

了解頭痛最佳選擇的頭痛書

　　很興奮能先拜讀到由王署君教授所帶領，國內最頂尖的北榮神經醫學中心及陽明大學頭痛研究團隊嘔心瀝血的著作《頭痛看過來──神經內科權威醫師群的精準處方》。這是目前我所看過，寫作內容及編輯有關頭痛疾病，是國內最好也最完整的一本書，是值得推薦給每個家庭必備的參考書籍。

　　大多數人終其一生，一定會有罹患不同嚴重程度頭痛的經驗，而一半以上的國人，在一年內都會有一次以上不同程度頭痛發作的經歷。雖然大部分人的頭痛並不會致命，但頭痛發作時，常會影響到患者的情緒或注意力，使其無法有效執行常規工作，降低其工作效能，進而造成生產力的下降，顯然過去大家都低估了頭痛疾病對個人及社會的影響。

　　頭痛其實是一個非常籠統但被普遍使用的名詞，其實頭痛包括許多不同類型的頭痛疾病，各有各的特徵，不僅發作時的部位可能不同，其導致的嚴重度也會有所差異，有些頭痛甚至會有致命危險，如腦靜脈栓塞、蜘蛛網膜下腔出血等疾病引起的頭痛，就不容輕忽，延誤診斷就可能會造成終身遺憾。

　　本書除了對各類頭痛有詳細介紹外，在書中有兩個部分的內容，我個人覺得對讀者而言是十分重要的。第一是作者在書中建議患者，看診前要先清楚自己的頭痛特徵，包括頭痛的誘發因子、疼痛位置與性質、嚴重程度、發作時間與頻率、加重或緩解因子與伴隨症狀等，相關訊息提供給醫師，除讓醫師看診時更有效率外，有

時一些重要特徵，更可決定後來檢查與治療的方向。第二就是書中強調的12項攸關性命的危險頭痛特徵，一旦出現此12項頭痛警訊的患者，一定要立刻求醫，雖然有上述症狀，非表示一定會得重病，但仍要提高警覺，避免發生憾事。另外，本書還有一項親民的特色，就是在介紹每一種類型的頭痛時，都會包含一個頭痛小百科的方塊，簡明扼要地描繪出此類頭痛的特徵，可讓讀者快速地對此頭痛症狀一目瞭然。

除上述特色外，這本頭痛書還有一個獨特的地方，就是它詳細地介紹了多元化的頭痛治療方式，除藥物治療外，也包括了非藥物治療方式及平時如何預防頭痛發作的衛教，除了多種國內、外西藥的詳細介紹外，也包括食療及體療的部分。**本書的頭痛疾病內容實在豐富多元，不僅是值得醫療相關人員看的書，更是一般大眾要了解頭痛時最佳選擇的頭痛書。**

認識頭痛、了解頭痛、克服頭痛

頭痛可能是大家最容易經驗到的症狀之一，根據統計，96％的人有過頭痛的經驗。

頭痛可以只是暫時性的症狀，比如伴隨發燒、睡眠不足或情緒緊張，隨著原因消失，頭痛也不藥而癒。但是頭痛也可能是冰山一角的症狀，潛藏嚴重的疾病如腦瘤、腦炎或腦血管疾病，讓人對頭痛不能等閒視之。更多的情況是反覆發作的慢性頭痛，如影隨形，似夢魘揮之不去，嚴重影響生活品質與工作能力。

頭痛的原因林林總總，至少有200項的原因，我們要如何辨識頭痛重要的徵兆，與何時需尋求專業醫師的協助？

由王署君教授與其團隊共同撰寫的這本書，應該就是我們所需要的答案。

王教授是國內頭痛醫療的專家，也是享譽國際研究頭痛的學者，他與其團隊除了投入頭痛方面臨床服務、研究與教學之外，也致力於推廣對一般大眾的頭痛衛教。本書即是他們累積多年的經驗，以淺顯易懂的文字配合豐富的圖像與表格，鉅細靡遺的介紹所有常見的頭痛，介紹攸關性命的頭痛特徵，並提供相關頭痛的治療指引。

　　本書是我讀過所有介紹頭痛書籍裡，資料最豐富、內容最詳盡，卻也是文字最生動的頭痛專書，稱它為頭痛的小百科也不為過。本書除了提供民眾衛教認識頭痛外，其實我認為對醫學生與醫護人員也是必備的頭痛參考書。

　　我衷心希望透過這本書的介紹，讓深受頭痛之苦的病友可以從中認識頭痛、了解頭痛進而克服頭痛。

總策劃序　　王署君／臺北榮民總醫院副院長、國立陽明交通大學醫學院院長

迎頭痛擊

　　自從美國進修頭痛醫學返國後，我先在臺北榮民總醫院成立頭痛門診，並漸漸組成團隊，從事頭痛病患的臨床照護、教育以及研究。之後，我也結合國內醫療同好成立台灣頭痛學會，推廣國內外最新研究發展，希望提升國內頭痛病患的診療品質。時光荏苒，已經超過了20個年頭。

　　期間，為提供頭痛病患衛教，2001年與同事合著《頭痛不見了》一書。然醫學發展日新月異，不論在治療的觀念或方法上，都有很大的改變與進步。近年來，國內一直缺乏一本寫給頭痛患者及一般普羅大眾的中文頭痛書籍，始終是我們心中的遺憾。雖然近年來拜網路與媒體所賜，各種頭痛相關的資訊「淹腳目」，但大多數出處不可考，可靠性也不無疑慮。在另一方面，雖然市面上也有以頭痛醫學為主題的翻譯書籍，國內外的病患畢竟有所不同，服藥的習慣也不同，因此，以國內病患為主的臨床經驗，或許更能貼近讀者，更有參考價值。

　　這個寫書的想法一直淹沒在繁忙的臨床、教學和研究工作之中，直到出版社向我們提出新書企畫，這個寫書的計畫才得以開始。雖然我們團隊過去有不少著作，但多半是以專業角度出發的論文，如何以深入淺出的語言，帶給讀者與時俱進的觀念，這是個很大的挑戰。在幾次的團隊會議裡，我們討論了著作的方向、篇幅以及章節等等細節，文稿完成後，我們反覆對內容，乃至於文字進行校對及修改，以求正確。

我們對這本書的期許是，讀者能整本從頭讀到尾不覺得枯燥，讀者把它當成工具書查閱能夠很快地找到實用的資訊。幾經努力，這本書終於誕生了。

感謝梁賡義校長、張德明院長、邱泰源委員、劉秀枝教授、陳昭姿主任、陳文茜小姐、彭家勛院長、陳威宏理事長、王博仁院長的序言。最後，我想對曾經為這本書付出過心力的人表達謝意。首先，我必須感謝臺北榮總頭痛研究團隊的所有成員，這本書不僅是我個人的心血結晶，更是我們所有同仁一起努力的結果。其次，我必須感謝城邦出版集團及原水文化，其熱情敦促是鞭策我們完成這本書的力量。此外，我必須感謝我的家人，默默地在背後提供支持，並容忍我長期「以院為家」超時工作，你們無怨無悔的付出，是我在工作上能夠義無反顧的動力。最後，也謝謝所有臺北榮總頭痛團隊照顧過的病患，我們在臨床照護的過程中成長，也習得了足以照顧其他病患的寶貴經驗。

暢銷增訂版

總策劃序 王署君／臺北榮民總醫院副院長、國立陽明交通大學醫學院院長

朝「無痛」邁進

《頭痛看過來》出版至今，很高興能獲得熱烈迴響，非常感謝讀者們對於本書的支持與回饋，這表示我們團隊投注在此的心血沒有白費。疾病的治療並不僅侷限在診間，而須落實在日常生活中；治療的責任也不只在醫療人員上，病患更必須為了自己的身體而戰。本書的初衷即是希望透過加強對於頭痛的認知，讓民眾們擁有宛如武器般的知識力量去也參與並克服頭痛對身心的影響。因此我們力求本書脫離枯燥乏味，不只讓讀者能夠在學理上了解頭痛是什麼，更能清楚地知道在操作面上如何去遠離頭痛，抑或是與頭痛和平共處。

這兩年當中，頭痛醫學的腳步持續往前大幅邁進，有很多新的觀念與生物製劑與治療方式出現，我們趁本書再版的機會，除了更新部分數據與藥物資訊之外，也加入了最新的知識與潮流，包括：

● 偏頭痛的新一代治療藥物 ——CGRP 單株抗體。

● 預防及治療偏頭痛的神經調節術。

● 叢發性頭痛的治療。

● 頭痛與頭暈的關係。

身處在這資訊爆炸的時代，我們對於獲得的訊息往往需要花時間再去確認它的正確與否，但我們也同樣處於時間缺乏的年代，我們往往沒有多餘的時間再去了解資訊的正確性。本書再版提供讀者們正確、符合國際醫療常規且更新的頭痛醫學知識。也許「無痛」仍須一段時間的努力，但請相信我們正引領著大家往正確的方向邁進！

PART 1

攸關性命的
頭痛特徵

哪些頭痛有致命危險？
何時該看醫師？掛哪科？
如何描述病情？

頭痛是一種相當常見的疾病，研究顯示，只有4%的人一輩子當中從來沒有頭痛。雖然頭痛有許多可能的成因，但絕大多數人的頭痛都是良性的原發性頭痛，只有少數人的頭痛屬於較危險、可能產生併發症，甚至可能致命的頭痛。

要判斷頭痛是否是危險，需要接受哪些檢查，須由擅長診治頭痛的神經科醫師協助判斷，就診時所提供的病史，是讓醫師在有限的看診時間內做出正確診斷的最重要資訊，因此，就診前好好地整理與思考一下自己的頭痛特徵，是看頭痛門診前需要準備的功課。

你的頭痛要不要緊？

　　頭痛症狀的敘述對頭痛的診療極重要，詳細而明確地描述病情有助醫師擬定正確且明快的診療計畫。某些危險頭痛的重要診斷線索可能就藏在病情描述的蛛絲馬跡中；然而，看診時間常不如想像中寬裕，尤其緊張時，常會突然忘記許多重要細節。若看診前可預

自我檢查：頭痛診斷表

症狀		診斷		你應該
1 有頭痛、發燒、流鼻水、咳嗽或拉肚子等症狀	Yes →	你可能得了**感冒**或**病毒性腸胃炎**	Yes →	可購買市售感冒成藥或止瀉藥服用
↓No				
2 頭痛好像是孫悟空戴上金箍棒一樣，或是發生於同一姿勢維持太久或長途開車後	Yes →	你的症狀可能是**緊縮型頭痛**	Yes →	請放鬆、運動或吃顆止痛藥
↓No				
3 頭痛是單側搏動性的痛，且常有噁心、嘔吐等現象，頭痛之前有時還會見到亮光或小星星	Yes →	你的症狀可能是**偏頭痛**	Yes →	請就醫，依醫師處方服藥
↓No				
4 頭痛是單側嚴重頭痛，密集產生，且會有流眼淚、鼻塞或流鼻水的現象	Yes →	你的症狀可能是**叢發性頭痛**	Yes →	請就醫，依醫師處方服藥
↓No				
5 眼睛或鼻腔附近有壓迫感或有濃鼻涕	Yes →	你的症狀可能是**鼻竇炎**	Yes →	先使用市售感冒藥治療2天，如無效，請就醫
↓No				
6 有突發性劇烈頭痛、脖子僵硬、嘔吐和畏光	Yes →	你可能有**腦膜炎**或**蜘蛛網膜下腔出血**	Yes →	請盡速就醫
↓No				

（接下頁）

先思考自己頭痛的特徵，如頭痛的誘發因子、疼痛位置與性質、嚴重程度、發作時間與頻率、加重或緩解因子與伴隨症狀等，不僅可讓看診的醫師更有效率，也更可能在重要時刻裡救自己一命。

透過本章節，你將學習到頭痛有哪些不尋常的特徵時，即須盡快就診、尋求醫師協助；也會了解就診時提供哪些資訊，可以幫醫師和自己一個大忙。造成頭痛的原因很多，突然頭痛時，該怎麼辦？下面的「**頭痛診斷表**」可協助你對自己的頭痛做一自我診斷。

	症狀		診斷		你應該
7	最近發生過頭部外傷	Yes →	可能有**硬膜下血腫或腦挫傷**	Yes →	請盡速就醫
	↓ No				
8	過去有高血壓，且現在有身體突然半側麻木或無力的現象	Yes →	可能有**中風**現象	Yes →	請盡速就醫
	↓ No				
9	頭痛發生於長時間讀書、使用電腦、手機或看近物太久之後	Yes →	你的頭痛可能是起因於**眼睛的問題**	Yes →	適度休息、限制使用時間、看眼科
	↓ No				
10	當很久沒吃東西時會頭痛、無力和發抖	Yes →	你的症狀可能是因**低血糖**	Yes →	少量多餐
	↓ No				
11	剛服用某些藥物，如心臟科藥物	Yes →	頭痛可能是**藥物副作用**	Yes →	下次就醫時與醫師討論
	↓ No				
12	你是否正嘗試要戒酒、戒咖啡或戒某些藥物？	Yes →	你的症狀可能是一種**戒斷症候群**	Yes →	用些輕度止痛藥，症狀會逐漸改善，不要因忍不住又開始使用那些食物或藥，建議尋求醫師協助
	↓ No				
	若你認為自己的問題很嚴重，現在就去就醫				

▶ 12項攸關性命的頭痛特徵

很多人認為頭痛不是什麼大病，往往到了真的難以忍受時才會求醫，因為加劇的疼痛讓人懷疑是否長了腦瘤、動脈瘤或腦出血。其實頭痛很少是起因於這類嚴重的疾病，但如何辨別頭痛是否由一些危及生命的情況所引起的，可以幫助我們自救！

有下列頭痛警訊的患者請立刻求醫，當然並非你有這些症狀，就表示你一定得了重病，但是盡早求醫可盡早得到診斷。若不幸真有了什麼不對勁，也可以因早期就醫而得到一較佳的結果。

12項頭痛警訊

1 任何**突發性**嚴重的頭痛	**2** 頭痛伴隨**抽筋**現象	**3** 頭痛伴隨**發燒**的現象
4 頭痛伴隨**神智不清**	**5** 頭痛伴隨**昏迷**	**6** **頭部外傷**之後出現的疼痛
7 以前不頭痛，現在**突然發生**的頭痛	**8** 以前有頭痛，但現在**頭痛的型態改變**	**9** **咳嗽、用力**或彎腰時，頭痛加劇
10 頭痛導致**半夜醒來**	**11** 頭痛伴隨著**眼睛或耳朵的疼痛**	**12** 頭痛伴隨著**頸部僵硬**

▶8種必須盡速治療的頭痛

腦瘤頭痛

很多頭痛的人都曾懷疑自己是否長了腦瘤，老實說這機會實在是不高，但是有半數的腦瘤患者的確有頭痛的現象。換句話說，頭痛一般都不是腦瘤造成的，但是一旦不幸得了腦瘤，卻常常會有頭痛的這個症狀。越大的腫瘤，痛的機會越高，這是因為牽扯到疼痛的組織（如血管、腦膜或顱神經）的關係，且很少有腦瘤患者只單純以頭痛表現，通常還會因為腦組織受壓迫造成其他的神經學症狀，如持續或是逐漸加劇的手腳無力或是感覺異常。

實際上，大腦本身並沒有疼痛敏感的組織，因此只有腦瘤長大壓迫到疼痛敏感的組織，如腦膜、血管、靜脈竇，以及第5、第9和第10對腦神經時，甚至產生腦脊髓液阻塞，腦壓上升的時候，才會發生頭痛。

▶腦瘤頭痛的臨床症狀

這類頭痛的表現常是緊縮型頭痛，**覺得緊緊的、鈍鈍的痛**，但有時候也可以如偏頭痛般的表現，甚至**少數人以突然劇痛來表現**。患者常常在**半夜睡夢中痛醒、嘔吐**，或是因為咳嗽、用力而頭痛。

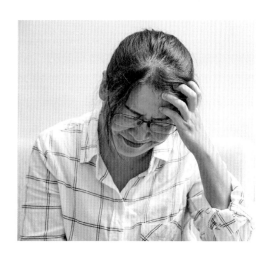

頭痛部位通常是在兩邊的前額，若是單側頭痛（約1/4左右），則通常是痛在腫瘤的那一邊。有1/3的患者可能因為低頭而加劇頭痛的情形，大概40％的患者會伴隨噁心、嘔吐。

▶腦瘤頭痛的檢查、診斷&治療

治療這種頭痛，最重要的就是不要錯過治療的時機，如果能在發現頭痛嚴重度逐漸加重，且伴隨著神經學症狀，或是後面我們所提到的一些警訊的時候，立刻去找神經內外科醫師做詳細的檢查，則能早期發現，及早治療。

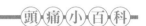

頭痛小百科

腦瘤頭痛

好發對象
成年人最好發，年約50歲，男性較多

主要症狀
● 噁心、嘔吐
● 常在半夜睡夢中痛醒、嘔吐
● 因咳嗽、用力而頭痛

頭痛部位
頭痛位置通常不具特異性
（幫助定位或診斷的價值極低，較重要的是頭痛的特徵）

蜘蛛網膜下腔出血頭痛

蜘蛛網膜下腔出血是引發頭痛各式各樣的原因中最嚴重的一種之一，必須立即處理，否則會有生命危險，而且，它所造成的頭痛，也常是患者有生以來最嚴重的。

腦膜一般分為三層，由外而內分別是硬腦膜、蜘蛛網膜及與腦實質貼近的軟腦膜。蜘蛛網膜夾在硬、軟腦膜之間，其下腔充滿著腦脊髓液，具保護作用。

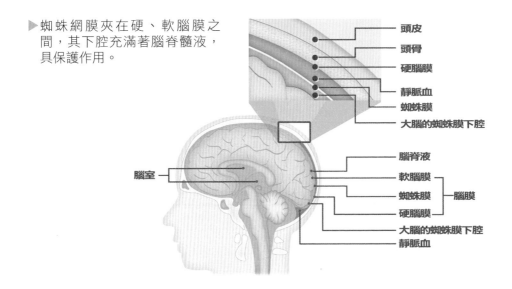

▶蜘蛛網膜夾在硬、軟腦膜之間，其下腔充滿著腦脊髓液，具保護作用。

頭皮
頭骨
硬腦膜
靜脈血
蜘蛛膜
大腦的蜘蛛膜下腔

腦室

腦脊液
軟腦膜
蜘蛛膜 ┐腦膜
硬腦膜 ┘
大腦的蜘蛛膜下腔
靜脈血

▶蜘蛛網膜下腔出血頭痛的成因

　　蜘蛛網膜下腔出血有原發性及續發性兩種，原發性出血約占全部腦血管疾病的10％，其中有85％源自於動脈瘤破裂，10％源自於動靜脈畸形破裂，其餘5％則是由血液問題所造成。至於續發性的蜘蛛網膜下腔出血，則是腦內出血滲進或直接破進蜘蛛膜下腔而形成，如自發性腦出血或腦瘤出血等。總括而言，**動脈瘤是臨床所見蜘蛛網膜下腔出血最重要的原因。**

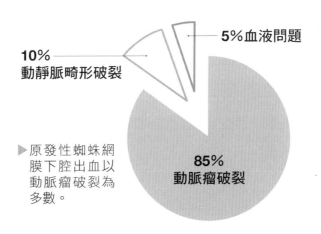

5％血液問題

10％
動靜脈畸形破裂

▶原發性蜘蛛網膜下腔出血以動脈瘤破裂為多數。

85％
動脈瘤破裂

▶蜘蛛網膜下腔出血頭痛的臨床症狀

動脈瘤大多位於顱內動脈主幹的分叉處，呈草莓狀或囊狀，形成的原因主要是先天性的肌肉層缺損。蜘蛛網膜下腔出血多半是因該處動脈早已存在的動脈瘤破裂所致，破裂流出的血液在蜘蛛網膜下腔蔓延，出血越多，腦

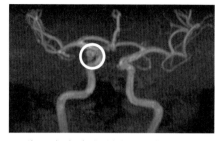

▲動脈瘤大多位於顱內動脈主幹的分叉處，呈草莓狀或囊狀。

組織進一步受破壞的範圍就越大。由於血管的破裂是一瞬間的，因此，許多患者描述，破裂那一剎那，「頭就像被人用棍子狠狠地敲了一下」，或「一輩子從來沒經驗過那麼嚴重的頭痛，像爆炸一般」，由此可見，**這種劇烈的頭痛不是在數秒或數分鐘內慢慢出現的，而是瞬間即達疼痛高峰。**

引爆動脈瘤的關鍵因素

雖說動脈瘤是先天性的，但血壓的突然升高往往是引爆動脈瘤的重要關鍵。激烈運動、工作過勞、酗酒、性交、服用古柯鹼等也是導致動脈瘤破裂的可能因素。

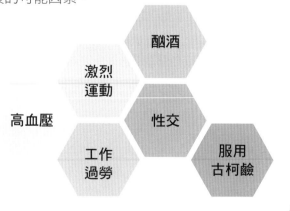

　　如果血管破裂後出血很少，患者可能只有頭痛的症狀，但有不少人因出血量較多，都是大喊一聲：「我頭好痛！」隨即意識模糊或昏迷。此外，患者還會出現**頸部僵硬**、甚至**單側動眼神經麻痺**（眼皮下垂與複視）的情形。由於嚴重頭痛再加上**意識障礙**，蜘蛛網膜下腔出血的患者發作後多半會被送至急診室，據統計，這些患者的年齡通常大於40歲，男女皆有，且常有高血壓的病史。

▶蜘蛛網膜下腔出血頭痛的檢查&診斷

　　蜘蛛網膜下腔出血是死亡率很高的危險疾病。若是第一次動脈瘤破裂，死亡率約1/3；第二次出血，死亡率增為2/3；若是第三度出血，死亡率幾達百分之百。若電腦斷層看不見蜘蛛網膜下腔出血，須與中樞神經感染（如腦膜炎）鑑別診斷時，便需要進行腰椎穿刺檢查確立診斷。其次，也需要做腦血管攝影來確定診斷動脈瘤。

▶蜘蛛網膜下腔出血頭痛的治療

　　蜘蛛網膜下腔出血雖然可怕，但若能及早發現可以經由手術把動脈瘤夾住，或透過導管做栓塞而得到很好的結局。曾有患者治療後現在最大的煩惱是出國時，因腦中有一金屬夾子而無法通過金屬偵測器呢！

頭痛小百科

**蜘蛛網膜下腔
出血頭痛**

好發對象
平均發病年齡55歲左右，女性多於男性；有家族史（一等親）者風險較高

主要症狀
● 瞬間即達疼痛高峰
● 意識模糊或昏迷
● 頸部僵硬、單側動眼神經麻痺（眼皮下垂、複視）

頭痛部位
無特定好發部位

腦膿瘍頭痛

腦膿瘍就是膿包長在腦子，剛開始通常只是局部性的腦炎，後來慢慢發展成一個蓄膿的空腔，外圍有一層包膜。

腦膿瘍是一種少見的疾病，約10,000個住院次數中才有一例發現，但它可以造成相當嚴重的頭痛，且診斷不易，患者本身也容易輕忽，因此常耽誤了早期治療的寶貴機會。

▶腦膿瘍頭痛的成因

腦子為何會長膿包呢？第一種是**腦膿瘍附近有一個化膿性的感染病灶**，如慢性中耳炎、乳突炎、副鼻竇炎或牙齒的感染等，因近水樓台而跑到腦子中，其中最重要的是耳因性的腦膿瘍，成人若罹患慢性中耳炎，每年發生腦膿瘍的危險性約為1/10,000。其次是**遠處病灶經由血液循環造成的腦膿瘍**，其中最常見的來源是肺部感染。此外，**神經外科手術或頭部外傷及發紺性先天性心臟病等**，也都是染患腦膿瘍的危險因子。大多數患者的腦膿瘍是單一個的，但有5～20％的患者屬於多發性腦膿瘍。

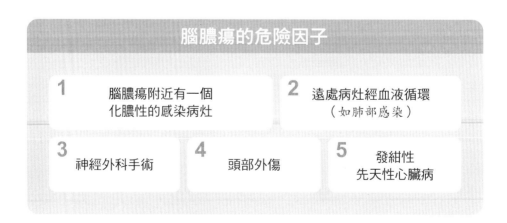

腦膿瘍的危險因子

1 腦膿瘍附近有一個化膿性的感染病灶	2 遠處病灶經血液循環（如肺部感染）
3 神經外科手術	4 頭部外傷	5 發紺性先天性心臟病

▶腦膿瘍頭痛的臨床症狀

腦膿瘍的臨床表現類似腦瘤，患者表現出**頭痛、嘔吐、意識障礙、抽搐**及**局部神經症狀**。最常見的症狀是持續性的鈍性頭痛，有時相當嚴重，由於這種頭痛不具特異性，與其他原因引起的頭痛無法區分。有些患者會有**頸部僵硬**的情形，而被誤以為是腦膜炎。值得注意的是，腦膿瘍雖然是一種感染，但只有一半不到的患者會**發燒**，故無發燒不能排除腦膿瘍的可能性。

▶腦膿瘍頭痛的檢查&診斷

在診斷方面，一個持續性頭痛的患者，若有副鼻竇炎、中耳炎、乳突炎或心肺疾病及局部神經症狀時，要考慮腦膿瘍的可能。由於患者的**血液檢查**及**腦脊髓液檢查**常是正常，故**腦部電腦斷層**或**磁振造影檢查**，就成了診斷腦膿瘍的重要工具。

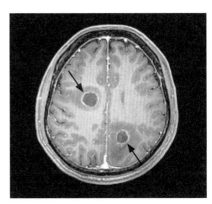

▲腦膿瘍患者的磁振造影影像圖，箭頭處即是腦膿瘍。

頭痛小百科

腦膿瘍頭痛

好發對象

發病平均34歲左右，男性多於女性；免疫功能不全者較好發

主要症狀

- 持續性的鈍性頭痛
- 嘔吐、意識障礙、抽搐
- 意識模糊或昏迷
- 局部神經症狀　● 頸部僵硬

頭痛部位

無特定好發位置，通常與膿瘍位置有關

▶腦膿瘍頭痛的治療

　　早期的腦膿瘍不需要手術，開刀會造成腦部水腫，反而有害，因此只需要使用抗生素治療即可。抗生素的選擇必須根據細菌培養的結果。一般而言，**抗生素治療**約需6～8週。若腦壓持續上升、意識變壞或抗生素治療無效時，則需要尋求外科治療。

　　近來使用**立體定位電腦斷層指引的抽吸手術**，使得外科醫師能快速、準確、安全地到顱內的任何位置，即使是多發性或深部的病灶也能有效地處理，因此，今日腦膿瘍的死亡率已大幅降低，許多有名的醫學中心甚至是零呢！要緊的是快點診斷出來。

慢性硬膜下血腫頭痛

　　硬膜下血腫通常是由於頭部外傷之後才發生的，輕微碰撞也可能會喪命。若在3天之內，有意識障礙的情形出現，稱為「**急性硬膜下血腫**」；若在3天至3週內發生意識障礙，稱為「**亞急性硬膜下血腫**」；超過3週才出現症狀的，便稱為「**慢性硬膜下血腫**」。

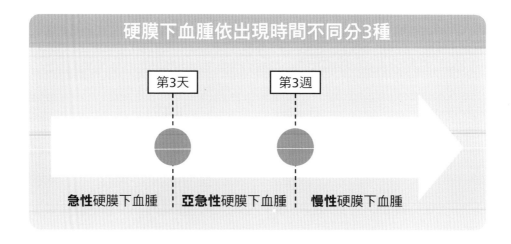

硬膜下血腫依出現時間不同分3種

第3天　　　　第3週

急性硬膜下血腫　　**亞急性**硬膜下血腫　　**慢性**硬膜下血腫

　　慢性硬膜下血腫好發於50歲以上的人。年紀大一點的人由於大腦皮質有相當程度的萎縮，造成硬膜及蜘蛛膜之間的空隙擴大，再加上血管本身的退化，即使輕微的碰撞（如頭不小心撞到門樑），甚至稍稍劇烈一點的前後晃動（如緊急煞車）均有可能導致靜脈斷裂出血，也有人說曹操可能也是因此病而死亡。

　　國外的統計顯示，將近一半的慢性硬膜下血腫患者過去曾有酗酒或癲癇的病史。此外，凝血障礙者，不論是先天或後天因素（如服用抗凝血劑）所致，也要特別小心。

　　由於慢性硬膜下血腫是一點一點地出血，時流時停，緩慢地、斷斷續續地出血，因此，患者多半是頭部碰撞後1～2個月，或者3～4個月，甚至更久，等患者把頭部碰撞這件事忘得差不多時，頭才痛了起來。

　　由於慢性硬膜下血腫的症狀出現甚晚，不少患者想不起來到底何時頭部曾受到碰撞呢！據統計，有25～50％的患者不記得頭部曾受過傷。換句話說，倘若老年人、行動不便或經常酗酒者出現頭痛合併意識混淆的情形，即使他否認曾有頭部外傷，千萬別忘了慢性硬膜下血腫的可能性。

▶慢性硬膜下血腫頭痛的成因

　　頭部受傷可引起硬膜下層出血而形成血塊，這是由於硬膜及蜘蛛膜之間的靜脈受到外力牽扯斷裂而造成的。硬膜下的血塊會刺激腦膜產生新的血管組織，這種組織形成一層膜之後，非常容易出血，反覆出血後，血塊便逐漸擴大，一旦壓迫到腦神經，各種臨床症狀隨即產生。

▶慢性硬膜下血腫頭痛的臨床症狀

慢性硬膜下血腫的症狀千奇百怪，其臨床表現可以模擬各種腦部疾病，如失智症、癲癇症、腦瘤、腦中風等，而被稱為是「偉大的模仿者」，臨床醫師誤診的例子可說是時有耳聞。較常見的症狀包括：**頭痛、噁心、嘔吐（因腦壓增高所致）、反應遲鈍、語言障礙（類似失智症）**，甚至**癲癇**發作等。

筆者曾在門診見到一位患者，近3週來常在飯後半小時左右講不出話來，持續約3～5分鐘，經腦部電腦斷層檢查，證實在左側大腦的額葉皮質上方有一塊厚約1.5公分的硬膜下血腫，推測可能是這個血腫壓迫到大腦的語言區，才導致患者出現**暫時性的失語症**。

一般而言，慢性硬膜下血腫造成的頭痛以**沉重性的鈍痛**為主，如果左右搖頭，靜脈受到變換方向的牽扯，頭痛可能加劇。一旦頭痛出現，可能不久之後就會出現**腦壓增高**現象，嚴重時會嘔吐、噁心，甚至造成**半身不遂**及**意識障礙**。

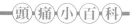
頭 痛 小 百 科

慢性硬膜下血腫頭痛

好發對象
50歲以上者

主要症狀
- 頭痛、噁心、嘔吐　　● 反應遲鈍
- 肢體無力、步態不穩　● 癲癇發作
- 語言障礙（類似失智症或中風）

頭痛部位
無特定部位

▶慢性硬膜下血腫頭痛的檢查

慢性硬膜下血腫目前最重要的檢查工具仍是**腦部電腦斷層掃描**，若血塊無法清晰分辨，可考慮進行**磁振造影檢查**。

▶慢性硬膜下血腫頭痛的治療

治療是在**血腫處之腦殼鑽孔**，**將血腫引流乾淨**，患者可以恢復的很好。若血腫成塊無法引流，或血腫反覆發作，血塊內已形成多層薄膜空間時，則應考慮做開顱術，清除血塊，同時**切除血腫內膜**，才能避免再發。

慢性硬膜下血腫如果延誤治療，血腫增大而壓迫到腦組織，即有可能造成生命危險。有人認為這也許就是當年華佗想替曹操動的手術，但華佗生在幾千年前的中國，當時的醫術有進步到如此驚人的地步嗎？如果是真的，那現代醫師真是太慚愧了。另外，每每想及華佗因治療頭痛而死，真令頭痛醫師不寒而慄，希望不要重蹈覆轍才好。

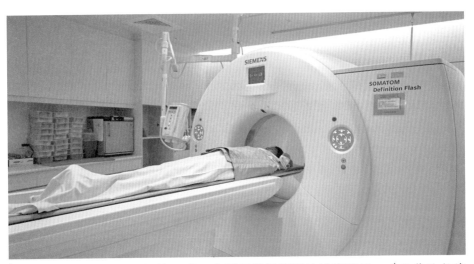

▲腦部電腦斷層掃描是慢性硬膜下血腫目前最重要的檢查工具。（北榮放射線部及神經醫學中心協助拍攝）

腦膜炎

爆炸似的痛、嘔吐、
眼睛向左看時出現兩個影像

患者檔案：男性／14歲／學生

頭痛頻率：每天

　　14歲的陳小弟弟，自小學六年級起即偶爾會有偏頭痛，但是最近幾天的頭痛卻不太相同。天天有爆炸似的痛，他已經無法上學了，就算勉強上了學，也無法專心上課。最初媽媽以為他是裝病，曾給了止痛藥也沒用。今天早上起床，不僅是頭痛，而且還吐了出來。媽媽真是慌了手腳，趕緊跑來求醫。

　　到了醫院後，陳小弟弟的神經學檢查發現當眼睛向左看時，會出現兩個影像，眼底可見視乳頭有水腫現象，進一步做腦部磁振造影，發現在基底核有些不正常的小病灶，因此醫師們便建議做腰椎穿刺，以進一步追查原因。陳小弟弟的爸媽對於是否做腰椎穿刺十分猶豫，經醫師再三解釋才勉強接受，腰椎穿刺結果顯示腦壓很高，且腦脊髓液中白血球增加，最重要的是從其中發現了隱球菌（一種黴菌），因此便確定了病因，是腦膜炎造成頭痛。

　　經過降腦壓及抗黴菌的治療後，患者的頭痛很快便得到了改善。當然隱球菌腦膜炎仍是一個十分難纏的病，但是至少診斷確立，治療上便得到了方向。

▶腦膜炎的臨床症狀

　　類似陳小弟弟的病例雖然少見，但聽來令人驚心動魄，頭痛可以是微不足道的小病，但也可能是致命疾病的首要症狀，令人不得不小心。

　　有發燒的頭痛不要大意，大部分腦膜炎的表現除了**頭痛**外，還可能有**神智改變、抽筋、發燒、脖子僵硬或其他神經上的異常**。而除了腦膜炎會引起頭痛外，其他的發燒、發炎也可能會引起頭痛，如感冒時會頭痛，應是很多人共有的經驗。至於如上例中的腦膜炎卻沒伴隨著發燒，對醫師的診斷而言是一個很大的挑戰。

▶腦膜炎的檢查&診斷

　　腰椎穿刺（俗稱抽龍骨水）是確定腦膜炎最重要的診斷步驟，這也是很安全的一種檢查，但在國人以訛傳訛的情況下，往往認為很傷身體而加以拒絕，卻不知因此而耽誤了自己的病情。在此特別呼籲國人，醫師們不會隨便建議做腰椎穿刺，如病情真有必要時，千萬不要因為錯誤的觀念而自己延誤病情，也造成醫師處理的困擾。

頭痛小百科

腦膜炎

好發對象
年紀小於5歲或大於60歲，免疫異常或腦部曾手術過

主要症狀
- 頭痛
- 神智改變
- 抽筋、發燒、脖子僵硬
- 神經上的異常

頭痛部位
全頭，不具特異性

顳動脈炎（巨細胞動脈炎）

　　老年人有頭痛頑疾時不要大意。顳動脈炎雖不常見，但卻是醫師和患者需提高警覺的疾患，因不及時治療，可能導致失明。還好相較於歐美地區，這種病在臺灣非常少見，可能與人種有關。

　　顳動脈位於太陽穴的皮膚下層，有些人勃然大怒時，除了臉紅脖子粗外，還可以看到「青筋暴露」，尤其是太陽穴附近，這條血管就是顳靜脈。由於人生氣時的血壓上升，才導致顳靜脈的突起，和顳靜脈並行的顳動脈，平時看不出來，但在**顳動脈炎的患者，可看到顳動脈呈明顯的腫漲，宛如一條細蛇盤踞在患者的太陽穴上**，有時狀甚可怕。

老年人頭痛須警惕顳動脈炎

　　顳動脈炎患者的顳動脈會明顯腫漲，宛如一條細蛇盤踞在患者的太陽穴上。

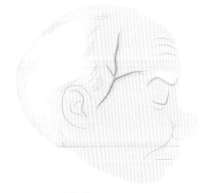

淺表顳動脈　　　　　　　　　　顳動脈炎

▶顳動脈炎的成因

顳動脈炎其實是一種**自體免疫**疾病。正常人的免疫系統是用來對付外來入侵的病原體，如細菌、病毒等，也就是身體的軍隊。然而，顳動脈炎患者的免疫系統卻發生錯亂，攻擊自己體內的組織與細胞，造成自身組織的破壞，尤其是全身的血管。既然是全身血管的病變，為何喚作「顳動脈炎」呢？因為此病發生時，從外觀上最早看到的多半是顳動脈的病變。

▶顳動脈炎的臨床症狀

顳動脈炎的症狀首推疼痛。既然顳動脈在頭部，其炎症的表現當然是**頭痛**，有的人是兩側疼，也有的是一側疼。一般來說，血管炎所伴隨的疼痛，是一種**被揪住或被擰住般的持續疼痛**。而由於心臟搏動會造成顳動脈內壁的衝擊，故顳動脈炎除了血管炎本身伴隨的疼痛之外，還混有一種與脈搏律動一致的**跳動性疼痛**。此外，除了上述自發性的疼痛，如果**按壓發炎的顳動脈，也會出現明顯的壓痛**。因炎症程度不同，壓痛有輕有重，未突起的血管，按壓也可能有一定程度的疼痛。

顳動脈炎好發於年紀大的人，尤其是50歲以上的人，男女比例相近。年紀大的人動脈會硬化，導致管腔狹窄，若再合併血管炎，極易造成血流阻滯。前面提過，顳動脈炎其實是一種全身血管的炎症，如果侵犯到供應眼球血液的眼動脈，便會造成**失明**。這是顳動脈炎最重要也最嚴重的一種併發症。據統計，有14～33％的顳動炎患者會合併單側失明。

▶顯動脈炎的檢查&診斷

- **抽血檢查**：醫師若懷疑患者有顧動脈炎時，會先抽血，檢查紅血球沉積速率是否有異常增高，如有即代表免疫系統有了問題。一位主訴單側頭痛的老年人，如果太陽穴明顯壓痛，或出現鼓漲的顧動脈，再加上紅血球沉積速率異常增高，便要高度懷疑顧動脈炎的可能。

- **切片檢查**：若要加以確認，醫師會進一步安排顧動脈的切片檢查。切片檢查必須將頭皮切開，取下一段顧動脈進行顯微鏡檢查。

▶顧動脈炎的治療

在治療方面，**盡早使用類固醇**（俗稱美國仙丹），可以有效預防失明的併發症，有人甚至主張即使切片檢查尚未完成，只要臨床上高度懷疑此病，即應緊急使用類固醇。國人常對類固醇很害怕，每次聽到類固醇就忙著說「我千萬不能吃！」，其實這是矯枉過正，常有人濫用類固醇造成許多問題，但它也是一把利器，在醫師的妥善處理下應是很安全的。所以要謹慎，但是不必太害怕。

━━━━头痛小百科━━━

顧動脈炎

好發對象
50歲以上，男女比例相近

主要症狀
- 被揪住或被撐住般的持續頭痛
- 與脈搏律動一致的跳動性頭痛
- 顧動脈壓痛
- 合併單側失明

頭痛部位
太陽穴附近

低腦壓頭痛

頭痛經驗談	站立或坐著時頭痛欲裂， 躺下就不痛

患者檔案：女性／17歲／學生

頭痛頻率：不詳

　　有一天張同學上公車時不小心滑了一跤，當下雖然有點背痛和難為情，起初也不以為意。不料上學後，她開始頭痛欲裂，根本無法聽課，因此在同學的攙扶下來到急診室做了一系列抽血和腦部電腦斷層掃描等檢查，並在接受止痛針的注射後，頭痛稍為緩解。所有檢查顯示一切正常，但是這又急又猛的頭痛仍令急診室醫師心中嘀咕不已。為了排除腦部血管瘤破裂因此造成頭痛的可能性，醫師又進一步安排了腰椎穿刺，然而也只得到了清澈的腦脊髓液結果。

　　張同學因頭痛已稍緩解便在父母陪同下返家休息，折騰了一日終於得到一夜好眠，但次日一起床又是頭痛欲裂，躺下就好一些，因為無法下床，只好由救護車送到醫院。張同學這躺下就不痛，一起來就痛的奇怪特點，立刻得到醫師的注意，也得到了正確的診斷「低腦壓頭痛」。之後在硬膜上注入張同學自己的20cc血液，幾分鐘後，頭痛便消失了。

　　腦和脊髓浸泡於腦脊髓液中，這對脆弱如豆腐的腦和脊髓有莫大的保護作用。當腦膜發生裂縫，致使腦脊髓液外洩，腦就不能自由自在地漂浮，而當患者直立地坐著或站著時，因為重力的關係，腦被往下拉，牽扯到有疼痛感覺的血管，因此產生頭痛。

▶低腦壓頭痛的成因

低腦壓頭痛最常見於**腰椎穿刺之後**，但如發生於不經意運動後，因脊髓處的腦膜撕裂所致。如上例的張同學可能是跌倒造成腦膜有裂縫，而之後的腰椎穿刺只是雪上加霜罷了。

腰椎穿刺後引起的低腦壓頭痛，大部分發生於腰椎穿刺後1天內，多數在1週內會自動消失，而自發性的低腦壓頭痛，如不經治療，則往往經過數週或數個月後仍無法自行痊癒，嚴重者甚至產生硬腦膜下腔出血的併發症，最嚴重者甚至有昏迷或死亡的個案，所以建議應積極治療。

腰椎穿刺針粗細會影響低腦壓頭痛發生的機率

腰椎穿刺產生低腦壓頭痛的機率取決於使用針的粗細。20號針有50%機率，22號針（針頭較20號細）則只有30%的機率，有些無創型（Atraumatic）的腰椎穿刺針可大大降低腰椎穿刺後頭痛比率，這是因為傳統型的針頭的開口在前方，鋒銳的開口在穿刺時易切斷硬膜纖維，對硬膜造成較大傷害，而無創型腰椎穿刺針的針頭開口在側面，針尖在穿刺時只「撥開」而不「切斷」硬膜纖維，穿刺後留下的孔洞較小，事後所造成的腦脊髓液滲漏較少，因而減少腰椎穿刺後頭痛的發生率，然目前國內仍無法取得。

一般醫院都會要求於腰椎穿刺後平躺數小時，現在已經知道這對預防腰椎穿刺後頭痛的幫忙不大。

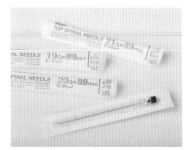

▶腰椎穿刺針。

▶低腦壓頭痛的臨床症狀

　　這種頭痛的特點是躺平了不痛，**站起來或坐起來時在幾分鐘內就發生劇烈的頭痛**，這是因為坐或站起來時腦壓太低。多半患者會痛兩邊，有時也會噁心和嘔吐，或者耳鳴。

▶低腦壓頭痛的檢查&診斷

　　若是於腰椎穿刺後發生典型的低壓性頭痛，診斷並不困難，但若是非腰椎穿刺後的低壓性頭痛，診斷則較困難。**腦部磁振造影**可看到廣泛性不正常的腦膜顯影，但若沒注射顯影劑，就看不出來。若要證實腦脊髓液是由何處漏出，則可做**非侵入式的磁振脊髓攝影**，北榮頭痛團隊之放射線部與麻醉部醫師在此診斷技術有相當高超的判讀技術，經驗豐富，可以正確找到破裂的位置，方便之後的血液貼片治療。

▶低腦壓頭痛的治療

　　治療的原則是**先補充大量的水分**，特別是含咖啡因的飲料，升高腦壓，讓腦子重新再漂浮於液體中。但對自發性低腦壓的頭痛患者，這些保守型的治療反應多半不佳。目前快速又有效的方法是將自己的血（約20cc左右）打進硬膜上的空間，將裂縫塞住，稱之為**血液貼片治療**。如什麼方法都無效，最後一招就是**請外科醫師來修補裂縫**。

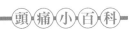

頭痛小百科

低腦壓頭痛

好發對象

各年齡層都可能，40歲左右最常見，女性略多於男性

主要症狀

● 躺平不痛，站起或坐起時，幾分鐘內就發生劇烈頭痛
● 噁心、嘔吐或耳鳴

頭痛部位

全頭或頭後方（枕部）及肩頸最為常見，有些則是痛在前額及太陽穴

高腦壓頭痛

　　高腦壓頭痛又稱「假性腦瘤」，這是因為患者有腦壓高的症狀，如頭痛、噁心、視力模糊等，但經過各項精密的檢查後，並未發現腦內有任何問題，因而得名。早在100多年前就知道此病。

　　高腦壓頭痛好發於女性，尤其是肥胖的年輕女性。一般而言，女性與男性患者數之比約為3：1。患者通常在40歲以前發病，病程因人而異，但多數為良性，約3～18個月後會自然痊癒，然而10%的患者會於病癒後3～12個月復發。千萬不要輕忽此病，不妥善處理，它可是會造成失明的。

▶高腦壓頭痛的成因

造成高腦壓頭痛的原因目前不明，有些人認為是腦脊髓液吸收減少或腦脊髓液分泌過多所致。大腦靜脈回流不順或是阻塞也有可能，但大部分的患者無法找到致病的原因。少數患者可發現內分泌的異常，例如：月經不規則、懷孕、副甲狀腺功能過低症、使用腎上腺皮質類固醇或阿狄生氏症（Addison's disease，一種腎上腺病），也可能是服用如維生素A、四環黴素或口服避孕藥等所造成。

▶高腦壓頭痛的臨床症狀

頭痛往往是高腦壓頭痛患者的首要症狀，其特色是陣發性、脈搏性、疼痛範圍廣且早晨較嚴重。患者常會主訴清早起床時頭最痛，到了下午頭痛會好一點。這和低腦壓頭痛恰好相反，低腦壓頭痛的患者經過一夜的平躺，清晨起床時是他們最舒服的時候，經過半天的繁忙，到了傍晚，低腦壓頭痛便會越來越明顯。這是因為一個人平躺時腦壓較高，而直立時腦壓較低之故。

除了頭部姿勢改變外，咳嗽及用力也會使高腦壓頭痛加重，這是因為腹壓突然升高，影響到腦壓所致。一般而言，高腦壓頭痛是慢慢發生的，常伴隨**噁心、頭暈**，但嘔吐則較少發生；不像腦瘤所導致的高腦壓，典型的腦瘤高腦壓患者會出現「噴射性嘔吐」，但噁心的症狀並不明顯。

高腦壓頭痛還會合併**視力模糊**及**複視**的症狀。視力模糊通常是短暫且突發的，持續幾秒鐘，但也可長達數分鐘或數小時，可因姿勢而加劇，通常早上較嚴重。至於複視（一個東西看成兩個）也是早上較嚴重。約5％的患者**視力會減弱**。

▶高腦壓頭痛的檢查&診斷

眼科方面的主訴或病變相當多，所有高腦壓頭痛的患者均應接受眼科大夫的詳細檢查。在**眼底檢查**方面，幾乎所有患者都可見到兩側性的視乳頭水腫，有些患者還可見到視網膜出血或滲出物。

當一個患者主訴頭痛，眼底檢查發現視乳頭水腫，若沒有其他神經學的症狀，臨床上可以懷疑是高腦壓頭痛，但是最重要的是，排除其他可能造成腦壓升高的原因，因此**電腦斷層**或**磁振造影**是診斷高腦壓頭痛最有利的工具。此外，**腰椎穿刺**也是診斷高腦壓頭痛最重要的工具，患者的腦壓會增加，但是腦脊髓液的血球與生化檢查正常。

▶高腦壓頭痛的治療

- **藥物治療**：高腦壓頭痛的治療是採用利尿劑或其他藥物來減少腦脊髓液製造。

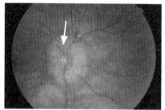

頭痛小百科

高腦壓頭痛

好發對象
年輕、肥胖的女性

主要症狀
- 陣發性、脈搏性、疼痛範圍廣且早晨較嚴重的頭痛
- 平躺會加重頭痛
- 噁心、視力模糊，嚴重時會產生複視

頭痛部位
無特定位置，可以是全頭、眼睛後方、枕部等

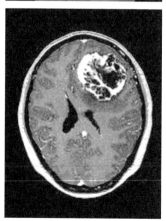

▲上圖：眼底檢查，箭頭處是視乳突水腫。

下圖：患者是因為顱內腫瘤造成腦壓上升，而視乳突水腫。

● **腰椎穿刺或引流**：反覆腰椎穿刺或做引流管均可減輕症狀。

● **飲食調整**：限鹽、減肥、食用低卡路里食物也是被建議的輔助療法。

● **開刀治療**：必要時，也可考慮切開視神經鞘膜，以防視力永久受損。

　　有時候頭痛是其他疾病所造成的，它可能只是在原本就有的症狀上再添一筆，也可能以頭痛來警告你的身體健康暗藏危機。哪些疾病會引起頭痛呢？又為什麼會頭痛呢？下表的頭痛類型是正在發出攸關性命的疾病SOS！

會引起頭痛的疾病

體內發炎物質與細胞激素造成	● 發燒　　　　　　　● 全身性感染 ● 顱內感染（如腦膜炎、腦炎等）
腦部缺氧	● 嚴重貧血　　　　　● 血液科疾病 ● 高山症　　　　　　● 心臟衰竭
二氧化碳太高	● 嚴重脊柱側彎　　　● 慢性肺氣腫 ● 睡眠呼吸中止症　　● 慢性二氧化碳中毒
牽扯到顱內組織	● 原發性腦瘤或身體腫瘤轉移至腦部 ● 腦膿瘍　　　　　● 腦血塊　　　　● 水腦症 ● 高腦壓頭痛　　　● 腰椎穿刺後頭痛
內分泌異常或體內恆定出問題	● 腎上腺分泌不足　● 甲狀腺功能亢進或低下 ● 低血糖　　　　　● 高血壓性腦病變 ● 電解質不平衡
自體免疫疾病	● 血管炎　　　　　● 紅斑性狼瘡 ● 類風溼性關節炎　● 自體免疫腦炎
藥物或中毒	● 心血管擴張藥物（特別是硝化甘油類） ● 胃藥（氫離子幫浦阻斷劑） ● 一氧化碳中毒　　● 女性荷爾蒙
腦血管疾病	● 缺血性腦中風　　● 腦出血　　　　● 動脈剝離 ● 蜘蛛網膜下腔出血　● 顱內靜脈栓塞 ● 可逆性腦血管收縮症候群（雷擊頭痛併血管收縮）

頭痛患者常見求助門診科別

　　頭痛問題通常不是一、兩天的事，民眾在頭痛門診就醫時，可以替自己多做哪些準備呢？

　　舉例來說，門診時，醫師詢問病史經常遇到的情形之一：

　　醫師：「頭痛多久了？」

　　患者：「10年了。」

　　醫師接著問：「幾歲開始頭痛的？」

　　患者：「15歲開始。」

　　這位患者其實現在已經50多歲了！他想要醫治頭痛，但是顯然還沒有準備好。

　　臺灣的民眾看病十分容易，所以在看病之前，反而不如國外的患者會事先做好足夠的準備。在國外，醫師詢問病史時，患者通常都會流暢而清楚地陳述生病的過程，因為能夠看到頭痛專科醫師，都需要經過層層轉診，從家醫科轉神經科，再轉到頭痛專科，所以他們會把握在短暫的30分鐘內，把病症陳述清楚，而且他們在前幾次的看診過程中，已經透過與不同醫師的會談，篩選出還沒有解決的問題。

　　當疾病已造成失能時，我們更要學習如何成為一位訓練有素的患者、一位可以讓醫師明白的患者，醫師可以經由你的指引、透過你的詳述，找到最好的診斷與治療。哈利波特在成為魔法師之前，不也是要上魔法學校，經過了許多學習才成功的嗎？

▶什麼情況下需要求醫？

以下提供大家一些需要注意的頭痛症狀。

如果你的頭痛有不尋常的疼痛特徵發生時，記得多加留意，別因為輕忽頭痛而造成身體健康更大的威脅。

出現這些情況時，應該求助專業醫師

症狀1 疼痛變得比以往頻繁，或是變得比以往嚴重

症狀2 突然出現新發生的頭痛，之後就一直沒有緩解

症狀3 頭痛以外，還伴隨其他身體部位的不適，如起紅疹或是發燒

症狀4 疼痛連帶著出現神經學的異常，如說話或看東西不清楚，或四肢力氣的改變

症狀5 原本免疫功能較差的人（如糖尿病或癌症患者），開始出現新發生的頭痛症狀

症狀6 從來不曾頭痛的人，在50歲後出現新發生的頭痛症狀

▶頭痛時要掛「哪一科」？

　　頭痛患者往往在頭痛嚴重影響生活時，才開始想要解決或終結它。但是每個人的周遭都有許多「軍師」，他們的經驗與資訊就成了患者選擇的依據。

　　我們先來看看臺北人如何求醫？依據對大臺北地區3,377人的訪查發現，偏頭痛患者求醫順序第一名是家醫（29%），依序為一般科（17%）和耳鼻喉科（14%），接著才是看神經內科（12%），而約有46%的患者1年內都不曾看過醫師。為什麼會有這樣的結果呢？雖然可能與疾病嚴重情形有關，但主要是求醫的方便性與資訊不完整所致。

　　家醫與一般科的求醫方便性和患者的熟悉度是患者之所以看這兩科醫師的主要原因；而耳鼻喉科醫師是主要求診醫師的原因，不外乎一般患者都以為大部分的頭痛與感冒、鼻竇炎或是鼻子過敏有關。事實上，若頭痛不嚴重，家醫與一般內科醫師是很好的保健醫師，加上他們往往對患者的地域性與熟悉度高，所以由他們把第一關是很理想的。至於耳鼻喉科醫師比較能幫忙的患者則是同時患有「明顯」鼻竇炎的頭痛患者，需要耳鼻喉科醫師加以清理鼻竇內化膿的情況。

　　什麼樣的患者須求診「神經內科」醫師呢？當然若家醫、一般科醫師皆無能為力或是**頭痛發作嚴重且頻繁的患者**就最好找「神經內科」幫忙了。神經內科醫師對於頭痛的分類或神經學檢查較有經驗，比較能決定患者是是否該做進一步檢查，包括腦波、電腦斷層、磁振造影（大部分的患者若神經學檢查是正常的，是不需要做這些檢查的），而且這些患者是需要比較長時間的治療與追蹤。另外，有些患者可能需要手術、復建治療或精神科的會診，經由神經內科醫師轉介互相合作，成效也較佳。

在門診常常發現，有很多患者治療頭痛的療程是斷斷續續的，往往一有不順，不是放棄，就是乾脆尋求一些較無科學根據的「另類療法」，所以時間和金錢都花了，頭痛卻沒有改善。在本文中提及的求醫流程即家醫（一般科）→神經內科→頭痛科醫師是一個簡單而有效的流程，希望患者能依自己的需求得到正確有效的幫助，找對醫師。

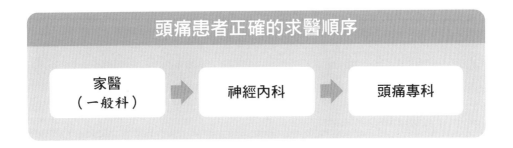

頭痛患者正確的求醫順序

家醫
（一般科） ➡ 神經內科 ➡ 頭痛專科

▶ 如何在門診與醫師快速溝通？

臺灣地區的看病文化很特別，醫師一個門診要看很多患者，所以問診時間非常有限，很多患者抱怨椅子還沒坐穩就換下一位患者。既然時間有限，為著自己的健康著想，患者在求診前的準備就很重要。

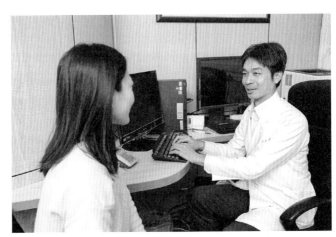

▲首次問診時，醫師會詳細詢問患者頭痛的病史。

初診時，醫師常常需要知道患者頭痛多久了，每次頭痛的情形是如何？如痛哪一邊、緊緊的痛、悶痛，還是像脈搏一樣的跳動，或如刀割？痛的程度如何？痛的時候可以行動自如嗎？有沒有畏光、怕吵、噁心、嘔吐？是否服用過什麼藥？藥名是什麼？效果如何？有在別的地方求診過嗎？做過什麼檢查呢？

　　相信患者在第一次被如此詳細的詢問頭痛病史時，都會措手不及，甚至記不起來，所以**建議患者在看病之前先記錄1～2個禮拜的頭痛情形**，或是仔細回想前一次頭痛的狀況，然後回答醫師的問題，如此則更加準確。

　　經由頭痛病史及詳細的神經學檢查（包括眼底檢查）之後，醫師就可以做一個初步的頭痛診斷，並決定是否要進一步的儀器檢查，包括腦波、電腦斷層或磁振造影。這是很多患者關心的問題，也是長期受頭痛之苦的患者最常提出來的問題。事實上，有經驗的醫師可以從每位患者的頭痛特徵及神經學檢查就大概了解患者是否有腦部不正常病灶的可能，是否需要進一步儀器檢查。只有極少數的患者頭痛是因腦瘤引起的，通常有經驗的醫師對這部分的診斷是很有把握的。

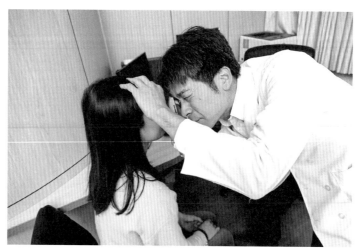

▲醫師正在幫忙患者做眼底檢查，排除高腦壓造成的頭痛。

　　複診時，患者要將過去1星期到1個月內的頭痛次數、程度、時間與用藥的效果和副作用的情形，以日記的方式記錄下來，再與醫師溝通。因為藥物的效果通常需要經過一段時間才會比較明確，所以第一次複診之主要目的，是看看藥物有沒有副作用，而後來幾次的複診才能真正地評估藥物的效果。

頭痛患者就診前的問診準備

Q1	頭痛多久了？	**Q7**	有沒有畏光、怕吵、噁心、嘔吐？
Q2	每次頭痛的情形是如何？	**Q8**	有在別的地方求診過嗎？
Q3	痛的程度如何？	**Q9**	有做過什麼檢查呢？
Q4	痛哪一邊？	**Q10**	是否服用過什麼藥物？
Q5	緊緊的痛、悶痛？還是像脈搏一樣的跳動或如刀割？	**Q11**	藥名是什麼？
Q6	痛的時候可以行動自如嗎？	**Q12**	藥物的效果如何？

◉醫師，我頭裡面是不是長東西？
──腦波、電腦斷層和磁振造影檢查需要嗎？

頭痛的患者來求醫，很多人除了關心治療之外，更有一大部分的人是要求要做檢查的。英國一份調查報告指出在50位偏頭痛的患者中，約有14人（28％）懷疑自己是否長了腦瘤。

什麼樣的人需要檢查呢？有5個警訊（如下圖所示）可以作為檢查的依據，只要有這5項疑慮，則醫師宜建議患者做腦部電腦斷層或磁振造影，有些時候亦需做腰椎穿刺。

對於這些昂貴的神經放射檢查，美國神經學會也做了以下的建議：「一個偏頭痛的患者，若近期頭痛情況沒有改變、沒有癲癇、沒有神經學症狀與徵候，是不須做神經放射診斷。」

腦部需要進一步檢查的5個警訊

1 「第一次且畢生最痛」的頭痛，特別是急性發作或伴隨神經學異常症狀。

2 亞急性的頭痛，但在幾天或幾星期內越變越嚴重。

3 頭痛伴隨發燒、噁心、嘔吐，但卻無法以常見良性疾患來解釋。

4 頭痛伴隨著局部神經症狀、視乳突水腫、意識與智能障礙或脖子僵硬。

5 沒有發現明顯的頭痛原因。

頭痛治療醫師Benjamin M. Frishberg分析了987個診斷有偏頭痛且神經學檢查正常的患者，只有4個患者在電腦斷層與磁振造影上（0.4％）有腦部病變（其中3個人是良性腫瘤，1個人是動靜脈畸型），所以檢查往往是多餘的，可是相對而言，的確仍約有30％的頭痛患者認為這樣的檢查可以幫助降低他們的焦慮。

▶醫師，我要做檢查！

在前文中，我們已經可以知道，經過專業醫師做完詳細的問診和神經學檢查之後，大部分的醫師都能夠確認患者是否有接受進一步影像檢查或腦波檢查的需要。

所以提醒大家，當你因為頭痛的問題到門診求診的時候，最重要的是與醫師清楚地溝通你的症狀，並且**相信專業的判斷，過多的檢查往往對疾病的診斷或治療沒有幫助**，任何檢查都有其風險，也因此必須檢查的時候再進行，對自己的健康和安全才最有保障。

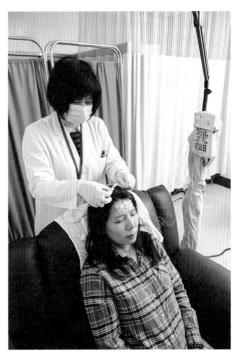

▶任何檢查都有風險，相信醫師的專業判斷，由其安排真正需要的檢查才有保障。

NOTE

PART 2

為何會頭痛？
你屬於哪一種頭痛？
認識頭痛的種類、成因與症狀

頭痛是一個很古老的疾病，只要是頸部以上的疼痛都可以稱為頭痛。早在西元前第7世紀即有關於頭痛的描述，當時的人相信這是因為惡魔所引起的。在希臘羅馬神話故事中，宙斯曾因頭痛難耐，命令火神用斧頭將他的頭剖成兩半，而生出了雅典娜。雅典娜是一個專管學習和策略的女神，因此雅典娜可說是頭痛的一個美麗的副產品。

頭痛是一種非常普遍的疾病，從3歲小兒到百歲人瑞都可能會得到這個病，接下來我們就跟大家介紹常見的頭痛成因及其相關的症狀，希望能對各位讀者有所幫助。

頭痛的原因超過200種

為什麼人會頭痛？真是大哉問！因為到現在為止，還沒有一個讓大家都接受的「頭痛」理論。一般認為頭痛是起因於三叉神經血管系統（Trigeminovascular system）的失調。

我們的腦幹含有「止痛」系統，當它接受到疼痛訊號傳進來時，就會自行產生減痛的反應，而負責此一機制的是腦幹內的三叉神經系統，當它接收到腦部疼痛訊號時，會釋出許多神經傳導物質，包括最主要的血清張力素（Serotonin）。

當人血清張力素降低，就會降低產生頭痛的閾值（即門檻），頭痛就很容易產生。血清張力素也可幫助腦內的嗎啡（又稱腦啡）止痛系統起作用，當缺乏血清張力素時，腦啡系統就無法完全發揮功效。另外，三叉神經系統也會將頭痛訊息傳到血管壁上，而引起血管擴張並釋放神經傳導物質引發頭痛。研究證實，當打入一種會抑制血清張力素的藥時，受試者會引起頭痛，而再打入血清張力素，則可以解除頭痛。

除了先天體質，還有什麼因素與頭痛有關？

許多疾病與遺傳相關，高血壓與頭痛就是如此，若父母有這些病症，孩子得到的機會就比較高。近期新發生的頭痛、年紀大才開始頭痛、頭痛伴隨脖子僵硬、意識障礙，或是有神經學的症狀，則要考慮是腦部出問題。老年人頭痛要特別留意腦部是否長東西？腦部血管是否有病變？或者是使用的藥物引起頭痛。

有些藥物會造成頭痛，例如威而剛或某些心臟血管用藥（如愛舒脈），因為這些藥物是為了要讓血管擴張，但是讓患者腦血管擴張的同時，他們就會頭痛。所以患者平時服用任何藥物，都要留意藥品內容，特別是頭痛是近期新發生的，或是頭痛變嚴重時，就要注意最近是否使用了什麼藥物？變動了什麼藥物？尤其是老年人的頭痛，更要留意近期藥物的使用。

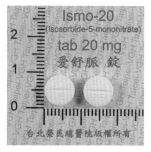

▲愛舒脈（心絞痛或心衰竭治療用藥）。

我們常遇到的例子是許多人頭痛會服用止痛藥，怕止痛藥傷胃，就再加上胃藥，不過，有一些胃藥，像是氫離子幫浦阻斷劑（PPI），對於胃潰瘍、胃食道逆流很有效，卻又會引起某些人頭痛。

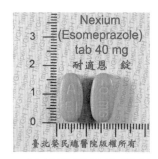

▲氫離子幫浦阻斷劑（PPI，胃潰瘍、胃食道逆流用藥）。

● 眼睛異常所引起的頭痛

眼睛是靈魂之窗，因結構上的關聯性，眼科疾病常與頭痛合併出現，因此眼睛得此名真是實至名歸。

眼疲勞性頭痛

「頭風目眩乘衰老，只有增加豈有療。花發眼中猶足怪，柳月肘上亦須休。大窠羅綺看饞辦，小字文字見就愁。必若不能分黑白，卻應無悔復無尤。」（白居易）詩中所描述的就是這個問題。

▶眼疲勞性頭痛的成因

● **屈光不正未獲適當矯正**：尤其是遠視眼、散光、老花眼或兩眼度數差距過大時，會導致眼睛肌肉疲勞，而引發不適。

● **調整眼位的肌肉不協調**：眼球的會聚能力不足時，容易有近距離工作時的疲勞；反之，若是近距離調視能力過強，則可能導致肌肉痙攣，而有前額疼痛、暫時性複視及看遠模糊的症狀。

▶眼疲勞性頭痛的臨床症狀

眼後及眼眶周圍有疼痛與沉重感，而且可能轉移到前額及顳部，總覺得眼睛酸澀、不舒服，甚至會流淚。

▶眼疲勞性頭痛的治療

根據原因，**配戴合適的眼鏡**，甚至是利用睫狀肌鬆弛劑以緩解過強的近距離調視反射。另外，上班族因長時間維持同一姿勢注視電腦螢幕、眼睛持續進行調視，會造成調視反射的痙攣及疲乏，而有眼部疲勞、疼痛，且合併有頸部肌肉痠痛甚至是枕部頭痛等不適，引起所謂「電腦頭痛」。這些工作者必須注意**定時休息，調整適當姿勢**，並加上**肌肉放鬆運動**（詳見238～241頁）以減緩不適。最近因為手機使用頻繁，有研究發表，長時間看手機或是電腦螢幕，也會增加頭痛發生的機率。

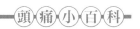
頭痛小百科

眼疲勞性頭痛

好發對象
上班族

主要症狀
● 頭痛
● 眼後及眼眶周圍有疼痛與沉重感
● 眼睛酸澀、不舒服　● 流淚

減痛方法
● 定時休息　● 調整適當姿勢
● 進行肌肉放鬆運動

眼球自身病變引起的頭痛

▶眼球自身病變頭痛的成因

眼球本身疾病會引起頭痛的主要有青光眼、葡萄膜炎及某些角膜病變。

- **眼壓上升**：大部分的青光眼患者合併有眼壓升高，並因此造成不適。

- **眼內發炎**：葡萄膜炎泛指眼內的發炎。

- **角膜受傷**：可由輕微的角膜上皮缺損到嚴重的感染潰瘍不等。

▶眼球自身病變頭痛的症狀

在眼壓急速升高導致急性青光眼發作時，患者會有**眼睛、眼眶周圍、前額及顳部劇烈的疼痛**，甚至出現**噁心、嘔吐**等現象；患者通常有**視力糢糊、看東西有光暈、明顯的紅眼**等現象。

若眼壓上升速度較緩，或只有在特殊情境下，例如暗室中、瞳孔放大時，才會造成眼壓上升，那麼患者可能只有會自行緩解的**陣發性頭痛**及視力糢糊，一旦這些警訊被忽略了，視神經可能就在這一次

頭痛小百科

眼球自身病變引起的頭痛

好發對象
青光眼、葡萄膜炎及某些角膜病變的患者

主要症狀
- 眼睛、眼周、前額及顳部劇烈疼痛
- 噁心、嘔吐
- 紅眼
- 視力糢糊、視物有光暈

減痛方法
當發現出現上述症狀的時候，請尋求眼科專業醫師的協助

又一次的眼壓升高時受到了不可逆的傷害，所以對有類似病史的人進行詳細的眼科檢查是必要的。

眼內發炎以虹彩炎最易引起眼痛及像被唸了緊箍咒一般**抽緊的頭痛**，同時會有**畏光**、視力糢糊、**流淚**等不適。至於角膜受傷的各種情況都可能引起畏光、眼痛、**眼瞼痙攣**甚至是頭痛的現象。

眼窩及周圍組織病變引起的頭痛

眼窩的毛病中會造成頭痛的主要是發炎及腫瘤。最常見的發炎反應是蜂窩組織炎，主要發生在小朋友，其症狀包括**眼眶周圍紅腫熱痛、結膜水腫、眼球轉動時疼痛**甚至眼球轉動受阻，嚴重的還會影響視力甚至危及性命，不可不慎！

其次，與免疫系統疾病相關的假性腫瘤也屬於一種炎性反應，可能在眼窩中產生一個腫塊壓迫到其他組織，造成**視力降低、眼痛、凸眼**和**眼球運動障礙**。眼窩腫瘤也會產生類似的症狀須加以區別；此外，當腫瘤侵犯了骨膜或神經組織時，其疼痛會更加明顯、難耐。

頭 痛 小 百 科

眼窩及周圍組織病變引起的頭痛

好發對象
小朋友（約5～15歲）

主要症狀
● 頭痛、眼痛　● 視力降低
● 眼周紅腫熱痛、結膜水腫、凸眼
● 眼球運動障礙

減痛方法
當發現出現上述症狀的時候，請尋求眼科專業醫師的協助

神經病變引起的頭痛

神經方面的問題主要是視神經炎、視乳頭水腫及支配眼外肌的腦神經麻痺。

▶神經病變頭痛的臨床症狀

視神經炎可分為兩大類，患者都會在**眼球轉動時有眼痛及頭痛**，伴隨著**急速視力減退、顏色區辨異常**及**視野缺損**。

▶神經病變頭痛的檢查

眼科檢查可發現光反射異常，同時若患者屬於視乳頭炎，可藉眼底鏡檢查看到視神經盤邊界模糊及充血、水腫的現象。若患者屬於眼球後視神經炎，便看不到視神經盤有上述的變化。此外，得依病情需要安排**磁振造影檢查**以排除多發性硬化症的可能。視乳頭水腫係因腦壓升高所致。

第3、4、6對腦神經支配眼外肌的轉動，其病變除可能伴隨有眼痛及頭痛外，會因眼外肌失調導致複視。其中以第3對腦神經因糖尿病、高血壓或動脈硬化導致缺血性神經病變最為常見，患者可能先有眼部或眼球後方的疼痛，幾天後出現眼瞼

頭痛小百科

神經病變引起的頭痛

好發對象

患有免疫性疾病或罹患糖尿病、高血壓等動脈硬化危險因子的人

主要症狀

- 頭痛、眼痛
- 急速視力減退、顏色區辨異常
- 視野缺損、複視
- 眼球運動障礙

減痛方法

- 當發現出現上述症狀的時候，請尋求神經科專業醫師的協助
- 降低腦壓及控制缺血或出血反應

下垂及眼球轉動障礙，這一類缺血性神經病變通常可在2～3個月後逐漸恢復。患者也可能是第3對腦神經受到其旁未爆裂的血管瘤壓迫所致，得進一步安排磁振造影檢查或**血管攝影檢查**，以確定診斷。否則一旦破裂，就是可怕的蜘蛛網膜下腔出血。

血管性疾病引起的頭痛

腦子會中風，同樣的眼睛內血管也會中風，發生阻塞導致眼部缺血、缺氧，因而引起眼部疼痛、眼內慢性發炎反應及視覺減退。

眼部病變可以是頭痛的致因，其中絕大部分的病變是良性的，只要對症下藥，藥到病除，可免去許多無謂的擔憂與檢查。此外，患者在眼部的表徵也常透露確立其他診斷的線索，因此面對一位頭痛患者，千萬別忘了那靈魂之窗所透露的訊息。

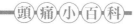
頭痛小百科

**血管性疾病
引起的頭痛**

好發對象
患有糖尿病、高血壓或動脈硬化危險因子
的人

主要症狀
● 頭痛、眼痛
● 眼內慢性發炎反應
● 視覺減退

減痛方法
● 當發現出現上述症狀的時候，請尋求神
　經科專業醫師的協助
● 平時好好控制心腦血管病變的危險因子
　特別重要

▶ 鼻竇頭痛

| 頭痛經驗談 | 前額、眼眶及臉頰疼痛，及噁心、嘔吐 |

患者檔案：男性／30歲／上班族

頭痛頻率：不定時發作

　　許先生從小就有鼻竇炎，常常在感冒的時候會流出黃鼻涕，如同膿一般，甚至臉頰也會疼痛。鼻竇炎嚴重時，前額、眼眶與臉頰會疼痛，甚至嚴重到噁心與嘔吐。他常常到附近一家耳鼻喉科診所求診，頭痛嚴重時，還要打針治療。

　　許先生聽醫師說，他的頭痛可能是鼻竇炎造成的，所以半年前接受手術治療，鼻竇炎的情形大有改善，不再常有鼻塞與蓄膿的情形，且前額眼眶的疼痛也大為減少。然而，他的頭痛卻一點也沒有改善，甚至還有增多的趨勢！

　　不僅患者，也有許多醫師認為偏頭痛是鼻竇炎造成的。這個觀念根深柢固在很多人的心中，中外皆然，所以我們在大臺北地區的頭痛調查也發現，偏頭痛患者中有14％主要是求診耳鼻喉科醫師，僅次於家醫科與內科，還高於神經內科。

　　其實，偏頭痛、感冒和鼻竇炎三者在發作時是有幾分類似而無法百分之百從臨床上區分，加上這三者也常常互相影響，難怪有很多患者搞不清楚自己的頭痛到底是偏頭痛還是鼻竇發炎引起的，或是感冒，但是一個美國的研究發現，一般所謂的鼻竇炎頭痛「Sinus headache」，後來經過詳細診斷後，大多是偏頭痛。

▶鼻竇頭痛的成因

　　人的鼻竇依部位可分為四種，即篩竇、頜竇、額竇和蝶竇，後兩者的發育及氣化較慢，所以發生鼻竇炎的機會較少。鼻竇發炎特別是急性化膿性炎症，往往會造成頭痛，而頭痛的位置與發炎鼻竇的位置有關，如額竇發炎頭痛多在前額，而頜竇發炎頭痛則多在臉頰。另外，因為頭痛與鼻竇的分泌物排泄順暢與否也有關，因為不同位置鼻竇的排泄管道角度不同，不同鼻竇頭痛的嚴重度也可能因起身或躺下的姿勢改變而改善或加劇。

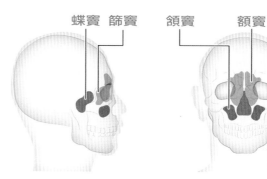

蝶竇　篩竇　　　頜竇　　　　額竇

▲鼻竇可分為篩竇、頜竇、額竇和蝶竇四個部位。

▶鼻竇頭痛的治療

　　最重要的就是以**抗生素治療急性細菌發炎**或**以手術清理慢性鼻竇發炎**，一般患者的頭痛都可以顯著改善。

　　慢性鼻竇炎很多是沒有症狀，放射線檢查發現40％的人或多或少都有一點鼻竇炎。但是絕大多數的偏頭痛並不是鼻竇炎所造成的，所以想要靠鼻竇炎手術治療偏頭痛是不對的。許多患者到了頭痛門診之後，診斷為偏頭痛，在給予一般偏頭痛預防用藥之後，患者的頭痛就大幅減少，日常生活也不再受到影響。

〔頭〕〔痛〕〔小〕〔百〕〔科〕

鼻竇頭痛

好發對象
鼻竇炎患者

主要症狀
● 前額、眼眶與臉頰疼痛
● 噁心、嘔吐

頭痛部位
● **額竇發炎頭痛**：前額
● **頜竇發炎頭痛**：臉頰

▶ 頸因性頭痛

偏頭痛、失眠、全身及頸子痠痛

患者檔案：女性／40歲／上班族

頭痛頻率：近2～3個月經常痛

　　張女士被偏頭痛與失眠的問題困擾了很久，一直都找不到有效的治療方式。尤其近2、3個月來，工作壓力很大，以致常常失眠，每天早上起床時常常全身痠痛，特別是頸子後面。她和同事去泡溫泉、按摩，情況好像有稍微改善，但是維持不到2天。頸子痛與頭痛讓她得靠止痛藥來過日子。她到一家中型醫院求診，醫師告訴她頸部X光片發現有長骨刺現象，所以才會脖子痠痛和頭痛。之後她接受「拉脖子」治療6週，情況還是沒改善。

　　有很多患者甚至醫師認為頸椎問題是造成頭痛的主因，這樣的聯想是因為很多患者同時有頭痛與脖子痛的問題。除了脖子痛，有些頭痛患者幾乎全身上下的肌肉都很痠痛，所以「頸因性頭痛」、「肌筋膜炎」或「纖維肌痛症」這些診斷名詞就常常發生在頭痛的患者身上，特別是失眠的患者。

　　事實上，「頸因性頭痛」專指源自上半段頸椎本身，或其血管、肌肉、韌帶、神經根等的疾患，如頸椎的腫瘤、骨折或風濕性關節炎等，所導致單側且固定一邊的頭痛，一般偏頭痛的止痛藥效果有限，必須針對頸部疾患部進行治療。

張女士的偏頭痛在使用預防用藥後大幅改善，但是頸痛仍無起色。在精神科和復健科醫師的聯手下，失眠與精神壓力獲得改善，另外頸部熱療復健，也改善了脖子肌肉僵硬的問題。

頭痛小百科

頸因性頭痛

好發對象
年輕和中年女性

主要症狀
- 固定一側頭痛
- 刺激第2節頸椎可引發頭痛
- 因咳嗽、用力而頭痛

頭痛部位
從脖子痛到後腦，甚至額顳部，均痛在同一側，可能伴隨同側肩頸，甚至手臂的不舒服感

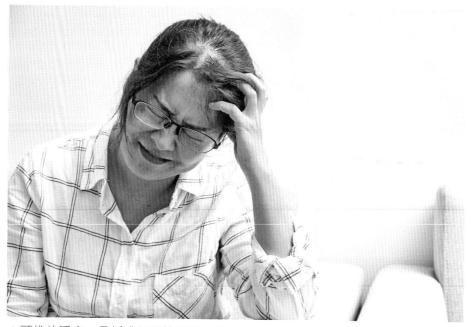

▲頸椎的腫瘤、骨折或風濕性關節炎等可能導致單側且固定一邊的頭痛。

頭暈——頭痛的難兄難弟

▶ 頭暈與眩暈

在頭痛門診病患，除了頭痛外，常常有頭暈的問題，有些病人甚至覺得頭暈比頭痛更不舒服。事實上，頭痛病人同時有頭暈症狀非常常見；根據研究，頭痛的病人中至少有一半以上曾為頭暈所苦。

偏頭痛的病人中，造成頭暈的可能原因很多。醫師必須詳細問診，有必要時也會安排檢查才能釐清原因。在就診時，頭痛病人該怎麼向醫師描述自己的症狀，幫助醫師了解病情呢？首先，病人必須區分「頭暈」跟「眩暈」的差別，因為與診斷治療相關。

頭暈：病人覺得頭悶悶脹脹的、或頭重腳輕的感覺。

眩暈：病人往往會覺得天旋地轉，明明沒有在動，卻覺得整個世界都在旋轉。嚴重的時候，有可能伴隨噁心、甚至嘔吐。

診斷上，偏頭痛患者有眩暈的比例很高，有研究高達6成以上，其中最常見的就是「前庭性偏頭痛」，占偏頭痛患者中5-10%，占整體人口約1%。這些病人在偏頭痛發作時，有時會伴隨天旋地轉，嚴重眩暈症狀。針對這類病人的急性眩暈，國外研究以翠普登類藥物（如zolmitriptan）治療，療效約三到四成。國內雖然沒有這藥物，但類似成分及作用機轉的藥物如英明格、羅莎疼，部分患者發現可以止住眩暈。然而此類藥物需醫師處方，建議至頭痛門診求診後由醫師評估後再使用。

偏頭痛患者常會發生姿勢性眩暈症，症狀很類似因為耳石脫位的「良性陣發性姿勢性眩暈症」，突然姿勢改變，會引發短暫眩暈，然而偏頭痛患者的姿勢性眩暈症狀，發作時間較短，通常幾小

時到幾天就會好，不像一般患者的良性陣發性姿勢性眩暈症，常常要幾星期到幾個月才會康復，甚至要靠耳石復位術治療。

偏頭痛的病人若有頭暈症狀要怎麼處理呢？經驗上，把頭暈當作是輕微的頭痛，只要先治療偏頭痛，頭暈的症狀往往會慢慢改善。根據2018年由韓國團隊發表的研究，同時為頭暈所苦的偏頭痛患者，在使用偏頭痛預防藥物治療三個月後，不只偏頭痛改善，頭暈症狀也有明顯進步。因此在門診，我們常常請病人不要過度擔心頭暈症狀，先耐住性子接受頭痛治療，頭暈問題也有機會同步改善。

過去研究發現，偏頭痛病人有比較高的機率會同時罹患焦慮症，而焦慮症恰好也有可能以頭暈的症狀來表現。若是這種情形，可以服用少量的鎮定劑（如苯二氮平類藥物，benzodiazepam）達到症狀緩解的效果。唯此類藥物很容易成癮，使用時要遵從醫師醫囑，也要和醫師討論用藥情形。若真焦慮症非常嚴重，除了在神經科治療頭痛以外，也可以至身心科門診求診治療。

頭痛經驗談 　頭暈、噁心、嘔吐、搏動似頭痛、畏光、怕吵

患者檔案：女性／40歲／家管　　**頭痛頻率**：每月數次

魏太太最近一年多來，常常感到一陣陣的頭暈目眩，有時感覺天搖地動，有時卻只感覺頭有點昏昏的。這種情形一個月會來上好幾次，持續時間從幾分鐘到一、兩個小時。發作時並不會耳鳴或聽不清楚。看過許多醫師後，她的病情依舊沒有起色，最後她到神經內科求診。經過仔細地詢問病史及檢查，她才提到過去曾有搏動似頭痛的現象，有時候還伴隨噁心、嘔吐、畏光、怕吵的狀況，近來取而代之的是上述頭暈情形，但偶爾還是會合併頭痛，最後被診斷為偏頭痛引起的頭暈症狀，經給予偏頭痛的預防用藥（乙型阻斷劑）後，頭暈的情形獲得很大的改善。

有多少人為頭痛困擾？

　　幾乎每個人在一輩子中或多或少都被頭痛困擾過，96％的人畢生會發生一次以上的頭痛。根據我們於1997～1999年，在大臺北地區進行頭痛調查結果發現，71.5％的女性及50.4％的男性，在過去1年內有過頭痛；其中，14.2％的女性及4.6％的男性符合偏頭痛的診斷；15歲以上居民，符合偏頭痛診斷者則共為9.7％，此數值與歐美流行病調查的結果相近。以此數值推估，全臺灣約有150萬名偏頭痛患者（女性約115萬人，男性約35萬人）。

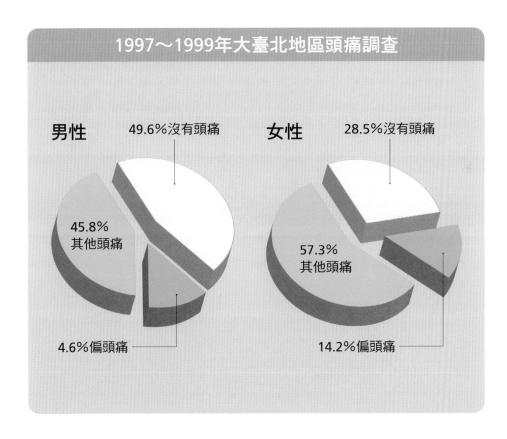

1997～1999年大臺北地區頭痛調查

男性　49.6％沒有頭痛

45.8％
其他頭痛

4.6％偏頭痛

女性　28.5％沒有頭痛

57.3％
其他頭痛

14.2％偏頭痛

其實「從不頭痛」的人才是異數。在醫學院上頭痛課時，常會問學生中有多少人有頭痛，那些自認沒有頭痛的學生們數年後在醫院碰面常表示「老師，自從上了你的課後，我仔細觀察後才發現自己原來也會頭痛，只是次數很少，而且也很輕微。」因此，頭痛是一個極為普遍的毛病。相信我，你絕對不孤單。

在臺灣，約150萬人有偏頭痛問題

當代許多疾病都探討基因型對家族病史的影響，而臺灣是一個海島，居民的基因型相當的多元，近幾年才完成的一項偏頭痛研究，從2000位患者的檢測，發現臺灣人偏頭痛的4個基因型，其中有2個與歐美患者一樣。

流行病學的調查需要耗費許多的人力物力，也需要民眾協助。還記得1997年，臺北榮總在臺北做偏頭痛調查時，遇到白曉燕案主嫌陳進興在竄逃，聽聞陳進興在三重、石牌活動，我們的訪員只能盡量避開作案區域，克服萬難，訪問到3700名大臺北居民。結果顯示出偏頭痛患者的比例約有9.1％，以臺灣的總人口換算約有150萬人有偏頭痛，這個數據就是這麼來的。這是臺灣首次關於偏頭痛流行病學的調查。當時美國、香港、中國大陸的調查統計方法，都認為亞洲人不太會有頭痛的問題，大陸與香港甚至認為大約只有1％的人會偏頭痛。直到2012年，中國發表了一個全新調查，也是9.3％，驗證了我們早期的調查結果。

▶頭痛患者的生活品質

　　頭痛對生活品質的影響有多大呢？因為罹病的好發年齡多為15～55歲，這正是社會上工作和學習的主力群。長期受頭痛所苦，不僅干擾日常生活，也使得患者喪失他們原有的工作能力。

　　根據一份對845位偏頭痛患者的調查研究發現，雖然偏頭痛患者表面上身體並無殘障，但是他們實際能發揮的卻遠不如他們真正的體力。**頭痛患者的生活品質明顯低於一般民眾**，而且頭痛的嚴重度和生活品質息息相關，頭痛最嚴重的患者生活品質最低，頭痛不嚴重的患者，生活品質則較佳，**非慢性患者又較慢性患者為佳，慢性頭痛患者甚至較糖尿病、關節炎、憂鬱症和背痛等患者為差**。因此，我們可以得知，頭痛所造成的最大負擔並不是在醫療體系上，而是在患者本人、雇主和社會上。

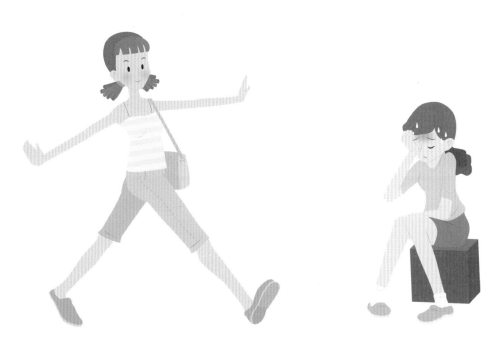

▲頭痛患者的生活品質明顯低於一般民眾，慢性頭痛患者尤其低落。

臺北榮總曾於金門地區對1,444位中年婦女做流行病學研究，其中有208位（14.4%）婦女於研究當年有偏頭痛發作。這1,000多位婦女均接受生活品質的評估，同時我們也評估另外981位臺北榮總頭痛門診患者以作為對照（參見下圖）。結果發現，偏頭痛婦女的生活品質低於無偏頭痛婦女，而會來醫院求診的偏頭痛婦女生活品質則更低，除了身體功能外，心理與社交功能也受到很大的影響。

　　若依門診常見頭痛的種類來個別分析患者的生活品質，結果發現**偏頭痛是常見頭痛中於生活品質各次分項都是最差的**，緊縮型頭痛次之。

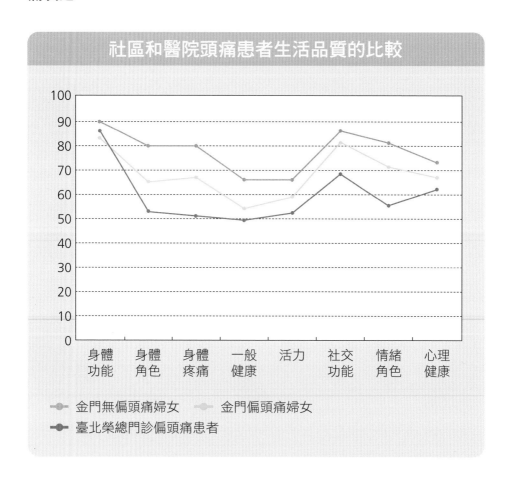

經由頭痛生活品質的研究，我們可以發現偏頭痛，特別是慢性偏頭痛患者的生活品質十分低落。因此對於一完善的頭痛治療成果，醫學界仍有很長的路要走，而患者也應學習如何自我照顧，使得醫療效果更加完美。

▶ 心理因素會讓頭痛更頻繁

常有人問最近景氣這麼差，頭痛的人有沒有增加？答案是可能的，心理因素會促進頭痛更容易發生，或發生後持續較久。景氣低迷不振、低薪問題，讓許多投資人財富縮水，面對金錢調度的壓力，頭便彷彿千斤重。

心理因素除了讓頭痛來得更頻繁之外，兩者間也常互相惡性循環。由於頭痛的突發性，常讓患者迴避許多事情，心中也常有不確定感，不知何時會痛，因而看事情常較悲觀，做事則較退縮。但是頭痛最大的特點，就是別人看不出來，常被誤會是裝的，而令患者更感到無人能理解的悲哀。曾有患者說：「我寧願我是得了腦瘤，至少我可以拿Ｘ光片給人家看，我是真的有病，頭痛請假時不用再看到別人懷疑的眼光。」畢竟，只有輕微頭痛經驗的人，很難理解，為什麼有人頭痛得這麼厲害，而懷疑是不是一種鬧情緒。

其實每一個人身體有疼痛時，都會心情較差、憂鬱、易怒而不耐煩。緊縮型頭痛在過去便常被認為是心因性頭痛，但近代的研究發現，緊縮型頭痛的人並沒有什麼焦慮的個性，他們得焦慮、憂鬱疾病的機率和一般人一樣，反倒是偏頭痛的患者容易合併焦慮與憂鬱的疾病。所以大家不應把嚴重的頭痛視為身體與心理的脆弱，認為患者怎麼那麼不耐痛，更不要將自己輕微頭痛的經驗拿來推想患者嚴重的程度。

許多研究顯示，**偏頭痛的人，尤其是青少年，比較容易有自殺的意念**，原因現在還不清楚，但是排除了憂鬱的因素之後，頭痛患者的自殺率還是比一般人高了數倍。所以家中若有頭痛青少年，要特別注意患者的心理衛生，少責備、多鼓勵，少物質的寵愛，而多一些心理的關心。家中要有人能傾聽青少年的困擾，而患者也要多將心事向家人、朋友訴說。

　　記住，懷疑患者有自殺想法時，要能很爽朗地與患者談開來，患者越能說出自殺的想法，越不會去做，越不說而悶在心裡，擔心說了家人難過的人，反而更容易做出令家人遺憾的事情。所以，不要忌諱談自殺，主動問自殺，絕不會引發一個更想自殺的念頭。

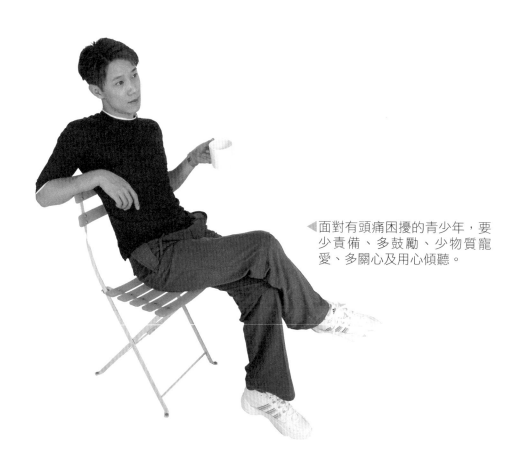

◀面對有頭痛困擾的青少年，要少責備、多鼓勵、少物質寵愛、多關心及用心傾聽。

常見頭痛分類

　　頭痛的分類一直是醫師們的頭痛問題，它的種類十分繁多，有的非常罕見，有的十分普遍。過去，醫師習慣將頭痛簡化成兩種，一是由肌肉收縮造成的緊縮型頭痛（詳見115～116頁），另一則是由血管收縮引起的偏頭痛（詳見96頁），二者壁壘分明。然而，現在已經知道真實情況並非如此，此二者可能僅是一條線的兩端，一端是緊縮型頭痛，另一端是偏頭痛，二者間有許多灰色地帶，尤其是慢性每日頭痛更是常介於兩種頭痛之間。

　　由於頭痛在分類上的困難，國際頭痛學會花了3年的時間召集全球頭痛專家，依頭痛發生的次數、頭痛每次的時間長短及頭痛的特質和伴隨的症狀為標準，終於在1988年發表了第1版的「國際頭痛疾病分類」，作為各類頭痛疾患的診斷依據。此一疾病分類2013年時已修訂至第3版，並將頭痛分類為14大類。

　　這些頭痛本書均會一一介紹。值得一提的是，其中的第4類頭痛——其他原發性頭痛，其診斷分類標準是由臺北榮總頭痛團隊負責，也是臺灣在這個醫學領域研究成果的展現。這些頭痛診斷包括咳嗽引起的頭痛、運動引起的頭痛、睡夢中發生的頭痛等。

　　如果你想知道這14類頭痛診斷分類的詳細內容，可以上「台灣頭痛學會」的網站（www.taiwanheadache.com.tw）查詢。

請掃描QR CODE，以獲取台灣頭痛學會更多相關資料。

國際頭痛疾病分類發布的14類頭痛

1 偏頭痛

2 緊縮型頭痛

3 三叉自律神經頭痛

4 其他原發性頭痛

5 歸因於與頭部及／或頸部外傷或傷害之頭痛

6 歸因於頭、頸部血管疾患之頭痛

7 歸因於非血管性顱內疾患之頭痛

8 歸因於與物質或物質戒斷之頭痛

9 歸因於與感染之頭痛

10 歸因於與體內恒定疾患之頭痛

11 歸因於精神疾患之頭痛

12 疼痛性顱神經病變和其他顏面痛

13 歸因於頭顱、頸、眼、耳、鼻、鼻竇、牙、口腔或其他顏面或頸部結構疾患之頭痛或顏面痛

14 其他頭痛疾病

▶令人作噁的偏頭痛

偏頭痛的輪廓──好發於年輕到中年女性

頭痛經驗談　右側太陽穴抽痛、噁心、嘔吐

患者檔案：女性／25歲／上班族

頭痛頻率：每月1～2次

  王小姐大約每個月會發生1～2次較嚴重的頭痛，頭痛時右邊的太陽穴會感到像脈搏一跳一跳的痛，嚴重時會噁心，甚至嘔吐。太亮的光線、太吵的聲音或活動都會使頭痛加劇，所以頭痛時，她會盡量靜躺在床上，並將燈光關暗。每次頭痛的時間約1天左右，往往睡一覺後，或是服完止痛藥後就能止住頭痛。

  以上案例就是俗稱的「偏頭痛」，也是一種比較嚴重的頭痛。偏頭痛有60％以上發生在一側的太陽穴（30％的患者發作時是兩側太陽穴或後腦勺）得名，有一位外國醫師Edward Liveing形容得很好，他說偏頭痛就是令人作噁的頭痛（Sick-headache）。

  作家隱地的媽媽患有偏頭痛，在他的文章〈少年追想曲〉中，他栩栩如生的描寫著「小時候，最牢牢記在心裡的一件事，就是千萬千萬不能把正在睡夢中的母親給吵醒。早晨上學，姊姊和我總是躡手躡腳，深怕發出什麼聲音，母親是那種連一根針掉在地上也聽得見的人。」這應該就是偏頭痛患者對聲音極為敏感的一個深刻描述。

患者檔案：女性／40歲／上班族

頭痛頻率：每月2～3次

　　邱小姐從2年前開始，常在週末發生嚴重頭痛，平均1個月有2～3次，每次發作都是單側頭痛，但不一定是左邊或右邊，發作時，頭漲痛得很厲害，且會合併頭暈，什麼事都不能做，只能盡量臥床休息。有幾次頭痛得不得了，邱小姐趕緊吞了幾顆止痛藥，沒多久，就將胃內所有東西都吐了出來，直到第二天睡醒，才感覺好一點。

　　偏頭痛患者在發作前數小時到數天常有前驅症狀，如活動增加或減少、憂鬱、胃口改變、反覆打呵欠等。頭痛的特徵是間歇性發作，疼痛的程度通常是中度到重度，平均一次發作若不吃藥大約持續4～72小時。患者常同時有噁心、嘔吐、對光線和聲音敏感等現象。

　　一位好友的母親也患有嚴重偏頭痛，曾聽她歷歷如繪地描訴著她小時候的經驗──「上國中時，每當我回家時，發現家中的燈暗著，每個人都躡手躡腳地不敢發出聲音，就知道媽媽的偏頭痛又發作了。而媽媽經常請我們幫她買止痛藥，總是說越強越好。」可見這種經歷是許多有偏頭痛媽媽的小孩共有的經驗。

　　偏頭痛患者通常是從10幾歲就發病，隨著年齡增長，次數會較頻繁，但過了50歲以後，頭痛的情形就會減輕，可是有些患者不但沒有減少，反而增加。一般而言，**女性患偏頭痛的機會是男**

性的3倍，這大概是與荷爾蒙的變化有關。因此**偏頭痛是一種女性為主的頭痛**。

偏頭痛

前驅症狀
● 活動增加或減少　● 憂鬱
● 胃口改變　　　　● 反覆打呵欠

頭痛特徵
● 間歇性地發作
● 疼痛達到中度到重度
● 平均一次發作，若不吃藥大約持續 4～72小時
● 常同時有噁心、嘔吐、對光線和聲音 敏感等現象

偏頭痛自我診斷表

若你的頭痛符合每一項的敍述，那麼你患有偏頭痛的機會就相當高了！

是 否

☐ ☐ 至少有5次以上類似的頭痛經驗。

☐ ☐ 不吃藥頭痛發作4～72小時。

☐ ☐ 頭痛的特色至少符合下列4項中2項或2項以上：

■ 單側　　　　　　　　■ 痛起來一漲一縮

■ 走動和運動會加劇頭痛　■ 日常生活受到相當影響

☐ ☐ 頭痛時，至少曾發生下列3項中的1項或1項以上：

■ 畏光且怕吵　■ 噁心　■ 嘔吐

偏頭痛的類型

　　有些偏頭痛患者在頭痛之前會看到閃光、肢體麻木或無力，稱為「預兆（aura）偏頭痛」；而沒有預兆的，就稱為「無預兆偏頭痛」。大臺北地區頭痛調查發現，偏頭痛患者約有12.5%有過預兆的經驗。

　　預兆偏頭痛患者並不是每次偏頭痛發作，都有預兆產生，而且預兆也不見得每次都相同；隨著年齡增長，甚至會產生只有預兆而沒有頭痛的情形。大多數預兆偏頭痛的患者只有一種預兆（多半是視覺預兆），但1/3的患者可能有兩種以上預兆一起發生。

　　什麼是預兆？預兆是局部神經學症狀，很多證據顯示乃因腦皮質電流異常抑制和腦血流變化所引起的。通常出現於頭痛之前或伴隨頭痛發生，在5～10分鐘內逐漸形成，而在60分鐘內消失。

預兆偏頭痛和無預兆偏頭痛有什麼不同？

就頭痛本身的症狀而言，預兆偏頭痛和無預兆偏頭痛並沒什麼不同，差別只在預兆的有無。然而，在臨床上，預兆偏頭痛有幾點異於無預兆偏頭痛之處。首先，預兆偏頭痛患者可能有較高的比例有精神共病症，如焦慮、憂鬱等；其次，預兆偏頭痛患者缺血性中風的風險較高，尤其是年輕女性。荷蘭一個大型研究發現，女性偏頭痛患者出現深層白質病變或小腦無症狀梗塞的機率較正常人高，尤其是預兆型患者。此外，預兆偏頭痛可能也與心臟的先天性破損「開放性卵圓孔」有關。

上述共病症與後遺症的差異，暗示預兆偏頭痛與無預兆偏頭痛的病因可能不同，但目前還需要更多的研究來釐清。

至於治療方式，一般而言，預兆和無預兆偏頭痛在止痛藥與預防性藥物的選擇上差別不大，只是最近的研究指出，預兆偏頭痛相較於無預兆偏頭痛，止痛藥的效果比較差。

	症狀	臨床表現	治療方式
預兆偏頭痛	有預兆	精神共病症及缺血性中風的比例較高	止痛藥的效果較差
無預兆偏頭痛	無預兆	慢性偏頭痛（每個月頭痛次數達15天以上）的機會比較高	止痛藥的效果較好

預兆的表現千奇百怪，其中**視覺預兆最常見**，約占78%，**最典型的表現為「眼冒金星」**，即在兩眼視野中央出現小點、花紋或星狀影像，而後逐漸向外側擴散，成為閃閃發光的多形物體（亦稱為閃爍的城堡）；有些人則在視野中心出現盲點，盲點會擴大，造成不同程度的視野缺損；少數人則半邊視野缺損、管狀視力，甚至暫時性的失明；相對地，有些人只會覺得視力有些模糊不清而已。

除此之外，還有各式各樣的視幻覺曾被報告過——如東西的形狀、輪廓會有所扭曲，好像吃了迷幻藥；眼前的東西忽然漲大或縮小，有如《愛麗絲夢遊仙境》中的情節；東西變得十分遙遠，有如倒著望遠鏡來看世界；有些人會看到自己肢體某部分突然增長或縮短。視幻覺的內容常和當事人的背景有關，例如在12世紀有位修女，她的視幻覺就是看到天使由天空墜落。

次常見的預兆是**感覺異常**（32%），最常發生上肢及臉部，但也會出現在下肢；症狀是在一側或兩側手指頭末端有針刺感，而後向上延伸至手掌、同側的肢體，甚至臉部及舌頭。預兆也可以運動障礙來表現，由局部無力開始，延伸到一側肢體，程度可大可小，輕微時僅有些許動作不協調，嚴重時可能半邊癱瘓，但十分罕見。

有人的預兆是以**語言障礙**來表現，如失語症、口齒不清等。曾經有一位美國主播在現場直播新聞時，突然口齒不清，觀眾們都以為他中風了，電視台迅速將她送醫治療，才發現是預兆型頭痛，新聞台也趁機就地取材，向民眾做了一次衛教宣導。

除此之外，還有各式各樣的預兆被報告過。偏頭痛預兆也可能以**聽幻覺**來表現，如嘶嘶作響或隆隆聲，但聽到有意義的話語或音樂則很少。少數人會有**嗅幻覺**或**味覺幻覺**，如聞到輪胎燒焦、腐屍或舌頭有金屬味等。有人在**偏頭痛發作前極度焦慮**，也有人會**覺得自己靈魂出竅**。

　　偏頭痛患者常擔心預兆是否是其他疾病的表現，如癲癇、腦中風、視網膜疾病等。要做鑑別診斷，需要患者能夠詳細描述自己的症狀。因此有預兆的偏頭痛患者可試著記下發作時間、次數及症狀的變化，甚至把視覺預兆畫下來，以利於和醫師溝通。

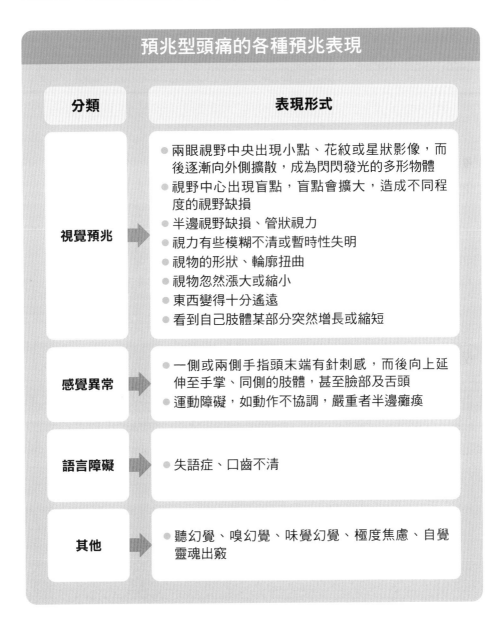

預兆型頭痛的各種預兆表現

分類	表現形式
視覺預兆	● 兩眼視野中央出現小點、花紋或星狀影像，而後逐漸向外側擴散，成為閃閃發光的多形物體 ● 視野中心出現盲點，盲點會擴大，造成不同程度的視野缺損 ● 半邊視野缺損、管狀視力 ● 視力有些模糊不清或暫時性失明 ● 視物的形狀、輪廓扭曲 ● 視物忽然漲大或縮小 ● 東西變得十分遙遠 ● 看到自己肢體某部分突然增長或縮短
感覺異常	● 一側或兩側手指頭末端有針刺感，而後向上延伸至手掌、同側的肢體，甚至臉部及舌頭 ● 運動障礙，如動作不協調，嚴重者半邊癱瘓
語言障礙	● 失語症、口齒不清
其他	● 聽幻覺、嗅幻覺、味覺幻覺、極度焦慮、自覺靈魂出竅

《愛麗絲夢遊仙境》的作者也許是預兆偏頭痛患者！

預兆也是很多藝術家靈感的來源。有人請患者畫出他們的視覺預兆，並由畫家加以鑑定，發現他們與畢卡索的畫風十分雷同，視覺預兆或許正是畢卡索的「繆斯」。

很多人認為19世紀《愛麗絲夢遊仙境》的作者Lewis Carroll（Charles Lutwidge Dodgson的筆名）應該是一位預兆偏頭痛的患者，因此才能寫出這麼有趣的書，這也算是因禍得福吧！事實上，Carroll是一位數學家，同時也是一位十分敏銳的觀察者，書中那隻愛睡覺的老鼠正是不折不扣的睡眠呼吸中止症患者！我想如果Carroll是醫師，必定是一位良醫。

偏頭痛變奏曲──特殊型態的預兆偏頭痛

偏頭痛預兆應該在1個小時內結束，如果神經症狀超過1個小時，甚至持續數日，就可能是特殊型態的預兆偏頭痛了。

複雜性偏頭痛很少見，病因也尚不清楚，一般認為可能和腦血管的痙攣有關。醫師在下此種診斷之前，通常會排除次發性頭痛的可能。

特殊型態的預兆偏頭痛很少見，且這類患者大部分的偏頭痛發作也都是「一般」的偏頭痛。有這類特殊型態偏頭痛的小孩，長大後發作也會慢慢減少。

特殊型態的預兆偏頭痛

類型	腦幹預兆偏頭痛（Migraine with brainstem aura）註：舊稱基底型偏頭痛（basilar migraine）	偏癱性偏頭痛（Hemiplegic migraine）	視網膜偏頭痛（Retinal migraine）	偏頭痛持續性視覺預兆（Persistent visual aura）
好發對象	好發於青春期，但也會出現在小孩或成人身上	好發於青春期及20幾歲的成人	好發於40歲以下年輕女性	好發於年輕或中年女性
常見症狀	●除眩暈、噁心、嘔吐外，尚有走路不穩、複視、視幻覺、視野缺損，甚至意識不清、癲癇、肢體無力等 ●症狀持續數分鐘至1小時不等，接下來才發生偏頭痛	●發作前1個小時內，有半側肢體無力、麻木，視野缺損或言語困難等症狀 ●這些神經症狀可能只有幾分鐘，但偶而也會持續數天之久	●發作的前後，一隻眼睛有短暫失明或視野「黑掉了」的現象	●極少數偏頭痛患者的視覺預兆出現後，不但沒在1小時內消失，且持續超過7天以上 ●有些患者的視覺症狀，則是類似電視無訊號時的黑白雜訊
頭痛位置	多半在後腦	多半是單側頭痛	多半在眼眶附近且不嚴重	無特定位置
檢查診斷	●在臺灣，基底型偏頭痛的診斷常被濫用，因為此病應該是非常少見 ●偏頭痛患者中同時有眩暈症狀的患者非常多，然而只多了眩暈，並不能診斷是基底型偏頭痛，否則偏頭痛患者可能一半都是此病了。事實上，絕大部分的偏頭痛患者，並沒有什麼基底動脈問題，也不需要做什麼血管檢查	●在某些家族，此病為顯性遺傳 ●須和中風做鑑別診斷	●需要進一步檢查，以排除腦血管疾病	●腦部影像與腦波檢查排除中風與癲癇後，即可確診為此種罕見的偏頭痛併發症 註：臺北榮總曾報告過幾例這類患者，他們的視覺症狀持續多年，從未間斷，試過多種偏頭痛預防用藥，也沒有改善。幸好持續性視覺預兆似乎是一種良性腦功能異常，有人後來不藥而癒

引起偏頭痛的原因

單側脈搏跳動性頭痛雖是偏頭痛的一個主要症狀，但痛的來源主要是由顱內血管周邊的神經纖維所傳導。這些三叉神經感覺纖維會傳遞疼痛至腦幹之後三叉神經核，並釋放血管擴張與增加滲透度的物質，而造成血管周圍組織的神經性發炎。疼痛不易定位且較廣泛，疼痛會傳到表面的皮膚與肌肉，並常常伴隨著嚴重的自主系統與運動系統的反應。

近來，動物實驗證實，腦血管周圍的「神經炎症」可藉由刺激感覺神經纖維造成血管擴張和血漿外滲，進而引起此反應。有趣的是，此一反應可被翠普登與麥角胺兩類藥物所抑制，這是因為此系統主要是與血清張力素受器控制有關。

清楚了嗎？很難懂吧！簡言之，就是**三叉神經纖維、腦幹、血管與神經炎症等與血清張力素互相作用而造成偏頭痛。**

了解偏頭痛，建立正確觀念

▶偏頭痛會遺傳嗎？

「偏頭痛會遺傳嗎？」

「若我的孩子和我一樣痛，我情願不結婚生子！」

很多門診的頭痛患者會問我，或告訴我她們對偏頭痛遺傳的焦慮，另外，我也常在詢問病史時問她們的家裡還有誰有比較嚴重的頭痛。

是的，偏頭痛與遺傳的關係是很明顯的，有70％的患者至少在他們的家裡可以找到一個以上相同的患者。若**父母雙方有一人有**

偏頭痛，則小孩有46％會有偏頭痛，而若父母雙方都有偏頭痛，則小孩有偏頭痛的比例更高達66％。預兆偏頭痛的遺傳性又比無預兆偏頭痛的比例來得更高。

「我們家小孩才6歲會有頭痛嗎？」

「他常喊肚子痛嗎？」

「有！小兒科醫師說他是因為不吃青菜才會這樣。」

「他會不會動不動就說手或腳痛呢？」

「對啊！我也注意到了，但那不是生長痛嗎？」

「你有頭痛嗎？」

「有，但只是在月經來之前，頭部比較不舒服，頂多有點想吐而已！」

　　這是典型的門診對話，小孩子雖小，但是他們的頭痛、腹痛或是肢體痛都是偏頭痛的不完全表現，而由父母是否也有偏頭痛的家族病史，可以讓醫師的診斷更加肯定，也可省掉一些折磨人的檢查。所以自己有偏頭痛，也應該注意自己的小孩是否有些非典型的偏頭痛表現，並提早請教相關的醫師。

　　隨著醫學的發達，人類逐漸了解基因的謎團，但是對於偏頭痛的基因在哪裡，卻仍然還不知道。然而，對於一些特別少見的偏頭痛型式，如「家族性偏癱性頭痛」，則有了大發現，這是一種非常罕見的偏頭痛，患者發作時通常會有一手一腳癱瘓，而且要幾天才能完全恢復。科學家發現這類患者可能是染色體第1對、第2對或第19對上的基因出了問題。這個發現讓許多研究頭痛的專家大為鼓舞，希望能利用這基因產物來發明新藥，造福更多患者。

相對地，一般常見的偏頭痛，是多重基因而非單一基因病變所造成的結果，再加上環境與心理因素，所以尋找基因的路途才會如此坎坷。但我們相信，在人類合作的基因圖譜解序行動下，終有破解的一日。

小孩遺傳到我的偏頭痛怎麼辦？

頭痛專家王署君醫師這樣說

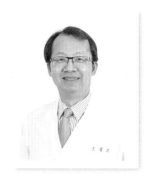

有的偏頭痛患者會因為頭痛的困擾，而不願意生育孩子，擔心孩子會遺傳到偏頭痛，其實，偏頭痛是可以被控制而不影響生活品質的。身為父母，還是有許多美好的特質可以傳給孩子，真的不要過度擔心。譬如我自己就有偏頭痛問題，我太太也有。我在偏頭痛發生前，會先出現預兆，但我太太不會。我們有三個孩子，其中兩個也有偏頭痛問題。

鑒於規定，學校的校護不能給藥，即使是像普拿疼這麼一般的藥，所以當孩子在學校裡，偏頭痛發作時，就只能去保健室躺著休息，後續還是需要家長到校處理。因此，我與太太商量後，決定讓大女兒帶藥去上小學，以備有問題時，自行服藥。後來，同校的弟弟感覺不舒服，也會去找姐姐拿藥。現在他們都長大了，也都適應得很好。

學生不舒服時，校護不能適時給藥，實在是一個大問題。在國外，過動兒病童在下課時，會由校護給藥，在臺灣，校護對學童的照顧卻受到諸多設限。其實，若能讓孩子學會正確地使用藥物，當已經確定病因的頭痛發生時，孩子可以使用藥物控制疼痛，幫助自己專注於學校的正常學習與社交活動較理想，而不是躺在保健室裡等待家長帶回。

▶食物會引發偏頭痛嗎？

「醫師，我該忌口嗎？」

「什麼樣的食物會誘發偏頭痛呢？」

很多患者詢問食物與偏頭痛的關係。到底有多少偏頭痛患者對某些特定食物會產生頭痛呢？一般而言，約有1/6～1/5的患者對食物較敏感，但他們的敏感度也不盡相同，最有科學根據的是3C和紅酒。3C指的是巧克力（Chocolate）、乳酪（Cheese）和柑橘類水果（Citrous fruit），相當好記。

幾年前，科學家證實紅酒確實比白酒容易引發偏頭痛，然而專家也發現，對於紅酒的「過敏性」還可能有特異性，也就是有些患者只對某一種產地或品牌的葡萄酒甚至某些年分才會引發頭痛，所以若不想放棄品嚐美酒，「試試看」是唯一的方法，若幾次喝完後都沒有發生偏頭痛，則以後可以放心大膽品嚐了。

儘管偏頭痛可能被特定食物誘發，但食物內含的成分或營養素千百種，被認為會誘發偏頭痛的多半是基於其中某個成分在學理上的影響，而非從「全食物」的觀點通盤考量，也很少是經過嚴謹的科學調查所證實。例如，酪梨內含酪胺酸，所以有人認為它會發偏頭痛，但是目前並沒有大型研究證實兩者間的關聯，反而最新的文獻回顧認為，高Omega-3脂肪酸飲食（酪梨即含有高量的Omega-3）可降低偏頭痛的發作，因此，若為了避免偏頭痛，從此忌吃這種中外公認的完美食物豈不可惜？

此外，很多頭痛專家也質疑「巧克力」是否真的因為其酪胺酸（Tyramine）成分而導致頭痛。患者在偏頭痛發作前期，常常胃口改變，特別會想吃某些食物，如巧克力，所以，巧克力和偏頭痛的因果關係其實很難釐清。

　　此外，常被提及的致偏頭痛食物還有食品添加物，如阿斯巴甜、味精、色素和含咖啡因飲料等。

　　其實，食物是很多人「快樂」的來源，大多數人對食物的抵抗力本來就不強，為了偏頭痛忌口其實大可不必。因此，我們通常不會列出特定的食物清單，強迫偏頭痛患者忌口。

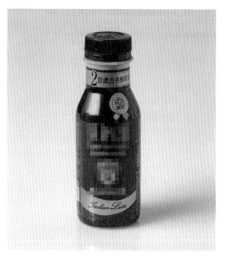

▲味精、色素等食品添加物和含咖啡因飲料等都可能會導致偏頭痛。

　　我們的臨床經驗也是如此。大部分的患者努力做頭痛日記（詳見143～145頁）之後，不是沒發現任何與頭痛相關食物，就是發現了一大堆食物都與頭痛有關，反而造成日常生活不便。只有極少數的患者，能明確發現特定食物會誘發自己的偏頭痛。所以，良心地建議你，先不要預設食物和偏頭痛有相關性，但是若真的發現可能有相關時，那能避免就避免，犯不著痛起來找藥吃！

▶壓力會引發偏頭痛嗎？

「醫師，我為什麼最近偏頭痛那麼厲害？」

「是不是最近壓力比較大？」我關心地問（患者點點頭……）。

這樣的場景，幾乎每次門診都會上演。的確，壓力是偏頭痛常見的誘因之一，高達76～80%的患者頭痛發作與壓力有關。

壓力影響偏頭痛的確切原因目前還不知道，壓力荷爾蒙的改變、情緒、作息與睡眠的影響都有可能。然而，有趣的是，各位讀者可能會認為，壓力大才會頭痛，其實不見得。還記得前文中所提到邱小姐的例子嗎？（詳見88頁）她的偏頭痛多半出現在週末。

過去也有許多研究者發現，部分患者的偏頭痛特別好發在週末，沒有上班壓力的時候。有人認為這與平日上班攝取較多咖啡，而週末較晚起床所導致的咖啡因戒斷有關。然而，一項2014年最新的研究指出，偏頭痛的發作和壓力感受指數的絕對值高低無關，反倒與壓力降低的變化程度有關。

早在1987年時，英國一位神經科醫師Blau即將壓力解除後導致的身體不適（let-down phenomenon）視為頭痛的誘因，並以此解釋偏頭痛好發於週末的現象；而近來數篇研究偏頭痛誘因的問卷調查亦支持「壓力之後的放鬆」確實能誘發頭痛。

其實，壓力人人都有，但是壓力對身體或對偏頭痛發作的影響決定於面對壓力的態度。有人正向看待壓力，適時督促自己，達成生活目標，保持身心健康；有人一味逃避壓力，最後身心俱疲，作息大亂、疼痛纏身。因此，**學會壓力管理、正面看待壓力、規律運動休閒、適時紓解壓力，保持壓力與身心之間的平衡狀態，才是**

與偏頭痛共存的最佳生活方式。

有興趣的讀者也可以參閱PART
4舒緩偏頭痛發作的各種身體與
心理放鬆技巧（詳見237～246
頁）。

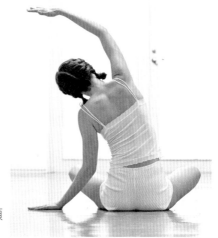

▶規律運動是緩解壓力，幫助自己與偏頭
痛和平共存的良方之一。

頭痛題外話

哪些職業較容易有頭痛問題？

根據相關的調查顯示，老師及護理師等職業別較常見頭痛問題。

而醫師中，以神經科醫師較多見頭痛問題，甚至許多是預兆偏頭痛。推測可能是因為自己有頭痛困擾，所以在決定專業科別時選擇神經科，尋求頭痛的解答；或者是神經科醫師原本就對偏頭痛比較有概念，且警覺性高，所以較容易自我診斷為偏頭痛，甚至預兆偏頭痛。

由於氣壓改變也會引起頭痛，所以有些飛行員（包括乘客）也會在飛機起降時頭痛。有一項發表在國際期刊的著名研究——「搭飛機頭痛」（Airplane headache），這是一份以網路問卷完成的研究結果，在254位參加者中有8.3%有搭飛機頭痛。

此外，需要日夜輪班的工作容易作息不正常、重度依賴電腦的職業因長期受到電腦螢幕的視覺過度刺激，也都較容易發生偏頭痛，但需要大型的研究來證實。

▶偏頭痛會持續一生嗎？

很多患者常常會問我，「我的頭痛要痛到什麼時候？」或「頭痛可以根治嗎？」這是很難回答的問題，因為每個人的情況都不一樣，但是我們的確曾看到70、80歲的老年人仍受偏頭痛的折磨。

先看看我們對1,500多位金門地區老年人所做的調查，他們之中承認這輩子有過偏頭痛的人共有79人，而其中有33人（42%）已有2年以上都沒有發作了。而他們之中，偏頭痛不再發作的年齡最常是介於50～70歲，也就是更年期以後，所以當人生、事業、體能、內分泌都開始走下坡時，偏頭痛也就要離你而去了。所以有很多人都認為偏頭痛是年輕人與中年人的疾病，運氣好的人，老來是不太疼痛的。

在同一群老年人中，我們又問他們頭痛在「近10年來」變好的多，還是變壞的多？結果發現變好的有24%，而變壞的卻有7%，所以偏頭痛會持續一生是有可能的，但**老來偏頭痛多半是會好轉的**，所以金門的老「阿嬤」在訪談的過程中常「鮮活」地敘述她們年輕時如何如何的痛，而現在不頭痛是多麼的好。

根據我們在大臺北地區調查的結果，**頭痛盛行率最高是女生在30歲左右**，可以到達5個人就有1位，但是老年人則20人中才有一位，所以大部分的人，老了就好多了。

如果年紀大了，偏頭痛仍沒有好轉，甚至變壞，可能就要找出原因，是否因冠狀動脈病變、狹心症藥物、女性荷爾蒙、鎮靜劑，或是濫用止痛藥等，或是否有一些腦子病變的因素造成，而不該掉以輕心。

▶越睡頭越痛

「每個星期天早上9點我就會被頭痛痛醒，而且很痛！」

「其他時候呢？」

「其他時候比較少，多在月經前後。」

假日頭痛理由很多，包括突然中斷飲用咖啡因飲料（如茶、咖啡）、過度放鬆自己，還有較令人不解的「睡太久了」！星期天睡懶覺乃人之常情，若因睡太久而痛醒，倒是蠻掃興的。

事實上，睡眠問題是患者最常提起與頭痛相關的誘發原因之一。有一個研究發現，醫學院學生有40％因缺乏足夠睡眠而引發頭痛；另外，有30％的頭痛患者可以靠睡覺「睡掉」頭痛。只是現今忙碌的生活下，並不是每個人都可以在頭痛時倒頭大睡。有趣的是，不少患者若睡太多，超過平時醒來的時間也會引發頭痛。所以**規律睡眠對頭痛患者是格外重要**，然而，很多偏頭痛患者的睡眠都不太好。

大臺北地區偏頭痛調查中，有30％的患者承認整體睡眠品質不好，包括白天精神不濟（29％）、多夢（26％）、半夜常醒（44％）、淺眠（28％）和入睡困難（24％）。所以，即使患者知道，良好的睡眠對頭痛有幫助，也無可奈何。

很多時候，當患者頭痛劇烈又無計可施時，有的醫師會使用強效鎮靜劑或安眠藥讓患者睡一覺，等患者醒來，可能就不頭痛了。所以，治療頭痛也可以經由睡眠機轉「旁敲側擊」來解決疼痛。

失眠治療的困難度不亞於頭痛，而且兩者常互為因果，或同時由其他疾病所造成，如憂鬱症常有頭痛和失眠的問題。患者在治療失眠時一定要與頭痛藥物互相配合，因為有些失眠藥物本身就會引

發偏頭痛；相反地，有些藥物卻可同時治療頭痛與失眠。所以頭痛醫師若不知道患者使用的其他藥物，往往會弄巧成拙，這也說明精神科醫師在頭痛治療團隊中的重要性。

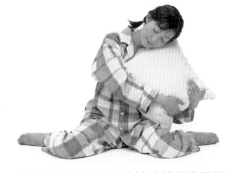

▲規律的睡眠習慣有助於改善頭痛問題。

相較於失眠，若單純因為睡太多而引發頭痛的患者，其解決之道就容易多了——按下鬧鐘，定時叫醒自己。**規律的作息，不僅能改善頭痛，也能讓我們更健康有活力呢！**

▶我會不會中風或得失智症？

「我怎麼老是忘東忘西！」

「我是不是得了失智症？」

偏頭痛患者常常問我這些問題，特別是那些很常頭痛的患者。他們抱怨記憶力越來越差，強調以前是多麼能幹，如今卻什麼都做不好。不僅患者，很多頭痛專家也想了解，偏頭痛的患者年輕時或老年以後會不會智力減退？

在西元2,000年時，荷蘭大學做了一個老化研究（Maastricht Aging Study），他們研究2,000人的記憶力與反應速度，發現與無偏頭痛者相比，偏頭痛患者毫不遜色，即使上了年紀以後也沒什麼差別。研究者追蹤這群人6年，也沒有發現偏頭痛對智力造成影響。另外還有研究指出，偏頭痛患者若有智能減退則是與心理因素有關（而非與偏頭痛有關），即他們承受較大的心理壓力，而造成智能減退。

所以**憂鬱和焦慮是造成偏頭痛患者忘東忘西的主要原因**，而且這是可恢復的，所以患者不必擔心自己是不是得了失智症。

「我頭痛發作時，好像腦筋塞到一樣！」

「頭痛時，讓我覺得好像腦血管破裂出血一般！」

「我會不會中風了？」

中風與偏頭痛的關係可分為兩方面來敘述，一方面是偏頭痛患者是否比較容易中風，另一方面則是中風是否以頭痛的症狀來表現。

小於45歲的女性發生中風，特別是腦梗塞，估計有1～17％與偏頭痛有關。但別擔心，中風在年輕女性的發生率很低，每年在每10萬人中，只有5～10人左右；偏頭痛（特別是有預兆者）患者是一般人的3倍，別害怕，即使是3倍，每10萬人中也只有17～19人而已。

偏頭痛與中風有關嗎？

門診中，常有患者詢問：「偏頭痛是否會導致中風？」

偏頭痛患者的中風機會是一般人的2倍，但是年長的患者則無明顯差別。中風發生率隨著年齡而上升，在年輕的偏頭痛患者當中，以20～29歲患者為例，偏頭痛患者的中風機率是16/100,000，比起一般人的6/100,000，相對風險是2.7倍。

但即便是相對風險比一般人高，增加其實有限——相當於每10,000個偏頭痛患者，會增加1個中風的機會。風險確實存在，但是也無須過度緊張。

有一個相當重要的課題，就是偏頭痛患者服用口服避孕藥會不會增加中風的危險？最新的研究發現，如果服用「新型」而「非常低劑量」的避孕藥，並不會增加中風的機會，但是若抽菸加上吃避孕藥，則會使危險機率上升到6倍。若是有偏頭痛又吃避孕藥，則中風危險更增加到15～17倍。更可怕的是，**若有偏頭痛又抽菸且吃避孕藥，則中風的危險就高達34倍！**

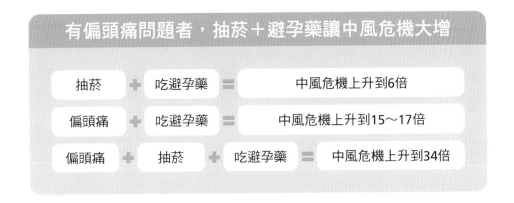

有偏頭痛問題者，抽菸＋避孕藥讓中風危機大增

抽菸 + 吃避孕藥 =	中風危機上升到6倍
偏頭痛 + 吃避孕藥 =	中風危機上升到15～17倍
偏頭痛 + 抽菸 + 吃避孕藥 =	中風危機上升到34倍

1997～1999年，法國巴黎在國際頭痛學會支持下召開了一個大會，會中，世界著名的頭痛專家達成共識——**若婦女患有偏頭痛，但不是預兆偏頭痛，且沒有其他中風因子，如抽菸、高血壓等，則口服避孕藥是沒有危險的。**但若婦女患有預兆偏頭痛或是無預兆偏頭痛，再加上其他中風危險因子，則口服避孕藥是會增加中風危險而不建議使用的。這樣的共同宣言替臨床醫師訂定了明確的行醫準則，可謂相當實用。

另外，他們也建議，患者服用避孕藥時，若產生：(1)持續性頭痛，(2)新的預兆，(3)頭痛頻率或嚴重度增加，(4)發生新的、不尋常的預兆，則應該停藥或是重新檢視是否該繼續使用避孕藥。

偏頭痛的預兆為什麼會與中風相關呢？主要是預兆發生一般認為是大腦皮質的血流降低的時候，而持續地降低，就有可能產生

中風。一般而言，若預兆發生超過7天沒好，一側肢體無力或麻痺，就要考慮是否中風了，進一步可以透過電腦斷層或磁振造影來協助診斷。

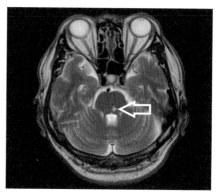

▲腦部磁振造影檢查顯示，橋腦有一個腦中風（圖中箭頭處）。

▶中風會不會頭痛呢？

不管是腦溢血（血管破裂）或是腦梗塞（血管阻塞）都會造成頭痛，但出血造成頭痛的機會高，可高達60％。2013年，我們以中風登錄資料研究，發現有7.4%腦梗塞患者在中風時有明顯頭痛，而後腦循環梗塞又比前腦梗塞的患者造成頭痛的機會高。年紀較小、女性患者較易頭痛。不同於先前的研究，我們發現有頭痛的患者中風恢復反而比較好。

事實上，最要命的蜘蛛網膜下腔出血產生的頭痛又快又嚴重，因為血塊直接刺激腦膜，患者除了痛，還會頸部僵硬，非常難受。門診常有些上了年紀的人，擔心他們發生新的頭痛會不會是中風的前兆，我的經驗與一些研究報告都認為，**單純的頭痛應該不是中風的前兆，除非同時伴隨其他的症狀，如肢體無力或麻痺等**，所以患者不用整天擔心是否會中風。

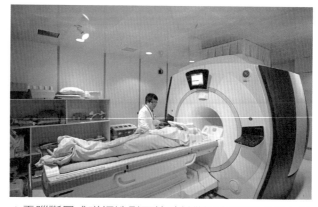

▲電腦斷層或磁振造影可協助診斷是偏頭痛或是中風了。（北榮放射線部及神經醫學中心協助拍攝）

▶偏頭痛個性
——偏頭痛患者才擁有的人格特質！

　　200多年前，早在18世紀的時候，就有學者指出偏頭痛患者有一些獨特的人格特質。多年來，許多研究不斷發現類似的結果，證實有一些人格特質較常在偏頭痛患者中發現。而近年來的研究，卻讓學者質疑「偏頭痛患者有獨特的人格特質」這一個傳統觀念，不再完全相信「偏頭痛個性」的存在。

　　首先，我們要釐清一些觀念。性格或個性指的是一個人長久固定的心理特徵，不會隨著外在環境、狀況的變更而改變。我們都習慣用一種固定的方式來看待事情及處理事情，這種固定的態度，可以稱之為「個性」；同一件事情，有人看了會生氣，有人會高興，有人會嗤之以鼻，便是個性不同的緣故。

　　個性是內在而不易掌握的，也不會隨外在環境而改變，我們必須藉由情緒、行為、反應模式及調適能力等外在特徵來觀察、研究個性。因此，我們會把這些外在特徵誤以為是個性的特徵，其實這只是暫時的外在反應而已。

　　譬如說，許多研究發現偏頭痛患者擁有特殊的人格特質，但進一步追蹤則發現頭痛治療好以後，這些特有的人格特質都不見了。偏頭痛患者因隨時可能發生不可預知的頭痛所造成的心理反應，容易讓人誤以為是個性的問題，或是在個性量表上出現個性的偏差，其實其原本表現出來的人格特質應該是頭痛的結果，而不是原因。

　　痛本身會造成一個人生活上很大的壓力，頭痛更會造成生活的不便、生活型態的改變等。頭痛其實是患者要去調適的事情，如果頭痛不治療好，患者當然很難調適得好，便容易造成心理、情緒及行為上許多問題。如果頭痛治療好了，這些情況便會跟著改善。

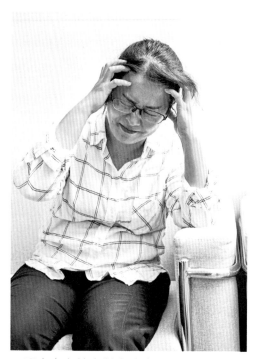
▲頭痛本身就會對人造成壓力、對生活造成影響。

所以，對一般的頭痛患者來說，重要的不是去了解偏頭痛的人會有什麼樣的個性，而是要先接受自己有頭痛這個事實，先接受自己生了這個病，會造成許多困擾，才能面對這個疾病，好好地調適。如果不能接受，只是怨天尤人，便會產生適應不良的現象，對人生**悲觀**，讓人覺得**個性灰暗、負面**，或是**易怒**。

另一方面，長期頭痛的患者，容易合併有憂鬱、焦慮的現象，也容易讓研究者誤以為這是患者的個性造成的。其實只要把伴隨的**憂鬱**和**焦慮**治療好，這些看起來像是**緊張**、憂鬱的人格特質，便會跟著改善。

個性有先天，也有後天的成分，先天的部分可能跟遺傳以及腦部一些傳導物質有關，因此有一些個性可能會與偏頭痛有關，但並不是很普遍。

另外，許多偏頭痛患者覺得他們在發怒、生氣以後，特別容易覺得頭痛發作——生氣時，腦部一下子充上去許多血，然後就開始頭痛了。因此，易怒、**急躁**的個性也容易讓頭痛惡化。但是要注意的是，他們是先有了偏頭痛這個病，而個性讓頭痛惡化，並不是個性造成頭痛。

最常跟偏頭痛相提並論的個性，是自我要求高到幾近完美主義的**強迫性格**。有強迫個性的人會要求自己要表現得很好，不能容忍自己有一點小錯誤，常常極端在意別人的看法，如果有人看到自己的缺點，覺得自己不好，便會非常痛苦，但是自己卻不自覺。因為凡事要求高，便很容易生氣，但是為求完美，又不敢怪別人，便會責備自己，獨自生悶氣；有強迫性格的人，很怕自己一衝動便會做出什麼不可收拾的錯誤來，但是在完美、嚴肅、要求嚴格的外表下，常常其實又是很急躁、衝動的，這些壓抑的憤怒與衝動，會讓人更覺得自己不夠完美，因而沒辦法接受自己有偏頭痛這個病的事實，更常常會怪頭痛讓他們做事情不能做到完美，因此對頭痛的調適很差；壓抑的憤怒、急躁，更讓他們覺得自己頭痛不斷地復發，因此讓頭痛惡化且慢性化。其實強迫性格的人缺乏的就是自信心和安全感。只要對自己有信心，慢慢地都會改善。

偏頭痛患者會有許多不同的個性，不管是什麼樣個性的人，每個人都需要在自己的個性架構內，接受並適應自己有偏頭痛這個事實。**在偏頭痛沒治好以前，要先學會跟自己的頭痛共存，將頭痛造成生活上、心情上的影響減至最低。在頭痛改善後，也要適應生活的步調，以減少頭痛的復發**，不要讓自己的個性成為頭痛治癒的絆腳石。

▶學習與頭痛共存，降低其對生活及心情的影響，才能減少頭痛復發。

偏頭痛的治療不只是止痛藥

哪些偏頭痛患者需要做預防治療呢？現在仍未有定論。一般而言，發作次數太多，患者的生活受到嚴重影響是最重要的指標。

現在所知的藥物並不能真正達到使偏頭痛不發作的目的，但是可在80％的患者身上，至少減少發作次數達一半左右。其中較被肯定的預防頭痛藥物有乙型阻斷劑、鈣離子阻斷劑、抗憂鬱劑和抗癲癇藥物等。若使用超過6個月後，患者發作的情形已控制不錯，則可開始減藥。關於藥物的詳細介紹，請參閱本書PART3〈頭痛正確診治用藥〉（詳見161～196頁）。

各類預防頭痛的藥物

藥物類型	主要作用	代表藥物
乙型阻斷劑類	作用於中樞神經，藉著和交感神經與血清張力素兩系統之作用而減少頭痛發作	• 恩特萊錠（Inderal，*Propranolol*）：是第一種被證實預防偏頭痛有效的藥，約可降低偏頭痛活動性至少一半。 • 舒壓寧（Betaloc，*Metoprolol*）、康肯（Concor，*Bisoprolol*）、天諾敏（Tenormin，*Atenolol*）：應該也都有預防效果。
鈣離子阻斷劑	作用機轉不明	• 舒腦（Suzin，*Flunarizine*）：歐洲最常用的預防頭痛藥，效果約比安慰劑控制組減少4成左右，可惜此藥的副作用較多。 • 心舒平（Isoptin，*Verapamil*）：預防偏頭痛的效果較不確定。
抗憂鬱劑	主要是藉著作用在血清張力素受器而預防偏頭痛產生	• 傳統的三環抗憂鬱劑：代表藥物是平躁（Pinsaun，*Amitriptyline*）。 • 血清張力素暨正腎上腺素再回收抑制劑（*SNRI*）：代表藥物是速悅（Efexor，*Venlafaxine*）、千憂解（Cymbalta，*Duloxetine*）。
抗癲癇藥物	藉由改變離子通道的通透性，達到調節神經活性的目的，而能預防偏頭痛	• 帝拔癲（Depakine，*Valproic acid*）：效果顯著。為第二個通過美國食品藥物管理局的檢驗，可以用於偏頭痛預防的藥物。 • 妥泰（Topamax，*Topiramate*）：為2004年通過美國食品藥物管理局之偏頭痛預防用藥。

台灣頭痛醫學會建議，
需要進行預防治療的頭痛指標

指標1 　每個月偏頭痛發作3～4次以上

指標2 　對於止痛藥使用有禁忌或無效

指標3 　過度使用止痛藥來緩解頭痛

指標4 　特殊型式的發作，如預兆時間較長，發作時合併一側手腳無力，或是合併中風

指標5 　偏頭痛發作的程度非常嚴重、影響生活品質

使用方式	其他說明
●恩特萊錠使用乃是由20毫克開始增加，若頭痛發作頻率、時間、嚴重程度沒有改善，則逐漸增加劑量。 ●舒壓寧每日劑量50～200毫克。	●若出現明顯副作用或已用6～8週，效果仍不佳，則建議換另外一種乙型阻斷劑或其他種類藥物（以下其他種類藥物的用藥原則亦類似）。 ●氣喘患者不可使用。 ●舒壓寧可用於高血壓患者。
●舒腦的使用通常是從5毫克睡前開始使用，最大量可到10毫克。	●使用於較年長者，須特別注意可能產生帕金森氏症的副作用。 ●肥胖與憂鬱症也要注意。
●平躁通常是1顆25毫克，常用劑量為每日1～3顆（25～75毫克）。 ●速悅每日75～150毫克。 ●千憂解每日60毫克。	●此類藥物預防頭痛效用與憂鬱症並無相關，所以患者常提及「我又沒有憂鬱症，為什麼要吃這種藥？」我們都不厭其煩地說明偏頭痛與憂鬱症都與血清張力素恰巧有關，使用同一種藥物，而治療偏頭痛的藥物遠低於治療憂鬱症的劑量。
●帝拔癲可從低劑量250毫克開始，若是短效劑型則需1天2次或3次給藥。 ●妥泰從每日25毫克開始，可到每日100毫克。	●與抗憂鬱劑相同，這類藥物既可治療癲癇又可預防偏頭痛，須向患者解釋清楚非治療癲癇。 ●妥泰開始用時會皮膚發麻、反應變慢，少數人會有腎結石的風險，宜多喝水。

▶ 緊縮型頭痛是生活緊張造成的嗎？

頭部漲痛

患者檔案：男性／28歲／單身／科技業

頭痛頻率：偶爾，壓力大&熬夜後發作

　　王先生大約2年前開始偶爾會頭痛，尤其壓力大或熬夜的時候。頭痛的位置並不固定，有時候一邊，有時候兩邊，或是在頭頂、後頸部。痛起來時感覺緊緊漲漲的，一次大概會痛幾個小時。因為不是很痛，通常王先生都不吃止痛藥，有時候工作忙起來，似乎也忘了有頭痛。

　　這次會來看診是因為鄰居阿姨最近被檢查出長腦瘤，聽說她以前也常頭痛。王先生的母親聽到後，很擔心兒子也是長腦瘤，一定要他來醫院檢查。醫師聽完上述的病情以後，判斷長腦瘤的機率很低，但還是安排了電腦斷層掃描，結果完全正常。王先生雖然很高興知道沒有長腦瘤，但心中還是疑惑，為什麼會動不動就頭痛呢？會不會有其他問題，只是醫師沒有檢查出來呢？

　　過去的流行病學調查發現，緊縮型頭痛的盛行率由30～80%不等。典型的緊縮型頭痛是悶悶、緊緊或壓迫的疼痛，位置通常在頭的兩側，如前額、後腦、後頸部及頭頂，程度為輕度至中度，頭痛不會因活動而更嚴重，也不會造成嘔吐（可能伴隨噁心感），畏光及怕吵兩個症狀也不會同時出現。

緊縮型頭痛是成人最常見的頭痛原因

緊縮型頭痛的時間及次數變異很大。頭痛持續的時間由半小時到數天不等；頭痛的次數，少至幾個月一次，多可以到每天都痛。像其他的頭痛一樣，緊縮型頭痛也可以區分為「陣發性」及「慢性」頭痛，如果每個月疼痛的時間超過15天，每天痛的時間超過4小時，持續超過3個月以上處於這樣的狀態，就稱為「慢性」的緊縮型頭痛。如果頭痛次數沒有如此頻繁，則稱為「陣發性」的緊縮型頭痛。

雖說緊縮型頭痛的嚴重程度不如偏頭痛，但卻會隨著頭痛次數而增加；換言之，**緊縮型頭痛次數越多，疼痛程度也就越厲害**。根據調查，慢性緊縮型頭痛患者的疼痛指數和偏頭痛患者不相上下，相反地，陣發性緊縮型頭痛患者的疼痛指數就低得多。

緊縮型頭痛雖很常見，但機轉仍不清楚。壓力及心理因素（如焦慮、憂鬱）會加重緊縮型頭痛，因此又稱壓力型頭痛或心因性頭痛。身體若有潛在的健康問題，如病毒感染、視力問題等，較易誘發緊縮型頭痛發作，但並不表示就是壓力或心理因素造成的。

兩種緊縮型頭痛的特徵

慢性緊縮型頭痛

- 頭痛特徵符合陣發性緊縮型頭痛
- 每個月疼痛的時間超過15天
- 每天痛的時間超過4小時
- 持續超過3個月以上處於這樣的狀態

陣發性緊縮型頭痛

- 頭痛以雙側為主
- 痛的感覺是漲痛、非搏動式的
- 嚴重度是低度或中度，活動時不會加重
- 每次痛的時間從30分鐘到7天

有科學家認為，緊縮型頭痛是因為肌肉筋膜的問題所造成，肌肉無法放鬆會造成疼痛，此種疼痛和緊縮型頭痛的感覺有些類似。緊縮型頭痛患者頭部、頸部及身上的肌肉也常有許多壓痛點；此外，一項肌電波研究發現，緊縮型頭痛患者的肌肉在放鬆時未能完全放鬆，因此，有人稱緊縮型頭痛就是「**肌肉收縮性頭痛**」。另外，有些專家則認為緊縮型頭痛如果變成慢性，可能會活化中樞的疼痛系統，使得這些患者對疼痛特別敏感，疼痛更不容易消失。不過，上述這些理論都尚未得到一致的認同。

緊縮型頭痛自我診斷表

以下提供辨別是否為緊縮型頭痛的方法：

是 否

☐ ☐ 至少有10次以上類似頭痛的經驗。

☐ ☐ 每次頭痛在30分鐘到7天之內。

☐ ☐ 頭痛特色至少符合下列4項中2項或2項以上：

- 兩側頭痛　- 緊緊漲痛
- 不太嚴重　- 走動或上下樓梯頭痛不加劇

☐ ☐ 頭痛時並不伴隨下列任何1項：

- 噁心　- 嘔吐　- 畏光且怕吵

若以上4項的答案皆是「是」，即表示你有緊縮型頭痛。

慢性緊縮型頭痛──常常痛的緊縮型頭痛

頭痛經驗談　　兩側太陽穴緊漲

患者檔案：男性／49歲／已婚／自營業

頭痛頻率：天天痛

　　已婚的陳先生育有二子，自己經營一家釣蝦場，因應工作需要，生活日夜顛倒。患有頭痛已經8、9年了，隱約記得好像是在睡眠不足或感冒及身體不舒服時，就覺得兩側太陽穴緊緊的、漲漲的，很不舒服，但是他發現，休息一下就好多了，或是喝杯濃茶也不錯。

　　但是因為工作關係，頭痛發作越來越頻繁，開始時多在下午發生，漸漸地，上午、晚上也會發生，而且不舒服的程度越來越嚴重，有時他不得不睡一覺或找太太來代他照顧一下生意。

　　有一次，他在朋友的建議下服用電視廣告介紹的「普拿疼」，但沒有什麼效果，之後他又嘗試「腦新」，覺得效果不錯，因為工作需要的關係，他發現只有「腦新」可以同時止痛與醒腦。漸漸地，3年來，他幾乎每天都痛，每天都吃藥，同時他的睡眠也越來越糟。2年前，他曾經到一家醫院做腦波，結果是正常的，醫師也告訴他，不要再濫服止痛藥了，他曾經試著停止「腦新」，後來實因忍不住痛又吃了，並且回到原來天天頭痛的情形。

陳先生求診時，明白表示他很擔心自己腦子是否長了東西，還是自己肝或腎功能不好造成頭痛。希望能做磁振造影與抽血檢查，以排除罹患這些疾病的可能。雖然神經學檢查沒有問題，但是患者的頭痛越來越嚴重，磁振造影檢查顯示腦部正常。陳先生說他這3年來的擔憂終於解決了，因此接受我們的建議，停用「腦新」，並使用「預防用藥」，也同時會診精神科治療失眠與憂鬱症。在雙方的努力下，陳先生終於擺脫了「腦新」，告別「失眠」與「頭痛」，而回到8、9年前只有偶爾痛一下的日子。

這類患者在門診並不常見。他們的診斷就是「慢性緊縮型頭痛」，也是一種慢性每日頭痛。開始患者常有一些陣發性的頭痛，可能因為藥物或情緒還是其他不知道的原因而使頭痛越來越頻繁，終究成為每日頭痛。

我們估計臺灣約有2～3萬人患有此病，男生與女性比例差不多，而年紀大的人患此病的機會反而比較高，因為沒有慢性偏頭痛那麼嚴重，所以患者求診的意願反而比較低。可是患者仍然是很痛苦的，不僅身體上，常常心理上也較易有憂鬱症或失眠等現象。另外，止痛藥物的濫用高達3～4成，也是很嚴重的問題。

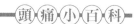

緊縮型頭痛

頭痛位置

頭部兩側，如前額、後腦、後頸部及頭頂

頭痛特徵

- 感覺悶悶、緊緊或壓迫的疼痛
- 疼痛程度為輕度至中度
- 頭痛不會因活動而更嚴重
- 頭痛不會造成嘔吐（可能伴隨噁心感）
- 畏光及怕吵不會同時出現

▶宛如鬧鐘的叢發性頭痛

頭痛經驗談　　左側太陽穴與眼眶附近痛、流淚

患者檔案：男性／32歲／已婚

頭痛頻率：天天痛，每次痛約1個小時

　　張先生有抽菸習慣，從中秋節後一週，天天晚上頭痛，大多在凌晨兩點痛醒，偶爾也會白天發作。痛的時間不長，約一小時；痛的位置固定在左邊太陽穴及眼眶附近。發作時有時會流眼淚；細問發現只有左眼會流淚。眼淚是自己流下來的，不是因為痛到哭。

　　他試過普拿疼，但沒效；去過診所求診，也沒效果。仔細回想，其實一年前的秋天也有類似的頭痛，當時醫師診斷為偏頭痛，陸續看病、吃止痛藥都沒效，最後過了1、2個月才突然不痛。

叢發性頭痛的輪廓──常見於20～30歲男性

　　相對於偏頭痛是女生的頭痛，叢發性頭痛可說是男生的頭痛。在所有的頭痛當中，**叢發性頭痛可以說是最痛的頭痛，甚至被稱為「自殺性頭痛」**，有的患者因為得不到適當的治療，在無法忍受頭痛之下，走上自殺之路。現在醫學進步很多，特別是針對叢發性頭痛的治療大幅改進。

　　叢發性頭痛的治療可分為急性止痛及預防發作。劇烈頭痛發作時，可以口服或是鼻噴劑英明格止痛；然而，除了口服藥物，吸入高流量（＞10L/min）的純氧止痛效果更快更好。至於預防用藥

則是在叢發性頭痛的發作期間每天規律使用，藥物包括短期類固醇、鈣離子通道阻斷劑（verapamil，心舒平）、鋰鹽、妥泰與帝拔癲。最新偏頭痛標靶藥物——降鈣激素基因相關肽單株抗體（同時見本書192頁），其中禮來藥廠的Emgality，證實可以減少叢發性頭痛發作次數。此生物製劑已於2019年6月取得美國食品藥物管理局核可用於陣發性叢發性頭痛患者，並可望於近期在台灣上市。

叢發性頭痛到底有什麼樣的特徵呢？通常患者的頭痛非常嚴重，幾乎都在單邊，最常見的是在單側的眼窩後面，有時在眼窩上方，或是在一側太陽穴，每次頭痛約15～180分鐘，發作頻率可以由2天一次到每天發作8次都可能。頭痛往往發作在一天中某幾個固定時段，如半夜1點，或下午2點，像時鐘一般的準確。

頭痛發作時，患者坐立難安，常會走來走去，有時也會有噁心、嘔吐、畏光、怕吵的情況。有的患者形容疼痛如眼睛被刀割一樣。除了頭痛外，患者常有自主神經的症狀，包括：結膜充血、流眼淚、鼻塞、流鼻水、前額或臉部流汗、瞳孔收縮、眼瞼下垂、耳朵漲漲的感覺，甚至還有眼瞼水腫的現象。

為什麼叫做「叢發性頭痛」呢？這種頭痛一旦發作，就需經過一段固定的時間之後才會好，最常見是4～12個星期，而且過了這段時間，患者即使不用藥也會好。但不幸地，到了明年或後年，頭痛又會來「報到」。事實上，這段「無頭痛」時間因人而異，有的人只有幾個月，有的人則是幾年不等，最常發生的季節在秋末或春初時。男生患病機會比女生高，約3：1，通常是20～40歲左右發病。

有些情況會引發叢發性頭痛，如飲酒、服用抗組織胺或心絞痛的藥物，有些患者發現登山或是搭飛機也會增加發作機會。為什麼會患此病呢？現代醫學認為可能是大腦的下視丘之生物時鐘調節中心失調所致。另外，有少部分的患者也有家族遺傳。

最容易被誤診的叢發性頭痛

雖然叢發性頭痛非常有特色，可謂一見難忘，然而此病甚為罕見，大約1,000人中有3位，所以有機會看到此病的醫師並不多，神經科醫師尚且如此，更遑論其他科的醫師，因此誤診連連。

有一個789人（76%是男生）的大規模網路調查發現，平均每位患者在發病後6.6年才被診斷出來；而平均有4.3位醫師在正確診斷前做了錯誤的診斷，而錯誤的頭痛診斷共有3.9種。71%患者做了不必要的電腦斷層或是磁振造影，4%患者接受了不必要的鼻竇或是鼻中隔手術，因此找有經驗的醫師是正確診斷叢發性頭痛的不二法門。另外，這個網路調查也發現77%患者有抽菸的習慣，他們之中雖然有74%的人想靠戒菸來改善頭痛，但是只有4%有效。

臺北榮總團隊與臺南活水神經診所共同發表臺灣叢發性頭痛的臨床特徵。我們發現平均發病年齡是27歲，平均被誤診高達8年，女性的比例逐年提高。患者中，男性有8成，女性有4成有吸菸史。相對於西方國家，我們的叢發性頭痛患者幾乎都是「陣發性」的，而且發作時也較少起身踱步與焦躁不安。患者對於氧氣與英明格的療效達到7成。最近北榮團隊以健保資料庫研究發現，**天氣太熱與較冷都會引發叢發性頭痛，最常發病是每年3、4月與10～12月份**，而且患者的憂鬱症之共病性與偏頭痛患者不相上下。

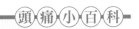

頭痛小百科

叢發性頭痛

頭痛位置

幾乎都在單邊，最常見在單側眼窩後面或上方，或一側太陽穴

頭痛特徵

- 發作時段固定，每次頭痛時間約15～180分鐘
- 最常發生的季節是秋末或春初
- 嚴重頭痛、結膜充血、流眼淚、鼻塞、流鼻水、前額或臉部流汗、瞳孔收縮、眼瞼下垂、耳朵漲、眼瞼水腫等

鬧鐘式頭痛——準確在同一時間發作的頭痛類型

有些頭痛，每次都在相同的時間發作，常見的為叢發性頭痛和夜間睡眠頭痛（hypnic headache）等。

叢發性頭痛是最典型固定發生於一天中某一時段的頭痛，睡後1小時或清晨是最常發作的時刻，若一直醒著不睡，則發作時間會延後，很有趣的是若工作時段改變（如改上夜班）或因旅行而到不同的時區，則這個發作時段會因之改變，甚至中斷，目前正子斷層掃描已證實此類患者下視丘會活動增加。

有一種睡眠障礙的人，他們是典型的夜貓子，晚上很晚才睡，早上很晚才起床，我們將此病稱為「**延遲睡眠期症候群**」。這類患者的頭痛可因服用5毫克褪黑激素而改善。

夜間睡眠頭痛是一種少見、和睡眠有關的老年頭痛。患者大多是65～85歲的老年人，頭痛發生在每晚固定的時間，通常是清晨1～3點，使患者由睡眠中醒來。一般發作時間從5分鐘至1個小時不等，多為兩側搏動性疼痛，有時會伴隨噁心感，但不會有流淚等交感神經症狀，所以與叢發性頭痛不同。因為並不是很痛，患者常常可以再入

鬧鐘式頭痛有哪些？

叢發性頭痛	偏頭痛	夜間睡眠頭痛
睡眠呼吸中止症		延遲睡眠期症候群

睡，或是吃完止痛藥後再入睡。但若希望不要再被痛醒，患者可在睡眠前服用鋰鹽或是喝茶或咖啡，效果非常好。

有**睡眠呼吸中止症**患者，常會打鼾和頭痛，打鼾的次數和患者夜晚和早上頭痛呈正相關。有些高血壓的患者經24小時監測血壓時發現血壓晚上會偏高，而且伴有頭痛，這種現象在服用降血壓藥物後消失。因此夜晚的頭痛有時和夜間血壓上升有關。

事實上，**偏頭痛**的發作也呈現這種時間上的發作，研究發現上午6～8點時頭痛明顯增加，到了早上8～10點是偏頭痛發作的尖鋒時間，而晚上8點到清晨4點時最不常發作，這種發作形態和心肌梗塞的發作很接近，原因是這二種病均和血管、血小板聚集等因素有關。

以上這些頭痛之所以定時發生，其原因是腦中的下視丘是身體的內在時鐘，它對外界刺激產生反應，進而啟動頭痛的機轉因而造成頭痛。是不是很奇妙呢？

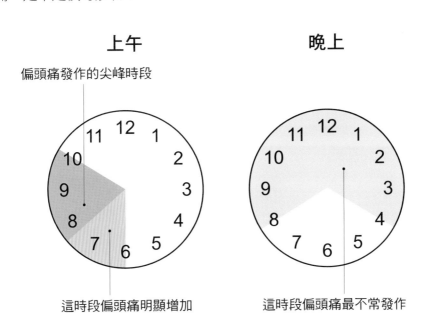

上午

偏頭痛發作的尖峰時段

這時段偏頭痛明顯增加

晚上

這時段偏頭痛最不常發作

特殊族群的頭痛

▶ 孩童的頭痛── 孩子嚷著「頭好痛」時該怎麼辦？

頭痛在孩童或青少年當中並不罕見。是否每個頭痛的孩童都需要就醫？其實就醫原則和大人相同（詳見57～61頁）。

看病時，病史和神經檢查很重要。神經檢查若正常，腦子裡面長東西的機會很小。必要時，醫師會安排腦波、電腦斷層或磁振造影檢查。一旦確定孩童的腦子裡沒有長東西，不表示以後就不需要看醫師了，因為治療本身就是很重要的事，否則頭痛轉變成慢性之後，不僅會影響求學，更會造成情緒、人格發展及社交上的問題。

父母總是擔心吃太多藥會有害身體。其實，**止痛藥若能小心使用，「當用則用，當省則省」，可以減少不必要的痛苦**，更何況頭痛的治療也不只是使用止痛藥而已。以下將介紹孩童常見的頭痛及治療方法。

孩童的偏頭痛

偏頭痛是孩童常見的頭痛原因之一。國外流行病學調查顯示，小學生有偏頭痛的比例可達5％；到了青少年，更可高達15～23％；臺北榮總的調查則顯示，**6.8%的國中生患有偏頭痛，而年級越高，比例也越高。**

偏頭痛發生的年齡很早，可早到1～2歲。根據過去在北歐地區所做的調查，男生發生偏頭痛的年齡平均是7.2歲，女生則是

10.9歲。青春期以前，男生和女生偏頭痛的比例差不多，甚至男生還略多於女生；但是青春期之後，由於女性荷爾蒙影響，女生偏頭痛的人數就超過男生許多。

無預兆偏頭痛是最常見的偏頭痛類型，占60～85％；預兆偏頭痛則占14～30％左右，常常在孩童或青少年時期有第一次的發作（詳見87～95頁〈令人作噁的偏頭痛〉）。極小部分的青少年偏頭痛發作會十分頻繁，達到慢性每日頭痛的程度，即一個月有15日以上都在頭痛。

▶孩童偏頭痛的成因

來自父母、學校或同儕的壓力是誘發頭痛的重要因素。幫助孩童如何應付壓力、學習放鬆的技巧、加強親子及師生之間的溝通，都有助於減少偏頭痛的發生。維持正常作息也很重要，**睡眠太多或太少都可能誘發頭痛**。此外，某些食物，如**乳酪、醃肉、巧克力、核果類等較容易引起偏頭痛**，應少吃一點。

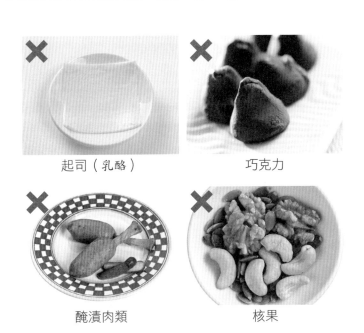

起司（乳酪）　　　　　　巧克力

醃漬肉類　　　　　　　　核果

▶孩童偏頭痛的臨床症狀

● **前驅症狀**：在頭痛發作之前的24個小時，孩童可能就有前驅症狀，如**煩躁不安、想睡、打呵欠**或**食慾改變**，接下來才發生偏頭痛。

● **相關症狀**：兒童的偏頭痛時間較短，可能不到4個小時。有表達能力的孩童會告訴父母，在**一側前額或太陽穴附近有抽痛或砰砰跳的疼痛感**，孩童或許能忍耐此種疼痛而繼續待在教室上課。但是偏頭痛的相關症狀，如**噁心、嘔吐、畏光**及**怕吵**等則很難忍受，使得他們必須到保健室休息而無法上課。學齡前的孩童比較不會喊痛，但他們可能會有以下表現：**臉色蒼白**、嘔吐、**腹痛、眩暈、活動力降低**；他們會停止玩耍，跑去睡覺，但休息一下子之後又好了。這些症狀最有可能是偏頭痛，但也須和癲癇、腸胃道疾病或腦壓增高做鑑別診斷。

▶孩童偏頭痛的藥物治療

關於孩童偏頭痛的處理，非藥物治療和藥物治療一樣的重要。在藥物治療方面可分三部分——止痛藥、止吐藥及預防用藥三大類。

頭 痛 小 百 科

孩童偏頭痛

症狀表現

臉色蒼白、噁心、嘔吐、腹痛、眩暈、畏光、怕吵、活動力降低

預防之道

● 幫助孩子學習應付壓力及放鬆的技巧
● 加強親子及師生間的溝通
● 維持正常作息
● 少食乳酪、醃肉、巧克力、核果類等容易引起偏頭痛的食物

　　只有偏頭痛頻繁的孩童才需要天天服用偏頭痛的預防用藥，大多數孩童，只需要在頭痛時臥床休息，使用止痛藥即可；若有噁心、嘔吐，可加上止吐藥物。

● **止痛藥物**：最常使用者為乙醯氨酚（如普拿疼）或非類固醇性消炎止痛製劑。市面上有些複方的止痛藥也可以使用，但要注意其劑量及使用次數，因為複方的藥物含有交感神經興奮劑，長期不當使用容易上癮。避免使用含有可待因（*Codeine*）的止痛藥物。至於選擇性血清張力素受器作用劑之類的藥物（如英明格），也可使用於青少年，而麥角胺之類藥物，有些學者認為不宜用在孩童身上。

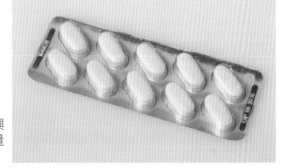

▶複方止痛藥常含有交感神經興奮劑，使用時要特別注意劑量及使用次數。

● **止吐藥物**：偏頭痛若合併噁心、嘔吐，會使得止痛藥物無法吸收而吐出，因此止吐藥物是必須的。此外，止吐藥物本身也有很好的止痛效果，止吐藥可以口服、肌肉注射及肛門栓劑給藥（視噁心、嘔吐的嚴重情形而定）。

　　有些孩童使用止吐藥物後可能會有全身僵直、不自主運動等副作用，但是這些副作用大多短暫且輕微，而且使用解藥後很快就消失，父母不用擔心。

● **預防用藥**：只有頭痛次數太頻率，影響到日常生活的偏頭痛兒童需要預防用藥。

對於小學生，最常使用的頭痛預防藥物為抗組織胺劑撲敏錠（*Periactin，Cyproheptadine*），此藥效果尚待臨床試驗證實，但過去臨床經驗顯示此藥可以減少偏頭痛發作，此外，它還能減輕過敏症狀、增加食慾，可謂一舉數得。若效果不好，可改用乙型阻斷劑、抗憂鬱劑及抗癲癇藥物。對於青少年，抗組織胺劑較不合適，因為此藥有嗜睡效果，因此較常使用的預防用藥為抗憂鬱劑及抗癲癇藥物。另外，鈣離子阻斷劑對於偏頭痛，特別是預兆偏頭痛效果不錯。

孩童的緊縮型頭痛

緊縮型頭痛在孩童比較少見，但在青少年則頗為常見。典型的緊縮型頭痛為**兩側、非搏動性、悶悶或緊緊的疼痛**，多半不嚴重，也不會有噁心、嘔吐等現象，但可能有**畏光**或**怕吵**等現象。

緊縮型頭痛多半發作次數不多，但有些孩童會有慢性的緊縮型頭痛，承受過多學習壓力、家庭問題及憂鬱症常是造成慢性緊縮型頭痛的原因。

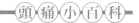
頭 痛 小 百 科

孩童緊縮型頭痛

症狀表現
頭兩側有非搏動性、悶悶或緊緊的疼痛，可能合併畏光或怕吵，但不合併噁心或嘔吐

預防之道
● 降低壓力、焦慮及憂慮情形
● 放輕鬆，多活動

其他可能引起孩童頭痛的原因

叢發性頭痛很少發生在孩童及青少年。許多青少年在激烈運動後會頭痛，如果次數不多、神經檢查沒有異常，此種**運動後頭痛**通常是良性的。

視力問題，如散光、斜視、近視等也常被歸咎為頭痛的原因，事實上，真正因視力問題而引起的頭痛並不多。頭痛如果侷限在前額，在看電視、閱讀、做功課時特別嚴重，經過休息一陣後又好了，就有可能是視力問題造成，此時就要找眼科醫師確定一下。此外，**鼻竇炎**也有可能會引起頭痛。

頭痛題外話

洗完頭，不吹乾，年紀大了頭就會痛嗎？

以偏頭痛患者為例，大約有2/3的患者，對於冷熱的反應都很敏感，尤其是在季節變換，如由春入夏、由秋入冬、忽冷忽熱時，頭痛就會加劇。

幾年前，臺北榮總頭痛研究團隊針對患者的頭痛日記進一步研究，發現在臺灣，颱風天時患者頭痛也會增加；另外，天氣入秋，鋒面來襲，冷風一道道進入，頭痛也會發作。

所以，對溫度敏感的人，洗完頭要吹乾，不要吹冷風，因為這些冷熱變化都可能讓肌肉血管收縮，引起頭痛。

● 女性的頭痛──荷爾蒙變化引起的頭痛

女性荷爾蒙與偏頭痛息息相關。女性在人生不同階段，如初經、懷孕、授乳、停經、經期前後，乃至於女性荷爾蒙變化或避孕藥使用，都會改變偏頭痛發作的次數及嚴重程度。

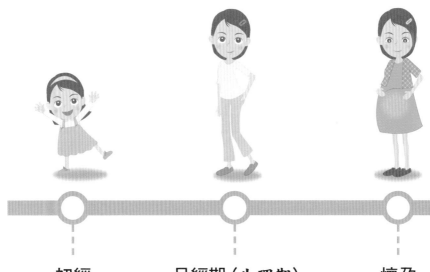

初經	月經期（生理期）	懷孕

★ 在青春期之前，男孩與女孩有偏頭痛的比例差不多。

★ 女性在青春期之後，偏頭痛的盛行率開始向上攀升，女性有偏頭痛的比例變成男性的3倍。

★ 有些女性第一次的偏頭痛經驗就是發生在初經時。

★ 大約7～14％的女性，偏頭痛就只發生在經期前後數天（一般定義為月經開始前2天至月經第3天），其他時間不會頭痛，此種偏頭痛特別稱為「純月經性偏頭痛」。

★ 有6成的女性偏頭痛患者，頭痛雖然可在任何時間發生，但通常在月經前、後會比較嚴重。

★ 少數婦女是在懷孕時才有第一次偏頭痛發作，不過大多數（60～70％）婦女在懷孕期間，偏頭痛都會減輕，因為懷孕之後，血中雌激素穩定而少有變動。

★ 約20％的女性，懷孕的前3個月偏頭痛會加重，但過了前3個月，頭痛也會減輕。

女性荷爾蒙，尤其是雌激素（Estrogen），為何會誘發偏頭痛，有諸多機轉。其中一個重要的機轉，是當雌激素急遽下降時（例如在月經開始前），會連帶帶動腦內血清素下降，而導致誘發偏頭痛的化學物質被釋放，造成偏頭痛發作。因此，女性在人生的不同階段時，偏頭痛可能產生不一樣的變化。

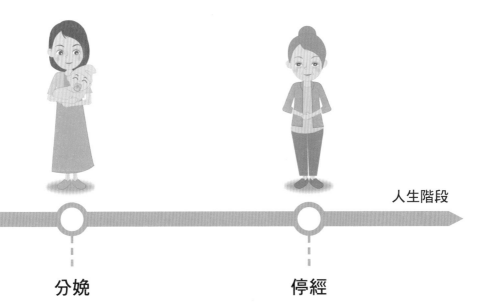

人生階段

分娩

停經

★ 產後隨著血中雌激素及助孕激素的下降，偏頭痛可能再度發生，時間通常在分娩後1個月內，哺乳可以延緩頭痛復發。

★ 過去有偏頭痛病史，或有偏頭痛家族史的婦女，比較容易在分娩後發生頭痛。

★ 停經前，由於血中的女性荷爾蒙濃度起伏不定，偏頭痛有可能加重。但停經之後，偏頭痛常常會減輕甚至消失。

★ 據統計，停經之後有67％的患者頭痛因而減輕，24％和以前差不多，而9％則比停經前嚴重；和偏頭痛相關症狀，如噁心、嘔吐，也會大為減少。

★ 有月經性偏頭痛的婦女，頭痛常會隨著停經而減少甚至消失。

★ 許多婦女在停經後會補充女性荷爾蒙；有些人頭痛會因而加重，但一般在調整給藥方式後（如經皮膚吸收），頭痛會進步。若頭痛仍無改善，考慮是否停止補充女性荷爾蒙。

面對與荷爾蒙有關的頭痛，該如何對應呢？

頭痛類型	對應方式
月經性偏頭痛	●如果幾乎每次月事時都會有嚴重偏頭痛發作，可**在月經開始前2～3天服用非類固醇性消炎止痛製劑，直到月經結束。** ●如果上述藥物無效，可改用選擇性血清張力素受器作用劑之類的藥物（如英明格），麥角胺之類藥物也有幫助，但使用須小心節制，以免使用過度造成慢性每日頭痛。 ●也有人在月經前後使用雌激素的貼片來控制月經性偏頭痛。 ●如果所有方法都無效，只好使用男性荷爾蒙*Danazol*或抗癌藥物*Tamoxifen*。
避孕藥的使用	●一般避孕藥在最後7天是安慰劑，不含荷爾蒙，如此才能模擬正常的荷爾蒙變化。在這7天內，由於雌激素下降，很容易有偏頭痛發作。因此，偏頭痛患者如果使用避孕藥後時常有偏頭痛發作，可**在月經週期的第20天起服用1星期的止痛藥，**來預防頭痛。 ●也可以在週期最後7天使用雌激素的貼片，或改用其他不同組成成分的女性荷爾蒙製劑試試看。 ●如果上述方法均無效，只好考慮其他避孕方法了。
懷孕	●在懷孕期間，止痛藥的使用受到很大的限制。因此**懷孕期間若要使用止痛藥，最好先請教醫師。**值得慶幸的是，在懷孕期間偏頭痛發作次數會大為減少。 ●若有需要，可用乙醯氨酚（如普拿疼）之類的藥物。若止痛效果不佳，可適量加上咖啡因（如普拿疼加強錠），或非類固醇性消炎止痛製劑（第二孕期使用）。 ●麥角胺或英明格在懷孕期間禁止使用（麥角胺有畸胎作用）。 ●若懷孕期間必須使用偏頭痛的預防用藥，可使用乙型阻斷劑、鈣離子阻斷劑或低劑量抗憂鬱劑。 ＊有關懷孕及授乳期的頭痛治療，請參考133～135頁〈懷孕時，頭痛怎麼辦？〉
停經	有些女性因不同原因（如預防骨質疏鬆、心臟病、更年期症狀），而須在停經後使用女性荷爾蒙製劑，須注意下列原則： ●盡可能使用最低劑量。 ●使用含有雌激素＋助孕激素的女性荷爾蒙（可天天使用，以避免血中荷爾蒙濃度起伏太大）。 ●使用期間須定期接受追蹤。 ●若使用後頭痛變嚴重，可改用其他不同組成成分的女性荷爾蒙製劑。 有些人在停經前後偏頭痛次數會增加，此時用上女性荷爾蒙也會有幫助。使用原則同上。

避孕藥與偏頭痛

避孕藥有可能增加偏頭痛發作的次數及嚴重度，有些婦女第一次的偏頭痛發作就是在首次服用避孕藥時發生。此外，有些研究認為，有偏頭痛問題的婦女服用避孕藥會增加血管栓塞的可能（詳見105～108頁〈我會不會中風或得失智症〉、〈中風會不會頭痛呢？〉）。基於上述考慮，偏頭痛患者使用避孕藥前，最好徵詢醫師的意見。

懷孕時，頭痛怎麼辦？

一般而言，懷孕期間或分娩後的頭痛，多半是以前有過的原發性頭痛（如偏頭痛、緊縮型頭痛）。此段期間由於荷爾蒙變化大，很容易誘發頭痛。但是，有少數人是在懷孕後才有第一次的偏頭痛或緊縮型頭痛發作。

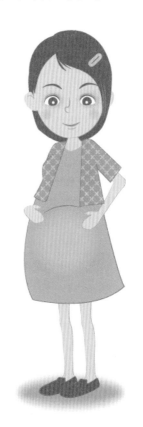

在懷孕及授乳期間，用藥的限制較多。用藥前最好先徵詢醫師意見。值得慶幸的是，懷孕期間頭痛多半會減輕。

懷孕期間也可能會發生次發性頭痛。因此，如果頭痛型態和以前不同，最好還是請教醫師，排除次發性頭痛的可能。懷孕及分娩這段期間，可能會發生哪些次發性的頭痛呢？

懷孕及分娩可能發生的頭痛類型

頭痛類型	病症說明
子癇前症或子癇症	●大約有5％的孕婦會有子癇前症，原因不明。 ●主要症狀為：肢體及臉部水腫、體重增加、頭痛、高血壓、蛋白尿、血小板下降等。 ●產婦可能需要住院，接受引產，以保護胎兒及母親。 ●若不積極處理，子癇前症可能轉變成子癇症，會有癲癇發作、意識不清等表現。
蜘蛛網膜下腔出血或腦出血	●懷孕後由於女性荷爾蒙改變，會有種種生理變化，如動靜脈壓力升高、血管擴張及血量增加、凝血功能改變等。這些生理變化會增加腦出血的可能。 ●腦中如果原本就有動脈瘤或動靜脈血管畸型，可能在懷孕或分娩前後破裂，造成蜘蛛網膜下腔出血，死亡率很高。 ●孕婦若有先天凝血功能異常，或在妊娠期間吸食毒品，也會增加出血可能。 ●某些好發於懷孕期間的特定疾病，如子癇症或絨毛膜癌等，也會增加腦出血的可能。
腦梗塞或大腦靜脈栓塞	●懷孕是中風的危險因子之一。尤其是產後，因為失血及荷爾蒙、凝血功能改變，中風機會增加，特別是孕婦本身如果有先天性血管異常或是凝血功能異常，更容易發生。 ●一般而言，妊娠的第4個月至分娩前，較容易發生腦部動脈血管的栓塞，而分娩後1個月內較容易發生腦部靜脈血管的栓塞。
腦瘤	●懷孕後由於血量增加、荷爾蒙改變、體液堆積，會使腫瘤生長速度加快。不過，腦瘤很少在懷孕後才發現。
假性腦瘤（詳見52～55頁）	●據一項研究顯示，懷孕本身不會增加假性腦瘤發生的機會，但有些患者（15％）是在懷孕後才發現有此一疾病。 ●有假性腦瘤的婦女仍可正常懷孕生子，但懷孕期間，體重增加不要超過10公斤。 ●藥物治療方面，則比較保守，少用藥，或只使用乙醯氨酚之類簡單的藥物。可使用利尿劑（Diamox，即*Acetazolamide*）來降低腦壓，如果頭痛仍十分嚴重，就要用腰椎穿刺引流來降腦壓了。 ●若懷孕期間視力明顯惡化，就要開刀裝引流管或切開視神經鞘膜，以防視力永久受損。
腰椎穿刺後頭痛	●是一種低腦壓頭痛，在半身麻醉進行剖腹產後1週內較易發生。 ●進行半身麻醉時，有時會在腦脊膜上留下一個裂縫，造成腦脊髓液外洩及腦壓下降，因而產生低腦壓頭痛。 ●頭痛的特徵是頭痛和姿勢有關：只要躺著就不痛，坐起或站立時頭痛很快就變嚴重。 ●此種頭痛多半在1週內就結束了，但也有少數人持續1～2週仍未緩解。 ●治療原則請參見〈低腦壓頭痛〉（49～51頁）。

懷孕期間的用藥原則及注意事項

1 先試著以非藥物的方法來治療頭痛，如休息、按摩、放鬆等。

2 如果必須要吃止痛藥，首選為乙醯氨酚（如普拿疼）。

3 若乙醯氨酚效果不佳，可適量加上咖啡因（如普拿疼加強錠）。單日攝取200mg以下的咖啡因在懷孕期間是可接受的。第二線選擇是阿斯匹靈和非類固醇性消炎止痛製劑。這類藥物在第二孕期使用較為安全。
若頭痛症狀嚴重且對其他藥物反應不佳，可嘗試使用英明格。雖然目前研究未發現英明格有畸胎性，但子宮收縮不良和出血的機率有些微的上升。

4 懷孕期間，麥角胺類藥品禁止使用，可能會導致畸胎。

5 偏頭痛發作若合併嚴重嘔吐，有可能造成嚴重脫水。此時必須要求醫，以免影響胎兒。

6 正在服用頭痛預防性用藥的婦女不宜懷孕。如果懷孕了，醫師會在用藥上做一番調整，原則是：若頭痛已經不嚴重，就逐漸把預防性用藥停掉；若懷孕後仍有頻繁且嚴重的頭痛，只好繼續使用預防性用藥，但用藥上會較保守。一般較常使用者為乙型阻斷劑和鈣離子阻斷劑。對頑固型偏頭痛，可考慮使用低劑量的選擇性血清張力素再回收抑制劑、血清張力素暨正腎上腺素再回收抑制劑和三環抗憂鬱劑。抗癲癇藥物則應絕對避免（可能有畸胎作用）。

7 分娩後如果要餵母乳，則用藥上也有許多限制。（詳見264～266頁附錄5）

坐月子洗頭會造成偏頭痛嗎？

在門診，常有女性患者抱怨頭痛之所以如此嚴重，是因生完小孩後月子沒做好的結果，特別很多人會提到坐月子偷偷洗頭的往事，有的人還因此十分後悔。

老一輩的人總是說女性生過孩子，坐好月子，不吹風、不碰水，老了之後，就不會有頭風、頭痛的問題。這些經驗談可以用現代醫學角度來解釋嗎？這是一個很大的迷思，許多40～50歲的女性來門診時，都會抱怨頭痛是因為月子沒做好的關係。

如前文所提到的，女性頭痛的一大誘發因子，就是生理期前雌激素會迅速往下降，以致月經前後常常頭痛。然而，女性懷孕期間，母體的女性荷爾蒙雌激素變高、維持恆定、波動減低，所以孕婦較不會頭痛，或是頭痛的情形會改善。但是在孩子出生之後，準媽媽通常會親自哺乳一段時間，這時體內雌激素量很快就下降，所以大約生產後1～2個月，頭痛就又回來報到。

坐月子期間，準媽媽忙著照顧孩子，有時洗頭沒吹乾，長輩就會說：「妳頭痛就是因為頭碰了水、吹了風。」日後大家就會把頭痛的問題歸咎到月子沒做好。其實，**生產完第1個月本來就是偏頭痛好發的時候，因為雌激素在這段時間急速下降，使得大腦活性上升，故頭痛就會產生或變嚴重。**相反地，懷孕時，雌激素上升，特別是懷孕3個月以上，頭痛往往會變好，有的孕婦在懷孕中後期幾乎沒什麼頭痛。如此一對比，難怪很多女性患者一回憶起頭痛什麼時候變壞，就會想到是月子沒做好，而洗頭只是代罪羔羊而已。

除非萬不得已，目前我們極少以調控女性荷爾蒙來治療患者的頭痛，因為女性荷爾蒙調控與婦癌，例如乳癌、子宮內膜癌有很大的關係，所以較不建議患者服用雌激素來治療頭痛。

▶ 老年人的頭痛

　　你是為頭痛所苦的老年人嗎？雖然頭痛一般會隨著年齡而減少，但即使是70歲以上的老年人之中，仍有11～17％常常頭痛。原發性頭痛是老年人頭痛最常見的原因；臉部的神經痛也十分常見，例如三叉神經痛；至於次發性的頭痛，約占1/3。

老年人常見的原發性頭痛類型

頭痛類型	好發年齡	頭痛特徵
緊縮型頭痛	●發生率隨年紀而下降。 ●大多數老年人在年輕時就有過，只有10％的老年人是在50歲之後才第一次發生。因此醫師在下診斷之前，會考慮有無憂鬱症及次發性頭痛的可能。	●是老年人最常見的頭痛原因。
偏頭痛	●發作次數、相關症狀（噁心、嘔吐）及預兆，都會隨著年齡而減少。 ●約有2～3％的老年人是在50歲之後才有第一次的偏頭痛發作。	●可能和荷爾蒙變化或藥物有關（有些老年人常用的藥物會增加偏頭痛發作機會）。 ●老年人偏頭痛的預兆若持續太久，必須去看醫生，因為有可能是中風或其他可能。
叢發性頭痛	●較常見於年輕人或中年人，但可以持續至老年，甚至變成慢性。 ●極少數的叢發性頭痛可能在70歲以後才第一次發生。	●陣發性單側的嚴重頭痛（詳見119～121頁〈宛如鬧鐘的叢發性頭痛〉），並併發同側流眼淚與流鼻水。
夜間睡眠頭痛	●好發於65～85歲的老年人。 ●9成以上都發生於50歲以上的人。	●屬原發性頭痛，是很罕見的頭痛類型。 ●頭痛無固定特徵，以雙側鈍痛較多，僅發生在睡眠時，清醒時不會發作。 ●據統計，5成的睡眠頭痛發生在半夜2～4點間，發作時患者多半會起床活動（如吃東西、閱讀、看電視），與一般偏頭痛發作時傾向安靜倒臥休息、叢發型頭痛發作時會焦躁不安走動的狀況不同，且發作頻繁，常是每晚發作。（詳見122～123頁〈鬧鐘式頭痛〉）

頭痛類型	好發年齡	特色	治療方式
三叉神經痛	好發於50歲以上，男性居多。	●一般認為三叉神經痛可能是三叉神經受到扭曲異位的血管壓迫所致，但必須排除次發性頭痛的可能，如腫瘤或血管瘤（年輕人的三叉神經痛要考慮多發性硬化症）。 ●特徵是陣發性、短促（僅數秒鐘）而強烈的臉部刺痛或燒灼疼痛，大多為單側發作。 ●不痛時，一切正常，但咀嚼、吞嚥、說話、刮鬍子、磨牙，甚至輕摸臉部皮膚，都有可能引起疼痛。 ●疼痛只侷限在三叉神經支配區內，最常在臉頰和下巴間疼痛，只有不到5%會影響到額頭。 ●疼痛絕對不會橫跨到對側，但有3～5%患者會同時兩側痛，痛時常引發同側臉部肌肉痙攣。	●在治療方面，最常使用者為癲通（Tegretol，Carbamazepine），劑量為每天600～1,200毫克，7～8成的患者治療效果不錯。 ●其他可使用的藥物包括癲能停（Dilantin，即Phenytoin）、倍鬆（Baclofen）、鎮頑癲（Neuro-ntin，即Gabapentin）及樂命達（Lamictal，即Lamotrigine）。 ●若藥物治療無效，再考慮手術治療。
疱疹感染後神經痛	年紀大或免疫力不好的患者較易發生。	●臉部感染疱疹（俗稱皮蛇）後會有嚴重的疼痛。 ●如果疹子消失後3個月後，仍持續疼痛，則稱為疱疹感染後神經痛，此種神經痛為持續的燒灼感、有觸痛感。 ●50%的患者，疼痛會在5個月內消失，但20%的患者，疼痛可持續1年以上。	●在急性期時若能使用藥物Famciclovir，可縮短神經痛的時間。 ●疱疹感染後神經痛治療效果不好，目前常用的藥物包括抗癲癇藥物，如鎮頑癲Neurontin（Gabapentin）或利瑞卡Lyrica（Pregabalin）、麻醉貼布（Lidocaine patch）等。 ●如果上述方法均無效，可考慮局部注射麻藥或開刀作神經阻斷。

老年人頭痛的治療

在治療方面，醫師一般會採取比較保守的策略──以低劑量開始，再慢慢調整。由於老年人用藥限制較多，因此看病時記得要告知醫師你目前的病史、過去病史及使用藥物。在治療期間，醫師也會和你討論治療效果及副作用，以作為用藥參考。

老年人頭痛用藥及治療的限制	
用藥及治療方式	限制及副作用
非類固醇性消炎止痛製劑	可能造成腸胃道出血或影響腎功能
麥角胺或翠普登類藥物	可能造成心絞痛
乙型阻斷劑	不宜用在心臟衰竭、氣喘、糖尿病患者
鈣離子阻斷劑	可能造成肥胖、憂鬱、帕金森氏症等症狀
抗癲癇藥物	要小心肝毒性
三環抗憂鬱劑	可能會造成心律不整、青光眼、口乾、便秘、尿解不出等問題
氧氣治療	有肺氣腫的叢發性頭痛患者不適用

引發老年人頭痛的其他因素（次發性頭痛）

老年人有些頭痛是次發性的，即是其他原因所引起的，如：高血壓、硬腦膜下出血、腦出血、蜘蛛膜下腔出血、腦梗塞、腦瘤、中樞神經感染、顳動脈炎、眼科問題、內科疾病和藥物等。這些原因大部分已於前面各章節討論過，以下只討論中風、內科疾病及藥物造成的頭痛。

暫時性的腦缺血及較大範圍缺血性中風可能造成頭痛，其機轉不清楚，可能是腦缺血後，三叉神經末稍受刺激釋放疼痛物質所致。頭痛多半輕微，可能是悶痛、搏動性的疼痛或刺痛；頭痛的位置多半和中風的部位同側。

此外，冠狀動脈狹窄可能造成頭痛，最常見的位置在下顎，但也有可能在頭頂。老年人如果在運動時會有頭痛，也需要考慮心肌缺氧的可能性。再者，肺氣腫患者，因血中二氧化碳較高，造成血管擴張，因此容易頭痛。睡眠呼吸中止症患者，可能在睡醒後第1個小時會有頭痛。洗腎患者也容易有頭痛，洗腎時體內水分及電解質改變，是造成頭痛的原因。根據統計，糖尿病及甲狀腺功能不足的患者也比較容易有頭痛。

老年人往往服用許多藥物，而許多藥物會使原來的頭痛加重，或誘使新頭痛發生（詳見下表）。頭痛多半為兩側且不嚴重，只要停掉造成頭痛的藥，頭痛就會進步。

大多數老年人的頭痛，都是年輕時候就有的頭痛，如果年紀大以後才產生頭痛，就要去看醫師，以排除次發性頭痛的可能。頭痛治療時，醫師用藥都會小心謹慎，以避免副作用產生。

會誘發或加重老年人頭痛的藥物	
中樞神經系統用藥	鎮靜劑、酒精、咖啡因、交感神經興奮劑、抗帕金森用藥、抗憂鬱症用藥
心臟血壓用藥	血管擴張劑、心絞痛用藥（硝酸鹽）、降血壓藥、心律不整用藥
非類固醇性消炎止痛製劑	關節炎藥物
腸胃藥	氫離子幫浦阻斷劑
呼吸用藥	氣管擴張劑
抗生素	磺胺類藥物、四環黴素
抗癌藥物	*Tamoxifen*、*Cyclophosphamide*
荷爾蒙	雌激素
其他藥物	威而鋼

PART 3

頭痛正確
診治用藥
認識你的藥物，善用頭痛日記，
才能跟頭痛和平相處

門診時，我們常會詢問患者：「頭痛是否會影響工作？家事？或社交生活？」有些患者反而回答：「沒有影響啊！」為什麼呢？因為嚴重頭痛讓他們無法長期保有一份工作，也無法分擔家事，而且因為經常頭痛，老是無法準時赴約或與人出遊，所以不敢答應任何人任何事，根本無法與人保持良好互動、正常社交，久而久之，也只能自我安慰，至少不用擔心突發的頭痛會破壞承諾或約定。

頭痛患者找得到頭痛原因，並獲得有效治療嗎？

　　頭痛預防治療的目標是希望能幫助頭患者減少一半的頭痛機率。超過半數的頭痛門診患者都是滿懷期待來做檢查，想找出疼痛的原因，但檢查結果出來後，多數的患者都會感到失望，因為往往檢查不出問題，腦袋裡沒長什麼東西，所有抽血數據、影像都顯示正常，但疼痛還是存在。

　　有些頭痛患者檢查結束後很開心，至少確定腦部沒有什麼不好的東西，也就不再回診，但通常過一陣子後，又會再來就醫，因為頭痛還是在。事實上，**只要頭痛患者願意配合醫囑診治，80%都能達到良好的治療。**

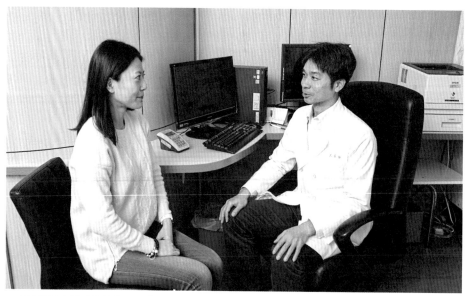

▲只要配合醫囑診治，8成的頭痛都能獲得良好治療。

◉善用頭痛日記詳細記錄頭痛大小事

頭痛治療最重要的是了解患者的頭痛病史，但要患者詳細敘述自己的頭痛史，不僅困難，有時也會讓他們更頭痛。

為了幫助患者確實回想及記錄自己的頭痛病史，我們堅持患者在就診前先花30分鐘完成一份詳細的頭痛問卷（問卷內容包括個人基本資料、健康狀況、頭痛狀況及特徵、併發症狀、睡眠狀況等）。如此一來，之後看診時，患者就更能釐清、思考自己頭痛發生的種種細節。雖然，這麼做往往會讓初次來頭痛門診的患者不耐煩，覺得「醫師怎麼問東問西的？我已經頭很痛，快開藥給我，讓我回家休息就對了。」但這份問卷確實有助於頭痛的診斷與治療。

後續治療時，我們也會要求患者回家後繼續填寫「頭痛日記」，記錄頭痛開始的時間和日期、頭痛持續多久、是否伴隨任何症狀（如噁心、嘔吐、畏光、怕吵或是否有預兆），以及此次頭痛是否有誘發原因等，女性患者須記錄月經日期。

透過頭痛日記，我們發現除了氣候變化、冷熱溫差會引起頭痛外，有些女性會出現經前頭痛，還有一些人在週末才會頭痛。週末頭痛的原因很多，有些看法是認為平日壓力太大，週末時，整個人突然放鬆，累積的壓力釋出，反而有頭痛表現；另一種看法，是認為許多人上班日固定會喝咖啡，週末時常常晚起，早上沒有飲用咖啡，以致造成頭痛。還有一些人週末晚睡，也不願意按照正常時間起床，就是要賴床，通常都是睡到頭痛了才起床。

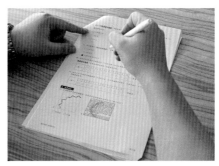

▲就診前先詳細填寫頭痛問卷，有助患者釐清頭痛發作的細節。

臺北榮總頭痛門診日記【範例】

神經內科

106 年 1 月　　病歷號碼：921700-3　　姓名：陳 阿 霞

頭痛時間（1=小痛　2=中痛　3=大痛）													
	1	2	3	4	5	6	7	8	9	10	11	12	13	14
早上									2	0			1	3
下午									3	2			3	2
晚上								2	1	0			3	1
睡眠								2	0	0			3	

是否伴隨下列症狀？														
有噁心的感覺嗎？								✔	✔				✔	✔
有嘔吐嗎？								✔	✔				✔	✔
對光線敏感嗎？								✔	✔				✔	✔
對聲音敏感嗎？								✔					✔	✔
頭痛感覺像脈搏般一下一下的跳動嗎？									✔				✔	✔
頭痛由單側開始嗎？									✔				✔	✔
身體活動會加重頭痛嗎？													✔	✔

頭痛前會有何預兆出現嗎？														
眼前出現閃光									✔					
部分視野看不見								✔	✔				✔	

當日頭痛幾小時？														
								6	8				24	18

服用藥物名稱及劑量														
Inderal（心康樂）								1	1	1	1	1	1	1	1

止痛藥有效嗎？（0=沒效　1=一點點效　2=有效　3=完全不痛）														
Imigran（英明格）1/2#									1					
Naproxen2#													2	3

是否有不寧腿？		✔		✔				✔	✔				✔	✔

頭痛如有原因，請打「✔」，並註明原因（如緊張、失眠、氣候改變……）														

月經來的日子，來的那幾天皆打「✔」														
										✔	✔	✔	✔	✔

　　頭痛日記對患者治療非常重要，像是有的患者問診時自述1個月大約頭痛3天，後來回家認真記錄頭痛日記，才發覺自己每個月頭痛次數遠超過10天，這些日記對醫師與患者本身了解頭痛的型式與嚴重性有超乎想像的幫助。

　　頭痛有很多類型，造成的原因有時也很複雜。除了儀器的檢查結果之外，患者對自身頭痛的描述仍為醫師在診斷時的重要依據。**記錄「頭痛日記」可以幫助患者在有限的門診時間裡，與醫師迅速而充分地溝通，也方便自己更精確地掌握頭痛的情況。**

頭痛日記也有手機APP版

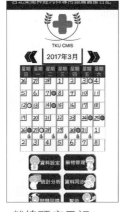

榮總頭痛日記App　　　　Android版　　　　iOS版

　　民眾可以透過手機上網下載「臺北榮總神經內科專用頭痛醫療日記」，記錄自己的頭痛日記。

　　這一套App系統是臺北榮民總醫院與淡江大學合作開發，比起紙本的日記，使用更方便，頭痛患者可記錄每次頭痛的時間，門診時提供醫護人員作為治療的評估參考。（以上APP介面及QR Code由淡江大學臨床醫學資訊系統發展與應用研究中心應用組提供。）

如何對付頭痛？

　　患了偏頭痛該怎麼辦呢？首先要**避免造成頭痛的誘因**，如某些特定的食物、工作緊張、睡眠不正常、天氣變化、吹到冷風、情緒不穩定或過度運動等，都是常見的誘因，所以**維持一個正常的生活方式**是很重要的。

　　除了消極地減少誘因外，當頭痛仍發作時，要如何**靠藥物治療頭痛**呢？每次偏頭痛發作的程度或長短都不盡相同，所以什麼樣的發作該服用什麼藥，才能達到迅速且有效的止痛，並不是很容易的事情。

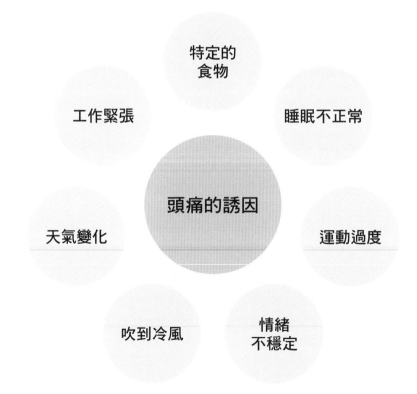

特定的
食物

睡眠不正常

工作緊張

頭痛的誘因

運動過度

天氣變化

吹到冷風

情緒
不穩定

▶ 正確服用止痛藥，
每週使用限制2天以下

很多人都會擔心使用止痛藥物，會不會對止痛藥產生依賴？

我們先談談疼痛的機制，簡單地說，人類從遠古以來，腦部原本是以疼痛機制來逃避危險，因為痛覺記憶，才不會再次步入危害生命的情境。然而，腦部對於疼痛的記憶十分複雜，許多區域都與疼痛相關，一旦長期處於疼痛之中，腦子就會敏感化與慢性化，也就是說，腦子對疼痛的記憶區塊被強化了，變成一種惡性循環，讓人隨時隨地都感覺自己處在疼痛中。

臨床上，頭痛門診有一半左右的患者，每個月超過15天會頭痛，甚至天天頭痛，稱為「慢性每日頭痛」，他們是最需要幫助的一群，女性又占了2/3的比例。

世界各地，包括臺灣，大約有3％的民眾有慢性每日頭痛。疼痛是這些患者生活的一部分，每天醒來就受到頭痛折磨，日日靠止痛藥過日子。我曾經有一位患者，他每天要喝2、3罐的感冒糖漿，藉由其中的止痛藥成分來止痛，這樣子過了7、8年，他也不知道這樣的生活習慣是對或是不對，很多人不知道要如何處理疼痛，結果演變成了「止痛藥成癮」，或是所謂「藥物過度使用頭痛」（詳見第155～157頁）。

事實上，**每週使用止痛藥嚴格限制在2天以下，就不會產生依賴性。**

止痛藥成癮與一般人印象中的嗎啡等藥物成癮不同，止痛藥成癮是單純的頭痛藥成癮，普拿疼的成分——乙醯氨酚（*Acetaminophen*）服用過多，也會成癮。以1個月為單位，每週

使用止痛藥的時間不要超過2天，最好能控制在每週最多只有1天使用止痛藥，這是我們對頭痛患者的要求。

如果1個月服用止痛藥超過10天，只會越來越痛，變成藥物性頭痛，就是止痛藥過度使用頭痛。事實上，**若每個月用藥超過4天，就要趕緊找醫師處理**，預防產生惡性循環。

使用止痛藥或是感冒糖漿成癮的頭痛患者，可以先選擇在門診治療，透由一些藥物讓他們不再依賴這些止痛藥或是感冒糖漿。如果門診效果不佳，我們會採取住院治療，幫助戒除藥物。

除了戒除過量的止痛藥外，醫師同時會使用預防用藥，減低患者每個月頭痛的發生次數，而不是一直服用止痛藥。頭痛的預防用藥，包括鈣離子阻斷劑、乙型阻斷劑、抗癲癇藥物、三環抗憂鬱劑，或是肉毒桿菌素注射。

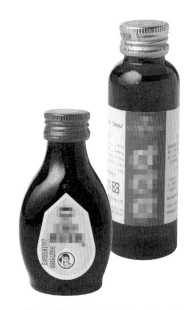

▲許多頭痛患者習慣喝感冒糖漿止痛，若每月用藥超過4天，建議盡快求醫。

▶記住自己使用的藥物

我們在門診常常問患者吃過什麼藥，或是正在吃什麼藥，得到的答案往往是「紅紅的、圓圓的藥」或「一邊黃、一邊綠的膠囊」……，真的是很無奈，一方面因患者常常拿到的是一包藥包，裡頭盡是無名的藥物，而他們也不好意思問醫師或藥師；另一方面則是患者看到藥袋上的英文就沒輒了，不知要如何記下這些藥名。

　　事實上，這些藥物都有中文名，患者大可以直接開口問醫師或藥師每種藥物的藥名與作用，否則也可以記下英文名稱，這點很重要，因為很多藥物都可能造成頭痛，而且不同顏色、形狀的藥物也可能是同一類型的藥物，所以**良好的藥物溝通就從記住自己服用的藥物做起**。千萬不要不好意思問醫師。

▶止痛藥要隨身攜帶，大痛越早服用越好，小痛則因人而異

　　面對頭痛，得先了解頭痛發作的情形，先嘗試簡單歸類，最好就是先將頭痛分成「大痛」、「中痛」、「小痛」。當然，若能夠在頭痛初期就尋得蛛絲馬跡而能預測出頭痛將變成大痛或停在小痛，就可在頭痛變化之前，對症下藥，迅速止痛。

　　一般我們將止痛藥物分為「中痛」與「大痛」專用兩種，因為**「小痛」並不值得吃藥**。而且，1星期服用幾次止痛藥要有限制，非不得已，最好不要超過2次，如此才不會造成「止痛藥」反彈。但如果患者每次**「小痛都會變成大痛」**或是**「止痛藥在小痛時有效，而中、大痛失效」**時，則**「小痛」反而需要盡快服藥**。

　　對中痛與大痛，通常藥要越早服用越有效，千萬別等到很痛了才服藥，如此效果一定會大打折扣。有些疼痛經驗是值得參考的，如經期時的偏頭痛往往時間較長，拖個2～3天是常事，且常是「大痛」。又如半夜痛醒或一覺醒來就有的頭痛往往比較嚴重，常常一下子就痛到不可收拾。另外，預兆出現後，緊接著的偏頭痛，疼痛程度都較一致。

建議**頭痛患者要隨身攜帶「大痛」的藥**，千萬不要太相信自己的經驗法則，以為早上醒來感覺很好，就認為今天絕不會頭痛，一個不小心，「大痛」來了，往往弄得痛苦萬分。其次，能真正預測頭痛大小的患者並不很多，若無法準確預測，也不用氣餒。

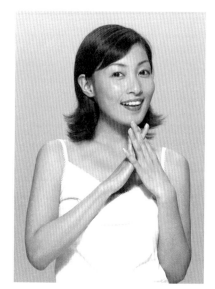

▲隨身攜帶大痛的藥，杜絕「大痛」的折磨。

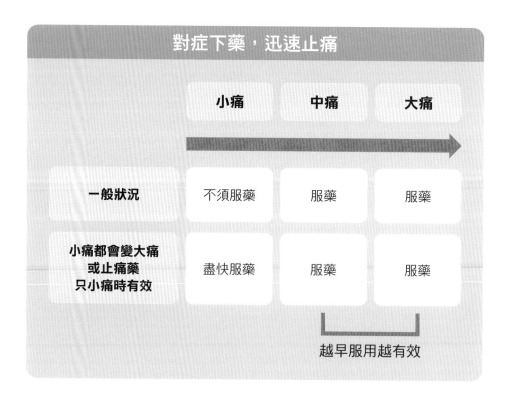

對症下藥，迅速止痛

	小痛	中痛	大痛
一般狀況	不須服藥	服藥	服藥
小痛都會變大痛或止痛藥只小痛時有效	盡快服藥	服藥	服藥

越早服用越有效

▶適當使用預防用藥

　　若頭痛的次數太多，造成1星期須吃3天以上的止痛藥，或是程度太嚴重，或是頭痛一發作就是好多天，這些患者就需要使用所謂的「預防用藥」，這類藥物都是醫師處方用藥，包括乙型阻斷劑、鈣離子阻斷劑、抗癲癇藥物、三環抗憂鬱劑，以及其他抗憂鬱症藥物。但不同於急性期的止痛藥，這些藥物需要每天服用，且經一段時間後（約2～6週）才能達到減少和預防頭痛發作的效果。

　　若頭痛的控制到達一定成效，最好再持續服用一段時間，如3～6個月後，再漸漸停藥。我們需要提醒患者的是，**頭痛要完全根治，幾乎是不可能的，但別失望，80%以上的患者都可以控制得很好。**

　　藥物的療效以患者個人的藥物反應為主，有些患者告訴我，價錢較高的「英明格」不見得比2顆「普拿疼加強錠」有效，或是「五分珠」比「百炎」或「利非炎」還有效。這些說法並不足為奇，因為必須考慮個體差異，所以醫師與患者溝通的重要性更是自不待言。

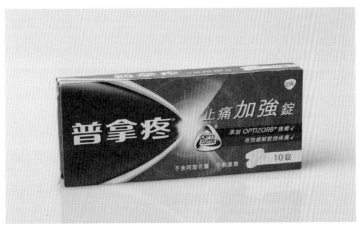

▲對有些患者來說，2顆普拿疼加強錠的效果竟勝過英明格。

市售止痛藥面面觀

　　根據調查，在臺灣每100個年滿15歲的成年人中，就有超過9人受偏頭痛所苦，盛行率高達9.1％。其中女性人數為男性的3倍，且25～45歲之年輕壯年族群所占比例又最高。

　　一項針對亞洲居民的研究顯示，超過6成的頭痛患者因偏頭痛造成缺課或工作必須請假，將近9成需要急性藥物治療，近7成需要預防性用藥，然而卻只有不到3成的患者確實依照醫囑用藥；更有研究顯示，嚴重偏頭痛所導致的失能程度與四肢癱瘓、精神疾病或失智症相當。

　　嚴重頭痛常造成患者日常生活、工作、人際社交關係的重大妨礙。如何處理頭痛問題，乃是對患者，甚至社會經濟的重大課題。

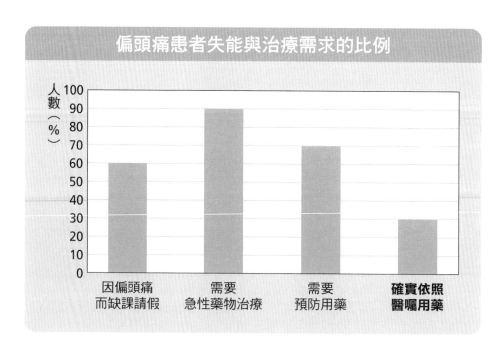

臨床上，我們常常遇到患者疑問：「這樣頭痛，真的好痛苦！可是常吃藥會不會有副作用？」、「聽說止痛藥吃多了會上癮，還會傷腎、傷肝，是不是不要吃藥，盡量忍耐比較好？」

使用藥物必須考慮副作用是正確的觀念，但強忍頭痛不就醫，對生活或是工作帶來的阻礙亦無法忽視。因此，如何在最輕微藥物副作用的前提下，降低患者頭痛發作頻率、減輕頭痛嚴重程度、減少患者在工作與日常生活因頭痛造成的負擔，避免頭痛相關的生理傷害，同時減輕社會所必須付出的成本，是現代醫療科學一直努力的目標。

本章以實證醫學為主，並統合臺灣頭痛學會近幾年所提供的資訊及治療準則，希望能為讀者大眾提供一些參考。必須再次強調的是，患者自覺臨床表現與醫療專業評估可能有所差距。若是長期慢性頭痛、嚴重頭痛或是合併其他神經學症狀，還是應該前往醫療機構，接受醫師的專業診斷，並在藥師的專業指導下使用，才能確實對頭痛控制有所幫助。

● 市售止痛藥的利與弊

依據調查，偏頭痛患者使用止痛藥的比例很高，且大多數是自行至藥局購買，而非經由醫師處方。市售止痛藥可在藥局、藥妝店購得，在藥師諮詢指導下使用，對民眾而言相對方便。然而有些人服藥遵從性不佳，常因頭痛無法立即解除而自行增加服藥頻率與劑量，甚至同一時間同時使用多種藥物，因而增加不少用藥的風險。

另外，臺灣民眾有個不好的習慣，就是喝感冒糖漿治療頭痛。感冒糖漿的主要成分與感冒成藥很類似，通常1瓶60毫升，建議劑量1次10毫升，亦即單次使用劑量僅有1/6瓶，然而患者常常1次喝

半瓶到1瓶，甚至每天喝2～3瓶也非罕見，無形中導致藥物成癮，進而使頭痛加劇。

此外，針對短暫、輕微且沒有其他神經學症狀的頭痛，或許一般市售複方止痛製劑可以提供些許幫助。但要是慢性長期頭痛或者頭痛頻次增加、嚴重度加劇或是合併其他臨床症狀，還是應該找醫師尋求專業幫助為佳。

本書附錄2~4表列了目前坊間常見的綜合止痛藥，與感冒藥物或感冒糖漿（感冒液）資料（詳見260～263頁），供讀者參考。

治標 vs. 治本

各位讀者一定常聽到「治療疾病不能只治標，還要治本」，就醫時聽到醫師說要開止痛藥，可能會覺得這只是治標而對服藥產生抗拒，但實際面上，要處理頭痛疾患，治標（急性止痛）和治本（使用預防藥物降低頭痛頻率）一樣重要。絕大多數的頭痛患者都是久久偶然發作一次，適時的使用急性止痛藥以緩解症狀，改善生活品質，乃是最好的治療方式。

然而，有部分頭痛患者會逐漸演變為慢性、反覆且頻繁發作的頭痛，對其生活常造成重大影響，故須使用預防藥物，以降低頭痛發作次數及嚴重度（治本）。治療頭痛時醫師常常要患者寫頭痛日記，也就是紀錄發生的時間、頻率、嚴重程度以及引發頭痛的因子等，醫師再根據這些資料來決定要採取只需急性止痛的治療模式，或者須合併使用預防用藥。

總的來說，當頭痛發作頻率較低或者程度輕微，可以考慮採取「頭痛發生時再吃藥止痛」的方式。然而如果頭痛發生頻繁、疼痛程度嚴重，或者使用止痛藥物效果不彰，就需要考慮預防頭痛發生的藥物，以達到良好的頭痛控制。

▶藥物過度使用頭痛——
服用過量止痛藥會導致頭痛地獄！

頭痛經驗談	單側或雙側太陽穴， 或頭頂中央痛、噁心、嘔吐

患者檔案：女性／57歲／銷售人員

頭痛頻率：天天痛

　　賴女士頭痛至今已經好幾十年，印象中，從生完小孩開始就有頭痛的毛病，婆婆總說是月子沒做好。初時，頭痛不算太嚴重，多半在月經前後或天氣變化、前一晚沒睡好時發生。痛的位置不一定，通常是單側太陽穴附近，但有時會兩邊同時痛，中間頭頂處也會痛。有時不太痛，忍一下或吃顆止痛藥就能改善；有時越來越痛，甚至噁心、嘔吐，吐完就好多。發作時，賴女士只能躺下來休息，關掉電燈、電視，連出生不久的小孫子的嗚咽聲也會讓她感覺特別不舒服。

　　這些年來，賴女士看過好多醫師，去不同的醫院做腦波檢查和電腦斷層掃描，每個醫師都說正常，頂多開點止痛藥。久而久之，賴女士便自己去買止痛藥，她試過很多種藥，有時一開始有效，一段時間後又沒效。

　　最近，賴女士常回南部照顧生病的母親及看望住安養院的父親，經濟壓力大，頭痛也越來越頻繁，幾乎天天痛，天天吃藥，有時睡到半夜痛醒，吃止痛藥才能再睡著。賴女士說她也不想吃這麼多藥，但不吃受不了！近來，藥越吃越沒效，改而去診所打針，醫師勸她找神經科醫師治療。

本例中的賴女士經神經科醫師看診後診斷為她應該是慢性偏頭痛合併過度使用止痛藥，使得頭痛加重，這種情形通常腦部檢查無法發現異常，況且賴女士已經做過很多次檢查，所以不需要再檢查，治療重點首先是止痛藥減量，止痛藥用這麼多，對病情反而會加重。

頭痛發生較頻繁的患者，常常會服用偏頭痛的藥物，包括：輕微止痛藥、麻醉藥或麥角胺等，而這些藥物反而會造成藥物引發性頭痛或是反彈頭痛之慢性頭痛，而使得患者更依賴這些藥物。作家隱地在他的文章中寫著：「母親從年輕時候就患著偏頭痛，她永遠吃著一種治頭痛的藥——五分珠，頭痛使她脾氣暴躁，小時候的我經常像驚弓之鳥。」而那五分珠極可能是造成隱地媽媽慢性頭痛的幫兇呢！

大臺北地區頭痛調查發現，79%的偏頭痛患者會因頭痛而吃藥，7.5%的患者1個月吃止痛藥達10次以上；濫用止痛藥的情形，在慢性每日頭痛患者之中尤其普遍（達33%）。

頭痛藥物的來源主要為藥房（61%），其次才是醫師處方（23%）；即使是正在就醫的患者，他們的首選藥物仍是可在藥局購買的止痛藥。因為許多市面上的止痛藥為複方成分，除了止痛成分（阿斯匹靈或乙醯氨酚）之外，尚含有咖啡因及交感神經興奮劑，後兩者雖有助止疼，但若長期濫用，反而使頭痛次數增加，造成慢性偏頭痛。尤其美國最近還發現，神經興奮劑如PPA（*Phenylpropanolamine*）等，還可能會增加中風的機率。

更重要的是，同時使用這些藥物，往往造成頭痛預防用藥失去療效。臨床試驗發現，**停止濫用止痛藥，開始會有一些戒斷症狀，頭痛反而增加，但是長期而言，頭痛的情況則會進步**。很多慢性每日頭痛的患者在停止濫用止痛藥之後，**已不再每日頭痛，但仍會恢復成原來頭痛的型態，即有間歇性的頭痛發作**。

　　早在1980年代初期，此「止痛藥頭痛」即被發現，然而藥物引發性頭痛的流行率各有不同，從美國頭痛中心的50～80％到歐洲的5～10％，報告不一。止痛藥的種類、半衰期、劑量與服用時間長短，與反彈性頭痛之間的關係並不十分明瞭，且止痛藥物「濫用」的依據也只是來自臨床觀察。但是因每個人的感受度差異很大，所以並不是每個人過度使用這些藥物都會造成藥物性頭痛。然而，限制患者過度使用止痛藥是非常重要的，不僅每個月的總服用劑量很重要，事實上，每個星期的使用量也很重要，因為有些患者即使用麥角胺類藥物每週服用3次也會產生慢性偏頭痛。

　　很多慢性每日頭痛患者濫用止痛藥物可能會造成心理依賴與戒斷症狀，雖然藥物濫用是造成慢性每日頭痛的重要原因，然而藥物濫用可能只是部分成因而已，因為有些患者並沒有藥物濫用的病史，且有些患者即使停止藥物濫用一段時間之後，頭痛依然沒有改善。

　　有些學者認為藥物引發之慢性頭痛與「反彈反應」有關，即停止止痛藥會引發下一次頭痛，而此頭痛又會造成服用更多的止痛藥，惡性循環之下，患者便不斷地增加用藥。事實上，很多學者指出，如同麻醉藥停藥造成的加強作用，一般的止痛藥也可能藉著改變腦幹的活性，而影響疼痛調節系統。

頭・痛・小・百・科

藥物過度使用頭痛

頭痛位置
可以是一側，也可以是兩側或是頭頂、後腦勺

頭痛特徵
● 頭痛頻繁，每月15天以上，幾乎每天痛
● 常常使用止痛藥，每個月至少10天
● 類似的頭痛狀況已經超過3個月
● 如嘗試自行停藥，頭痛往往加劇，重新開始使用止痛藥
● 嚴重的患者會痛到半夜醒來，或是清晨一早就開始頭痛

▶戒除止痛藥藥癮

慢性頭痛若合併藥物濫用與精神疾患，將使治療變得格外困難。首先要排除可能造成慢性頭痛的特殊原因，如感染、腫瘤。接著，診斷是何種類別，如慢性偏頭痛或慢性緊縮型頭痛，再依類別之不同，採取不同的治療方法。另外，還需要確認患者有無內科疾病、精神疾病和引發因子，如藥物濫用。

患者若希望減少止痛藥使用量、戒除藥癮，一般可選擇至門診就醫，以非類固醇性消炎止痛製劑取代，每週約可遞減1/10。通常建議患者同時服用偏頭痛預防藥物，減少偏頭痛發生，並加強教育與支持系統。整個療程可能需要幾個星期到幾個月，也不見得立即見效，但考量戒除後的受益，還是建議患者耐心接受治療。

並非所有患者皆可以在門診戒藥成功。門診戒藥適合動機強烈、沒有使用巴比妥或鎮靜劑、精神疾病輕微且沒有麻醉藥成癮的患者。相對地，若患者本身無強烈戒藥意願，使用巴比妥、鎮靜劑、麻醉劑或是併有重鬱症者，往往需要住院戒藥。

止痛藥藥癮者治療頭痛的3個步驟

1 排除可能造成慢性頭痛的特殊原因

2 診斷頭痛的類別，依類別決定治療方法；確認病患有無內科疾病、精神疾病和引發因子

3 經由門診或住院進行戒藥治療

我們過去曾以藥物靜脈注射來幫助這些有止痛藥成癮的患者戒藥。結果發現9成患者頭痛至少減輕一半以上，其中超過6成頭痛完全消失。大多數患者，在治療48小時後，頭痛狀況即有明顯進步，治療72小時後頭痛消失；但出院後有些仍須使用偏頭痛預防用藥。不過即使頭痛復發，也不像治療前那麼嚴重。經過為時1年的追蹤，7成以上患者自覺頭痛大有進步，且有7成患者不再濫用止痛藥。

藥物濫用造成的頭痛，因現今止痛藥物氾濫而可能會更加嚴重。了解此誘發因子，由門診或住院進行戒藥治療，並持續使用合適的預防用藥，是這類患者在治療頭痛時最重要的步驟。

正確使用止痛藥的原則

尋找對自己有效的頭痛用藥	止痛藥通常是安全的。 輕到中度的頭痛通常有效，自己可服用幾次後，確定是否有效。
當用則用	頭痛時，越早吃止痛藥，止痛效果越佳；越晚吃，藥效越差（輕度時吃藥，效果可達80%；重度時才吃藥，效果只有30%）。 較嚴重頭痛，發作一開始就服藥。 早上與月經前後發作的頭痛或是抽痛開始加劇的頭痛，一發作就服藥。
當省則省	頭痛藥吃多，可能會讓頭痛次數反而增加。 1個月吃止痛藥最多不可以超過8天。 頭痛若過於頻繁，就該節制每月服藥天數並就醫治療。

傳說「一顆止痛藥會殘留體內五年」，真的嗎？

止痛藥藥效15～30分鐘就會發作、4～6小時藥效結束，約8小時（近4個半衰期）就可排出體外，所以並不會有藥物殘留的問題。

國人工作壓力大，常引發緊縮型頭痛與偏頭痛，但卻因為缺乏正確的用藥常識，不是服用過量止痛藥，導致頭痛越來越頻繁，就是視止痛藥為洪水猛獸，寧可頭痛、嚴重失能，也不敢用藥，嚴重影響生活品質。「一顆止痛藥會殘留體內5年」的迷思或謠傳實在害人不淺！

頭痛是日常生活中常見的問題，服用止痛藥是門大學問，止痛藥的主要成分不外是乙醯氨酚（*Acetaminophen*）類（如普拿疼等），與阿斯匹靈（*Aspirin*）（如百服寧等），其實只要正確使用，止痛藥通常是安全的。

止痛藥要如何服用？才會有效，又不會有藥物成癮的問題？建議要把握「當用則用，當省則省」的原則。首先，要確定自己的頭痛是否經年累月都沒有什麼變化、每個月都差不多、最久不會超過4天，若是，則可以依照上頁「正確使用止痛藥的原則」的建議，自行服用止痛藥。但若頭痛發作增加，止痛藥效果不佳，就需要求診神經科醫師幫忙。

因此頭痛如過於頻繁，更不可以完全依賴止痛藥，一痛就吃藥，反而應該節制每月服藥的天數，並尋求醫師幫忙，找出頭痛的解決之道。

頭痛藥物的使用

　　頭痛藥物一般可分為急性期治療藥物以及預防性藥物兩種。前者在頭痛急性發作時給予、主要功用為止痛，後者則是針對慢性長期反覆頭痛患者的預防性藥物，目標為減少頭痛發作頻率，並減輕頭痛發作時的嚴重度。

▶ 急性期治療藥物

　　急性期治療藥物為頭痛急性發作期所使用的止痛藥物，目的在快速有效地止痛，讓患者擺脫頭痛造成的不適，盡快回歸正常生活，並減少社會付出的成本。再則，在藥物選擇上須盡量避免藥物不良反應，並考量患者本身生理狀況與其他疾病。

乙醯氨酚（*Acetaminophen*）

常見商品名	如普拿疼、泰諾 普拿疼		
適應症	輕度至中度的偏頭痛發作或緊縮型頭痛		
服用方式	一次1～2顆，1天不能服用超過8顆（以較常使用的500毫克錠為例）	生效所需時間	0.5～1小時
副作用	肝功能異常	禁忌對象	有酒癮與肝炎患者

「止疼專家普拿疼」、「不含阿斯匹靈所以不傷胃！」成功的電視廣告術語把治療頭痛與普拿疼劃上等號，並在觀眾心中留下深刻印象。事實上，普拿疼早已經是臺灣地區止痛藥市場的最大贏家，且歷久不衰。我們在做國中生頭痛調查時發現，幾乎全國的青少年都知道「普拿疼」。

　　普拿疼的成分是乙醯氨酚（*Acetaminophen*），一般市售有325毫克與500毫克兩種。有趣的是，不叫作普拿疼的「乙醯氨酚」種類更多，臺灣許多藥廠都有出品，目前在臺灣上市的單方乙醯氨酚超過一百種，其實成分都是「乙醯氨酚」，就像是不同的飲料廠商推出礦泉水，儘管品牌不同、商品名不同，主要成分卻都是水，頂多只有些微附加成分或水的來源不同，但對於患者而言，這麼多各式各樣不同的藥名卻很容易讓人眼花撩亂。

　　「乙醯氨酚」的安全性很高，對患者與醫師都是常用藥。美國食品藥物管理局（FDA）也核准使用於治療兒童的頭痛，這類藥物也是懷孕與哺乳婦女偏頭痛發作時的首選藥物。它為什麼能止痛退燒？可能的止痛機轉是抑制中樞神經前列腺素生成，並影響下視丘，造成身體血管擴張與流汗，散去體熱，以達到退燒效果。可惜的是，乙醯氨酚並不像阿斯匹靈，可以降低身體的發炎反應，故對其他系統性發炎性疾病（如類風濕性關節炎）效果較差。

　　乙醯氨酚對輕度到中度的偏頭痛或緊縮型頭痛的治療效果不錯，患者可依嚴重度與個人習慣，服用1～2顆乙醯氨酚或加強錠。

　　乙醯氨酚發揮作用約需要0.5～1個小時，宜在頭痛發作初期早點服用，作用時間約4～6小時，所以若是偏頭痛發作時間太長，就需要多服用幾次藥才夠。此藥因作用時間短暫，過於頻繁的使用容易造成「藥物過度使用頭痛」（詳見155～157頁），故建議**1星期服用乙醯氨酚不能超過3天**，才不會導致藥物血中濃度上下劇

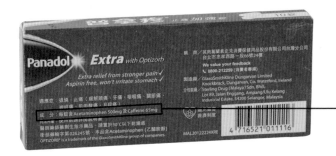

所謂加強錠，其劑量是500毫克乙醯氨酚，加上65毫克咖啡因。咖啡因可加強藥物吸收且有止痛效果。

烈波動，濃度下降時頭痛發作，又需要再服藥，進而造成頭痛與過度用藥的惡性循環。

　　除了上述的加強錠，乙醯氨酚目前另有與輕度鴉片類麻醉性止痛藥的複方藥劑，如及通安錠（Ultracet）。1錠中含有乙醯氨酚325毫克及*Tramadol* 37.5毫克。本類藥品為4級管制藥品，通常用於較嚴重或特殊狀況（如骨折），需要醫師處方使用。

　　乙醯氨酚的副作用主要是肝功能異常，有酒癮與肝炎患者須特別小心，且不可過量。臨床上發現，一天4000毫克乙醯氨酚是成年人肝毒性的最小劑量（約8顆普拿疼），不可不慎。因為肝壞死常難以恢復，且短期內死亡率極高。部分過量使用的患者是因為使用此藥時，不清楚已經在服用的其他藥物也含有同樣成分（如感冒時，自己在藥局買普拿疼，又吃了診所開立的藥物），導致藥物重複使用而過量；另一種可能是因為此藥取得容易，父母常未妥善收藏，孩童常能輕易取得。國內外均有青少年服用此藥作為「威脅性自殺」，在此不得不提醒父母，應注意此事。

　　基於上述原因，美國食品藥物管理局於2014年公布：成人建議每日使用上限劑量為4000毫克，且須注意不可同時使用2種以上含有乙醯氨酚的藥品；並強調若每天喝酒達3單位以上者（大約是2罐300cc的啤酒，或是2杯120cc的紅酒），產生肝毒性的機會更大。衛福部亦於2015年公告本類藥物**成人每日使用上限劑量為**

4000毫克，且建議使用本藥品時不得併服含酒精飲料，而針對長期酒精使用者或肝功能不全患者則要減少劑量。

之所以有這麼多的規範，主要是因為本藥物的使用人口非常多，即使只有極低比率造成肝毒性，卻已經是急性肝衰竭的最重要原因，因此國內外的相關單位才會如此重視，讀者須特別留意。

頭痛題外話

學名、商品名、成分霧煞煞，分不清！

本書中反覆提到藥品的學名與商品名，同一種學名的藥物可能有不同商品名，或者一種商品名中的成分含有多種學名的藥。學名、商品名、成分，這三者間的關係是不是讓讀者們覺得一頭霧水呢? 在此為各位讀者加以解釋。

學名是學界及國際通用的正式名稱，**商品名**則是廠商推出藥品上市時、為該藥品所取的商業名稱。藥品有單方和複方的差別，分別含有單一種主要成分或多種主要成分。而那些成分各自都有國際通用的正式名稱，也就是學名。

以常用的止痛藥乙醯氨酚為例，乙醯氨酚（*Acetaminophen*）為此藥品的正式名稱，也就是學名。不同藥廠皆可推出主成分為乙醯氨酚的藥物，如普拿疼或泰諾，（即商品名）。另外，普拿疼伏冒錠為複方藥物，含有乙醯氨酚、鹽酸去甲羥麻黃鹼（*Phenylephrine hydrochloride*）和咖啡因等成分。其中乙醯氨酚、鹽酸去甲羥麻黃鹼和咖啡因為學名，普拿疼伏冒錠則為商品名。

如果還是霧煞煞，或許也可以用飲料來比喻。就像礦泉水，裡頭的成分都是水（學名），但作為商品卻有不同的名稱（商品名），如多喝水、悅氏天然水和泰山純水。複方則像是檸檬紅茶，主要成分為水和檸檬香料（學名），包裝成商品後又有不同的商品名，如雀巢檸檬茶、御茶園特上檸檬茶和光泉凍檸茶等。

＊本書中，藥品學名皆以斜體標註，以便讀者閱讀。

非類固醇性消炎止痛製劑類（*NSAIDs*）

常見 商品名	**如能百鎮錠、非炎、安舒疼（Advil）、EVE等** 安舒疼（Advil）		
適應症	輕度與中度偏頭痛，或是緊縮型頭痛		
服用方式	依據醫師指示用藥	**生效所 需時間**	0.5小時或更久
副作用	腸胃不適、消化不良、 胃出血等	**禁忌 對象**	對此類藥物過敏者、正 在使用阿斯匹靈或類固 醇者、氣喘患者、飲酒 者、腎功能異常患者

＊因品項繁多，請參見第166頁的表格。

　　「你要去日本喔！那可不可以順便幫我帶兩盒 EVE？」

　　這樣的對話，不知道你是否熟悉？EVE（成分為*Ibuprofen*）屬於非類固醇性消炎止痛製劑，也就是一般所謂的消炎鎮痛藥物，治療輕與中度偏頭痛或是緊縮型頭痛的效果不錯。這類藥物在臺灣至少有30種以上，即使對其中一種藥物沒效，對其他同種類的藥仍可能有效。有些非類固醇性消炎止痛製劑可用肌肉注射或直接點滴注射，對中度甚至重度的偏頭痛效果很好。

　　這類藥物品項甚多，是除了乙醯氨酚外，一般醫師最常開的止痛藥物，其最常見的副作用是腸胃不適或消化不良，嚴重者甚至胃出血，所以在服用這些藥物時，可能需要與胃藥同時服用，或盡量在飯後服用，但有些是腸溶錠則不建議與胃藥一起服用，因為胃酸中和後，腸溶錠會提早在胃中崩解而影響吸收效果。另外，有些患者會產生凝血機轉異常，而造成出血；氣喘患者、正在使用阿斯匹

靈或類固醇（俗稱美國仙丹）、長期飲酒的人或腎功能異常患者，盡量避免使用這類藥物。

在美國，許多此類藥物無需醫師處方就可購買，但在臺灣，這類藥物仍屬於處方用藥。由於這類藥物甚多，也是一般醫師除了乙醯氨酚外最常開的止痛藥物，因此本文僅介紹一般常用藥物。

常用的非類固醇性消炎止痛製劑（NSAIDs）藥物

分類	常見商品名（學名）	使用方式	優點	適用症
長效藥	服他寧長效膜衣錠（*Diclofenac*）復爾康（*Piroxicam*）	●作用時間較長，通常1天只須服用1次就已足夠	●可減少患者服藥的次數，使用起來較為方便	●中度，甚至重度的偏頭痛 ●若每次頭痛持續時間很長，如1～2天，服用較長效的藥較為方便
中效藥	百炎 省治痛（*Naproxen*） 利菲炎（*Flurbiprofen*）	●1天服用2次為主	●藥效較長	●治療預期會持續1天的頭痛
短效藥	克他服寧（*Diclofenac*） 伊普（*Ibuprofen*） 勞寧（*Etodolac*） 炎得淨（*Indomethacin*） 博疏痛（*Mefenamic acid*）	●1天常須服用3～4次	●產生療效較快	●適合希望頭痛立刻減緩者，可能需要較短效的藥

　　傳統的非類固醇性消炎止痛製劑（又稱為COX-1抑制劑，如伊普、百炎）常造成腸胃道潰瘍或出血，新一代的非類固醇性消炎止痛製劑（COX-2抑制劑，如希樂葆[Celebrex]和萬克適[Arcoxia]）對胃腸道的副作用大幅減少，是現在止痛藥的新寵，一般認為其治療頭痛的效果並不輸於傳統的藥物。但是有冠狀動脈病變的患者要小心，近來有研究顯示新一代非類固醇性消炎止痛製劑COX-2抑制劑可能會增加心血管疾病的風險，使用時須小心監測。

　　最後，跟讀者們順道一提，如果沒有強烈的品牌迷思，EVE的同成分藥品（Ibuprofen）在臺灣也買得到（如安舒疼、Advil），只是EVE的部分延伸品項含有咖啡因（詳見260～261頁附錄2〈常見市售止痛藥的成分〉）。下次出國可以專心旅遊，放鬆心情，而不用花太多時間在藥妝店。

解決「好朋友」來就頭痛的困擾

　　非類固醇性消炎止痛製劑（NSAIDs）也常用來預防月經性偏頭痛。

　　月經性偏頭痛通常發生在經期前後，通常是月經前，且疼痛難耐，乙醯氨酚類止痛藥往往效果不佳。故醫師建議，可**在月經將要來的前3～4天開始服用非類固醇性消炎止痛製劑，且連續服用5～7天**，待頭痛的危險期過了才停止，如此一來，就可以減緩月經性偏頭痛帶來的痛苦。

　　預防月經性偏頭痛最好使用較長效的藥物，如此可以減少服藥的次數。另外，這類藥物並不是專門針對偏頭痛或頭痛患者所設計的，它們會造成腎功能異常，因此也不能長期每天服用。

翠普登（*Triptans*，選擇性血清張力素受器作用劑）

翠普登為一種血清張力素受器（5HT1B/1D）的作用劑，包含*Sumatriptan*和*Rizatriptan*均屬於此類藥物。目前在臺灣已上市的翠普登類藥物有英明格（Imigran，含有*Sumatriptan*）和羅莎疼（Rizatan，含有*Rizatriptan*）兩種。相對於一般止痛藥，這類偏頭痛藥的價錢相當昂貴，一顆單價甚至要臺幣百元以上，雖然患者與健保的負擔較大，然而生活品質的改善卻是無庸置疑的。

相較於傳統的治療偏頭痛藥物，翠普登因作用位置專一於血清張力素受器，效果較佳。值得一提的是，雖然此類藥物不像麥角胺會造成高比例血管收縮，但仍不建議用在有冠狀動脈病變、心肌缺氧或心肌梗塞的患者。此外，目前翠普登類藥物使用於孩童或孕婦的資料尚不完全，無法證實其使用安全性。

部分患者在服用翠普登之後，會在身體不同部位（包括頸部或胸部）產生刺痛、麻、冷熱感、壓力和緊等症狀，甚至是胸痛、頭昏與鎮靜，產生這類症狀的真正原因不明，一般認為與血清張力素有關。發生此類症狀很容易與心臟血管病變混淆，因此，若患者為冠狀動脈病變高危險群不宜使用此類藥物。

品項繁多的翠普登（*Triptans*）

自從第一種*Triptan*（*Sumatriptan*）研發上市後，各藥廠亦開發出不同的類似藥品，如*Rizatriptan*等。這一類的藥物都以「*Triptan*」命名，臺灣翻譯成翠普登，方便醫療人員與民眾記憶，目前已至少有7種以上的品項，但國內上市的僅本書中提到的2種。

▶*Sumatriptan*

常見 商品名	**英明格（Imigran）** 50毫克速溶錠　　　　　20毫克鼻噴劑		
適應症	有預兆或無預兆偏頭痛發作之急性緩解		
服用方式	請參考英明格使用流程 建議（詳見172頁）	生效所 需時間	40分鐘～1小時
副作用	胸部不適、壓迫感、噁 心、頭暈、疲勞、嗜睡	禁忌 對象	心肌梗塞、缺血性心臟 病、周邊血管疾病、曾 經有過腦血管病變，或 高血壓未受控制的患者

　　約25年前，第一個選擇性血清張力素受器作用劑——英明格，首度被證實對於急性偏頭痛治療有效，此藥的發明大大促進了頭痛醫學的蓬勃發展，這劃時代的貢獻要歸功於葛蘭素藥廠的科學家韓福瑞（Humphrey）。

　　許多證據顯示血清張力素與偏頭痛相關，英明格即是依照血清張力素的化學結構發展出來專門治療偏頭痛的藥物，且沒有血清張力素那麼強的副作用。英明格共有皮下注射、鼻噴劑、口服與栓劑4種劑型，適用於有明確診斷的偏頭痛，包含有預兆與無預兆偏頭痛之急性緩解。臺灣目前核可有口服50毫克速溶錠，以及20毫克鼻噴劑。

　　一般建議在嚴重頭痛發作時及早給予。藥效約在服藥後40分鐘到1小時左右產生，約在2小時內可有效解除頭痛，一般患者的有效率約在7成左右。除了頭痛外，此藥對於偏頭痛的其他症狀，如噁心、嘔吐、畏光、怕吵也有療效。

服藥方法依患者個體差異與感受度有所不同（詳見第172頁「英明格使用流程建議」）。初次使用可在頭痛發作時先服用25毫克（半顆），若2小時內即感覺頭痛有所改善，則以後可以25毫克為治療劑量；若2小時內沒有進步，可於2小時後再服25毫克（總劑量為50毫克），如果效果不錯，則以後就以50毫克為治療劑量。但若50毫克也沒效，不建議患者同一天繼續服用此藥，但下次頭痛時患者可直接服用50毫克，若2小時內仍無效，再加服50毫克（共100毫克）；若使用100毫克仍無效，當天亦不宜再服用此藥。

　　一般而言，患者至少需要三次評估，才能知道此藥所需劑量與效果。經驗上，大部分患者需要服用50毫克才會有療效。當然，偏頭痛發作時越早使用，效果越好。有些患者服用英格明後，頭痛可能暫時改善但之後又再度復發，此時可再服用同樣劑量英明格。

　　另外也有研究顯示，若同時使用英明格及百炎（Naproxen，一種非類固醇性消炎止痛製劑），對於緩解急性頭痛的效果比單用英明格更好。對單用英明格效果不佳的患者，可嘗試這樣的治療方式。

　　使用英明格1星期勿超過2天。單月使用10天以上，容易因藥物使用過度反而導致頭痛慢性化。服藥前後24小時內不可使用含有麥角胺的藥物（詳見175～179頁），以避免造成血管過度收縮。若患者已有使用單胺氧化酶抑制劑（MAOI，常用於憂鬱症、帕金森氏症患者，與酒精飲料、發酵乳製品和許多精神科藥物易有交互作用而產生不良反應，須特別注意），必須停藥2星期後，才可使用英明格。曾對此藥過敏的患者，也不建議使用。

　　英明格對於12歲以下兒童及65歲以上患者的安全性未經證實，不建議使用。因機轉涉及血管收縮，禁忌症為曾患心肌梗塞、缺血性心臟病、周邊血管疾病、腦血管病變或高血壓未受控制的患者。副作用包含刺痛感、昏眩、昏睡感、用藥後暫時血壓上升、潮紅。有些人可能發生胸腔或喉嚨疼痛、灼熱與壓迫感，但通常僅為暫時性。

英明格鼻噴劑的使用方法

　　英格明鼻噴劑的作用較口服劑型快。

　　建議單一鼻孔給予20毫克，若使用無效，不建議同次發作再次給藥；若使用有效，但症狀再度發作，則24小時內可給予第2次劑量，但至少要相隔2小時，24小時內不可使用超過兩次20毫克噴劑。

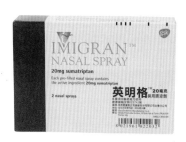

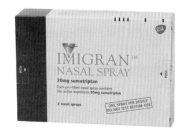

單一鼻孔給予20毫克

無效：不建議同次發作再次給藥

有效：再發作，24小時內給予第2次劑量

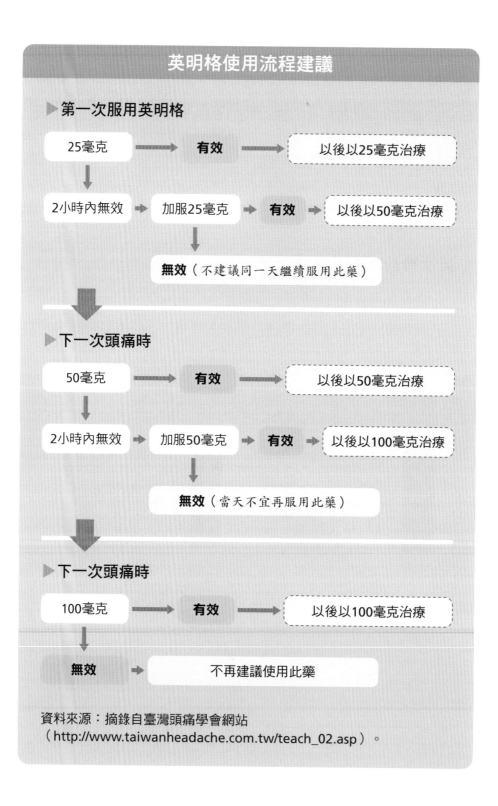

英明格使用流程建議

▶ 第一次服用英明格

25毫克 ➡ **有效** ➡ 以後以25毫克治療

2小時內無效 ➡ 加服25毫克 ➡ **有效** ➡ 以後以50毫克治療

無效（不建議同一天繼續服用此藥）

▶ 下一次頭痛時

50毫克 ➡ **有效** ➡ 以後以50毫克治療

2小時內無效 ➡ 加服50毫克 ➡ **有效** ➡ 以後以100毫克治療

無效（當天不宜再服用此藥）

▶ 下一次頭痛時

100毫克 ➡ **有效** ➡ 以後以100毫克治療

無效 ➡ 不再建議使用此藥

資料來源：摘錄自臺灣頭痛學會網站
（http://www.taiwanheadache.com.tw/teach_02.asp）。

▶Rizatriptan

常見商品名	羅莎疼（Rizatan）		
適應症	有預兆或無預兆偏頭痛發作之急性緩解		
服用方式	依據醫師指示用藥	生效所需時間	30分鐘
副作用	頭暈、嗜睡、無力感、疲倦	禁忌對象	心肌梗塞、缺血性心臟病、周邊血管疾病、曾經有過腦血管病變或高血壓未受控制的患者

　　羅莎疼為5毫克錠劑，適應症和英明格相同。臨床建議劑量為每日5～10毫克。投藥30分鐘，症狀即可改善；若使用後頭痛減輕，但24小時內再復發，可追加劑量（兩次用藥須至少間隔2小時），無效則不建議再追加。

　　羅莎疼使用禁忌與副作用和英明格大致相同，請參照〈Sumatriptan〉（詳見169～171頁）一節。

迪登（Ditans，血清張力素受器1F亞型選擇性作用劑）

　　英明格（及其他翠普登類藥物）由於藥理機轉涉及血管收縮，偏頭痛患者若同時患有心血管疾病、腦血管疾病或是未受控制的高血壓等，就不適合服用，因為有可能會增加中風或心肌梗塞等風險。近年來已有新型選擇性血清張力素受器作用劑問世，稱為「迪登類藥物」，代表性藥物如lasmiditan（Reyvow™）。迪登類藥物不同於翠普登作用於血清張力素受器1B/1D亞型（5HT1B/1D receptor），而是作用於血清張力素受器1F亞型（5HT1F receptor），因此藥理機轉上不會造成血管收縮，具有心血管、腦

血管病史的病人可以安心使用，安全性也經過臨床試驗證實，是這類偏頭痛病人的福音。Lasmiditan已經通過美國食品藥物管理局認證，予以用於急性偏頭痛發作使用。但要注意的是病人在服藥後可能出現頭暈、嗜睡等副作用，因此在服藥後八小時內不宜駕駛或操作重型機具。可惜，這個藥物並未在台灣上市。

吉朋（*Gepants*，口服小分子降鈣激素基因相關肽受器拮抗劑）

降鈣激素基因相關肽（calcitonin gene-related peptide, CGRP）是我們大腦中的神經傳導物質，在三叉神經末梢釋放引起硬腦膜血管舒張，並刺激頭痛訊號傳遞，和偏頭痛的發生息息相關。自從科學家在1990年發現偏頭痛病人頭痛發作時伴隨血中CGRP濃度顯著上升後，CGRP就被視為研發偏頭痛新藥的關鍵。

在2019年底，第一個針對CGRP受器拮抗劑作用的口服藥物獲得美國食藥署認可，隨後又有多家藥廠開發的藥物相繼通過美國食藥署認證。這類藥物名多以-gepant結尾，因此又被稱為吉朋（Gepant）類藥物。吉朋類藥物如ubrogepant（Ubrelvy™）或zavegepant（Zavzpret™）在人體內會直接作用於CGRP受器，阻止CGRP與其受器結合，阻斷偏頭痛的神經訊號傳遞，達到急性治療偏頭痛效果。另有rimegepant（紐舒泰，Nurtec™）尤為特殊，研究人員發現除了可以做為急

性止痛外，如果隔日規律服用，也有減少頭痛發作頻率的效果。另一個藥物Atogepant（Qulipta™），若每日規律服用，亦可減少陣發性偏頭痛與慢性偏頭痛發作頻率，也得到美國食藥署認證。

新藥就是好藥？

偏頭痛治療藥物日新月異，隨著藥物推陳出新，不免陷入迷思：「是不是新藥的效果一定比較好呢？」台灣團隊針對此議題進行研究，成果發表於2021年國際期刊《JAMA Network Open》，研究發現：單就急性偏頭痛止痛效果而言，迪登類藥物與吉朋類藥物反而不及傳統翠普登類藥物強效。但是迪登類藥物供同時罹患腦心血管疾患的偏頭痛患者使用，吉朋類的紐舒泰™除急性止痛藥外亦可作為預防藥物使用且其藥物成癮風險低，這些都是傳統偏頭痛止痛藥無法做到的。因此，在選擇偏頭痛止痛藥物時，不用迷信新藥即是好藥，而是應該由專業醫師根據每個患者情形，個人化開立最適合的藥物。

麥角胺（*Ergotamine*）

麥角胺是最早的偏頭痛特效藥，對於治療中度至重度偏頭痛相當有效。這類藥物之所以用於偏頭痛治療，乃是原先認為偏頭痛患者之「高交感神經興奮狀態」可藉由此藥的抗交感神經作用加以抑制。然而，近年來研究發現此類藥物作用機轉並不專一，而是包括血清張力素、交感神經和多巴胺三大系統，具有很強的平滑肌收縮作用，因此不可用在有冠狀動脈病變（俗稱狹心症）或懷孕的患者身上。麥角胺主要副作用是噁心、嘔吐。

麥角胺藥物包括加非葛（Cafergot）、易克痛（Ergoton）和樂息疼（Lesiton）等，因為這類藥物在腸胃吸收狀況不穩定，用在急性患者建議使用針劑和塞劑，且越早使用效果越好，但是臺灣只

有口服用藥，並無針劑或塞劑。

麥角胺和翠普登類似，同樣作用於血管和神經上的血清張力素受器，但專一性不如翠普登，同時會影響到多巴胺、正腎上腺素系統。根據歐洲專家會議與歐洲神經學會聯盟的建議：若**針對急性偏頭痛發作，翠普登優於麥角胺；但若偏頭痛時間大於48小時或頻繁復發，可考慮使用麥角胺。**

如同翠普登，麥角胺過度使用一樣會引發頭痛，使用上仍須小心。同時，若**過度使用麥角胺可能會造成心臟、周邊血管及大腦梗塞機率上升。**

麥角胺常與咖啡因一起做成複方口服藥。比較起來，麥角胺與咖啡因合劑的2小時頭痛緩解率不如英明格，但48小時頭痛復發率較低；和非類固醇性止痛藥相比，麥角胺止頭痛效果比阿斯匹靈好，和其他非類固醇性消炎止痛製劑（包括Naproxen和Diclofenac）則是差不多。以下分別針對單方與複方麥角胺，加以介紹。

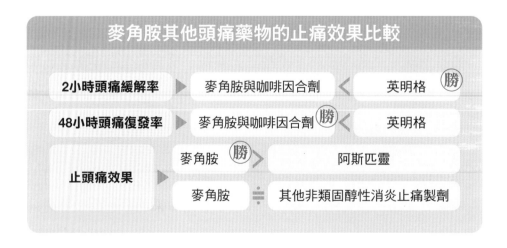

麥角胺其他頭痛藥物的止痛效果比較

2小時頭痛緩解率	麥角胺與咖啡因合劑	＜	英明格（勝）
48小時頭痛復發率	麥角胺與咖啡因合劑（勝）	＜	英明格
止頭痛效果	麥角胺（勝）＞	阿斯匹靈
	麥角胺 ≒	其他非類固醇性消炎止痛製劑

頭痛題外話

麥角胺的故事

麥角胺的出現牽動了偏頭痛的研究發展，但它的發現卻是偶然的。

中古世紀時，歐洲流行一種手腳缺血壞死的疾病，稱為「神聖之火」，因為凡到過聖安東尼教堂的教徒都未得此病，所以此病又稱為「聖安東尼之火」。為什麼這些教徒如此幸運呢？原來他們並未吃到一種被黴菌（Claviceps purpurea）感染過的裸麥。這些被感染的裸麥上，黴菌會硬化，看起來如同公雞腳上綁的一種刺狀物，所以叫作argot（法文是「刺狀物」的意思）。

1883年，Eulenberg首次將此黴菌萃取物用來治療偏頭痛。1918年，麥角胺首次被純化，開始用於產科止血。1925年麥角胺才首次用於偏頭痛的治療。1937年頭痛大師Wolff和Graham才證實此藥可藉收縮血管而治療偏頭痛，這個發現在當時奠定偏頭痛是一種血管性頭痛的學說（但目前已知偏頭痛的成因複雜，乃是神經與血管交互作用的結果）。

麥角胺應用大事記

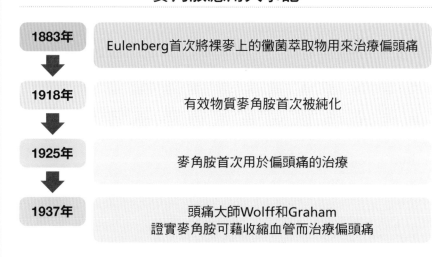

1883年	Eulenberg首次將裸麥上的黴菌萃取物用來治療偏頭痛
1918年	有效物質麥角胺首次被純化
1925年	麥角胺首次用於偏頭痛的治療
1937年	頭痛大師Wolff和Graham 證實麥角胺可藉收縮血管而治療偏頭痛

▶單方麥角胺

常見 商品名	塞戈羅（Seglor）、優生喜樂活錠（Digalo）、 樂息痛膠囊（Lesiton）、汎宇樂悠錠（Rayor）等 樂息痛膠囊		
適應症	急性偏頭痛		
服用方式	依據醫師指示用藥	生效所 需時間	30分鐘
副作用	噁心、嘔吐、腹部不適	禁忌 對象	有心臟病或周邊血液循 環不良的患者

　　二氫麥角胺（*Dihydroergotamine*）是一種麥角胺經過氫化之後的產物，常見劑型每顆含有5毫克二氫麥角胺，其中1.5毫克為迅速吸收釋放，另外3.5毫克為緩慢釋放，可維持較長時間效果。

　　二氫麥角胺主要用於治療急性偏頭痛發作，建議在頭痛發作時服用1～2顆。連續幾天持續頭痛時，可短期連續使用，如每天早晚各服用1顆，服用1～2星期，待頭痛好轉時再漸漸停掉。

　　因為此藥會造成血管收縮，若有心臟病或是周邊血液循環不良的患者不宜使用。副作用以噁心、嘔吐、腹部不適為主。值得一提的是，原廠藥塞戈羅已退出臺灣市場，目前臺灣市面上販售的均為同成分的學名藥物，包含優生喜樂活錠（Digalo）、樂息痛膠囊（Lesiton）及汎宇樂悠錠（Rayor）等。

▶複方麥角胺

常見商品名	加非葛（Cafergot）、可伏痛（Cafeton）、易克痛（Ergoton）、痛立寧錠（Tonlinin）等		
適應症	偏頭痛		
服用方式	1次1錠，單日使用1～3次	生效所需時間	30分鐘
副作用	噁心、嘔吐、肚子痛、肌肉抽筋、肢體末端麻木、反彈性頭痛	禁忌對象	懷孕婦女、控制不良高血壓、冠狀動脈病變（如心絞痛）、感染、肝腎不良或同時使用其他麥角胺的患者

如同前述的普拿疼加強錠，搭配咖啡因可以加強麥角胺的治療效果。本類藥品含1毫克麥角胺和100毫克咖啡因。成人1次1錠，視臨床需要單日使用1～3次；兒童則依年齡減量使用。

使用這一類藥品須注意1星期不要超過2天，倘若每星期服用3天以上，常常造成「藥物過度使用頭痛」，反而使頭痛頻率增加。另外，要是使用過量，可能產生噁心、虛弱、肢體冰冷、發青，或是因血管收縮導致血液流通不良而產生肢體末端麻木。

目前原廠藥物加非葛在臺已經下市，市面上有同成分的學名藥物包含：可伏痛（Cafeton）、易克痛（Ergoton）、痛立寧錠（Tonlinin）等約10餘種。

複方止痛製劑

　　依據大臺北地區所進行的調查，偏頭痛患者將近8成使用口服止痛藥。每1000名偏頭痛患者中，高達75個人1個月吃止痛藥10次以上；其中，25位患者甚至天天吃藥。分析藥物來源，將近一半患者在藥房自行購買指示用藥，大概只有2成患者是經由醫師處方用藥。值得注意的是，即使是正在就醫的患者，主要用藥也大多不是經醫師處方的處方藥，而是在藥局購買的指示用藥。

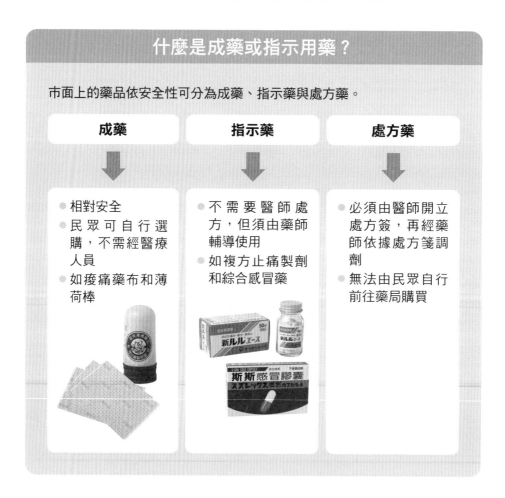

什麼是成藥或指示用藥？

市面上的藥品依安全性可分為成藥、指示藥與處方藥。

成藥	指示藥	處方藥
● 相對安全 ● 民眾可自行選購，不需經醫療人員 ● 如痠痛藥布和薄荷棒	● 不需要醫師處方，但須由藥師輔導使用 ● 如複方止痛製劑和綜合感冒藥	● 必須由醫師開立處方簽，再經藥師依據處方箋調劑 ● 無法由民眾自行前往藥局購買

　　複方止痛藥或綜合感冒藥除了止痛成分阿斯匹靈或是乙醯氨酚外，還常含有咖啡因、抗組織胺及交感神經興奮劑。這些藥品不管國內外都可在藥妝店買到（如國內的斯斯感冒膠囊，或日本的Lulu、EVE），但這些複方成分長期且頻繁地使用，有可能產生成癮現象，並導致頭痛次數增加，造成慢性頻繁頭痛，再加上感冒糖漿濫用，讓問題變得更加複雜。

藥物過度使用頭痛

　　過度使用偏頭痛止痛藥物，有時候反而可能造成頭痛惡化，稱之為藥物過度使用頭痛（Medication overuse headache，MOH）（關於「藥物過度使用頭痛」在前文中有專文介紹，請詳見155～157頁），幾乎所有種類的止痛藥物（包括鴉片類止痛藥、翠普登、麥角胺、乙醯氨酚、非類固醇性消炎止痛製劑和複方止痛藥），皆可能產生這樣的問題，其成因目前仍不清楚，可能與長期使用止痛藥物後，腦的敏感性增強有關。

　　如何正確使用頭痛止痛藥物，避免過度使用以免引發藥物過度使用頭痛，也是治療頭痛的重要課題。一旦產生時，務必依照醫師的建議逐漸減少止痛藥的使用頻率。雖在初期時，可能會因藥物戒斷暫時造成頭痛加劇，但停藥一段時間後頭痛會漸趨緩和，回復到較穩定（低發作頻率）的狀態。因此，臨床上治療藥物過度使用頭痛需先降低止痛藥的使用，就診尋求醫療專業諮詢，並視情況考慮是否合併使用預防發作藥物。

其他急性治療藥物

其他頭痛的急性治療藥物包括多巴胺拮抗劑、類固醇、鎂離子、抗癲癇藥及嗎啡等。

多巴胺拮抗劑除了治療頭痛外，還能同時緩解噁心、嘔吐等症狀，一般以肌肉注射方式使用，適合急診室。緩解急性疼痛效果相當於英明格，比非類固醇性消炎止痛製劑要佳；若以口服劑型和英明格同時投與，緩解頭痛效果比單獨使用英明格更好。

多巴胺拮抗劑的副作用以錐體外症候群為主，包含坐立難安、僵直、肌張力異常、肢體震顫等不自主運動。其他副作用包含嗜睡、心悸、口乾、視力模糊、便秘、姿態性低血壓等等。

類固醇、鎂離子、抗癲癇藥雖然有研究報告有效，但目前對偏頭痛急性發作的治療效果均未明確，需要更多研究加以證實；至於嗎啡，受限於成癮性與藥物濫用，目前並不建議使用於治療頭痛。

> 頭 痛 新 知
>
> ### 急性頭痛的非藥物治療
>
> 2010年的一項研究中發現，有視覺預兆的患者在其預兆發生時，若在後腦勺區域給予一個磁刺激，可以調節腦部的異常活性，避免後續頭痛的發生。這種磁刺激儀器在2013年被美國食品藥物管理局（Food and Drug Administration, FDA）核准上市，但是國內尚未引進。此外，亦有研究證明在前額或是後腦勺給予微量電刺激，也有立即止痛的效果，這個裝置（Cefaly舒服麗）也通過美國食品藥物管理局對於偏頭痛預防及急性治療的核可，並拿到台灣的衛福部核可使用執照。

　　解說完上述多項藥物後，我們不禁要問：「藥品項目這麼多，使用急性治療藥物時，如何才能達到最佳治療效果？」依據臺灣頭痛學會治療準則小組的建議，應採取分層治療、早期投藥及避免過度使用急性治療。

　　「**分層治療**」即依照患者功能障礙的程度，選擇該等級的藥物。

　　「**早期投藥**」則是有研究顯示，使用同樣劑量的止痛藥物如翠普登，比起頭痛已發展成中、重度後才使用，在頭痛發作初期使用效果較好。

　　至於「**避免過度使用急性治療**」，若是每個月多次使用單純止痛藥，或是服用翠普登、麥角胺、複方止痛劑10天以上，可能導致「藥物過度使用頭痛」，反而增加患者的苦痛。因此，若頭痛發作頻繁、或者急性治療藥物效果不良，必須考慮預防性用藥。

分層治療──依照頭痛程度選擇治療等級

輕中度偏頭痛	**建議**：乙醯氨酚、阿斯匹靈、非類固醇性消炎止痛製劑和麥角胺
中重度偏頭痛	**建議**：口服或鼻噴翠普登或麥角胺； 翠普登和非類固醇性消炎止痛製劑併用可增加效果； 多巴胺拮抗劑亦可單獨或／和其他藥物合併使用

▶預防用藥

針對偏頭痛頻繁發作或相對嚴重的患者，一般建議使用預防性用藥。預防性用藥的目標在於降低頭痛發作頻率、加強急性發作時急性用藥的效果，以及藉由減少頭痛發作改善患者的生活品質及降低社會成本。研究顯示，**使用預防性用藥可以降低一半以上頭痛發作的機率，並避免進展到慢性偏頭痛。**

偏頭痛的預防性治療藥物大致可分為乙型阻斷劑、鈣離子阻斷劑、抗憂鬱劑、抗癲癇藥物、非類固醇性消炎止痛製劑與肉毒桿菌素幾種。依據個人狀況不同進行藥物選擇，下文將一一敘述。

每月偏頭痛發作
超過4次以上

急性治療藥物
治療失敗
或使用禁忌者

有以下幾種情況時，可考慮使用預防性治療。

特殊形式
偏頭痛發作

偏頭痛發作
嚴重影響患者
生活品質

過度使用
急性緩解藥物
（每個月使用
10天以上）

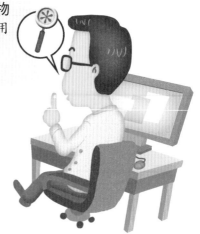

偏頭痛標靶藥物─CGRP（降鈣激素基因相關肽）單株抗體

▶CGRP單株抗體是什麼？為什麼有用？

如前文所述，CGRP（降鈣激素基因相關肽）是個重要的神經傳導物質，它能擴張血管，傳遞疼痛訊息，在偏頭痛發作時扮演重要角色。藉由研製CGRP 單株抗體精準作用於CGRP受器或CGRP本身都可以阻止CGRP與其受器結合，阻斷偏頭痛發作之神經訊號傳遞，進而減少偏頭痛的發作。自2018年五月之後，已經有四家藥廠（諾華／安進，erenumab（Aimovig™）；禮來，galcanezumab（Emgality™）；梯瓦，fremanezumab（Ajovy™）；阿爾德，eptinezumab（Vyepti™）成功開發降鈣激素基因相關肽的單株抗體生物製劑，且在歐美亞先後完成藥物試驗，陸續在美國、歐盟與亞洲核准上市。這是自1991年翠普登類藥物（如英明格）首次得到核准治療急性偏頭痛後，三十年多來最大的突破。

▶CGRP單株抗體的療效如何？

自2018年上市來，除臨床試驗數據，世界各國累積大量臨床經驗，提供珍貴的真實世界數據（real world data），證實CGRP單株抗體可以有效減少慢性偏頭痛病患的發作頻率。一般而言，慢性偏頭痛患者治療三個月後，偏每月頭痛發作天數減少4至5天，有30%至40%的患者每月發作天數減少一半以上。另有研究發現，整體生活品質顯著提升，減少偏頭痛導致的失能。慢性偏頭痛合併藥物過度使用，與嘗試多種偏頭痛預防藥物仍失敗的患者，是臨床上

最棘手的難治型偏頭痛患者。幸運的是，臨床試驗結果發現CGRP單株抗體在這難治型偏頭痛患者族群仍然有效，是病人的一大福音。

▶CGRP單株抗體和傳統的偏頭痛預防用藥有何不同？

相對於常用的偏頭痛預防藥物，CGRP單株抗體的最大特點是不再需要每天服藥，只要每個月或是每三個月皮下注射一次。CGRP單株抗體的另一特點是藥效作用快，不同於傳統偏頭痛預防藥物要在服藥後2至4星期才會發揮療效，CGRP單株抗體在注射後幾天內就會開始發揮預防頭痛發作的效果。長期使用的效果與安全性也經由臨床研究得到驗證，研究指出在使用一年後，約有五至六成病人可以減少一半以上的頭痛天數，平均每月減少8到9天。許多患者更關心的是藥物是否會帶來副作用，CGRP單株抗體副作用相較於先前的預防用藥,可謂非常少，最常見為注射部位疼痛不適或便祕。雖然有這些副作用，但是根據真實世界數據，實際因為不能忍受副作用而選擇停藥的患者只有4.5%。

▶台灣可以使用CGRP單株抗體？

我國目前已經有fremanezumab（AJOVY™，艾久維）和galcanezumab（EMGALITY™，恩疼停）兩種藥物，但是健保有條件給付使用。由神經內科或神經外科專科醫師評估病人後，提出事前申請，再由健保委員審查核准後，方可使用。病人需備有頭痛日記及病歷佐證其罹患慢性偏頭痛，且經過至少三種偏頭痛預防用藥（其中必須包含topiramate妥泰）仍治療失敗後方可提出申請。第一次審查通過會先給付三個月療程，之後需有頭痛日記佐證這三個月療程每月頭痛天數減少達50%以上，方可申請第二次三個月療

程，兩個療程總共六個月。在申請兩個療程後，需停藥半年，之後若變壞又達到慢性偏頭痛程度，才可以再申請。至於陣發性偏頭痛患者（一個月頭痛不到15天以上），雖然CGRP單株抗體亦有療效，但是目前健保並未給付。陣發性偏頭痛患者若想使用這類藥物則需要自費購買。

▶停藥以後，頭痛會回來嗎？

許多偏頭痛患者最關心的是停止使用CGRP單株抗體以後，偏頭痛是否又會再度變壞？確實有研究指出患者在停用CGRP單株抗體後，頭痛頻率又再度增加，甚至回到開始治療前的頻率。不過目前多項研究結論並不一致，個體間亦有極大差異，因此關於是否停用CGRP單株抗體應該和您的醫師討論，若真的停用CGRP單株抗體後，也應該繼續在頭痛醫師門診追蹤。

肉毒桿菌素

肉毒桿菌素可用於頭痛的治療，和很多科學新知一樣，實起因於不經意的發現。一位整型外科醫師Dr. Binder觀察到，他在治療額頭皺紋的同時，患者的頭痛也獲得了改善。隨後陸續的大規模研究進一步證實，在頭頸部適量地施打肉毒桿菌素，可改善慢性偏頭痛患者的頭痛發作頻率與嚴重度。因此在2010年，肉毒桿菌素獲得美國FDA的核准，可作為慢性偏頭痛患者的預防治療。

雖然目前已知肉毒桿菌素消除皺紋的機轉，但是對其可用於治療頭痛的原理仍不是很清楚。一般認為，肉毒桿菌素可降低腦部某些神經傳導物質的釋放，進而達到穩定中樞神經的效果。

治療時，醫師會在頭頸部共31個部位進行藥物注射（如下圖所示），每一個部位會施打5單位的肉毒桿菌素，故總劑量為155單位。治療的過程中，會暫時有皮膚隆起的現象，一般在1～2個小時過後，便會自行消失。注射約2週後，臨床上便可觀察到效果，藥效大約持續3個月，使用相對安全性高。

大部分對於肉毒桿菌治療有反應的患者，在注射1～2個療程後，便可觀察到進步。因此，目前建議，**若施打了2次療程，仍未獲得明顯改善者，則不建議再進行後續療程。**而**治療有效的患者，**根據目前最新的研究發現，**連續施打2年後（每3個月注射1次），頭痛仍可有效控制。**特別需要注意的是，**肉毒桿菌素只適用於慢性偏頭痛的患者，**對於發作頻次並沒有這麼頻繁的患者，並無顯著的效果。

常見的副作用包括：暫時性眼瞼下垂、頸部無力、吞嚥困難、複視、嘴角下垂、顏面不對稱等，一般會自行恢復。有時因外觀考量，可於適當的部位追加劑量，以改善顏面不對稱的情形。

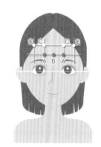 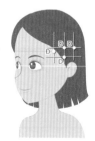 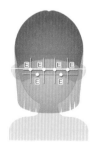 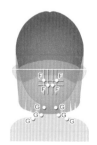

▲肉毒桿菌治療施打部位示意圖。

乙型阻斷劑類

常用藥物及其商品名	● *Propranolol*：如心律、整脈、心康樂、心律整等 ● *Metoprolol*：如舒壓寧（Betaloc ZOK） ● *Bisoprolol*：如康肯（Concor） 舒壓寧　　　　　　　　康肯		
適應症	偏頭痛預防		
服用方式	依據醫師指示用藥（*劑量視不同藥物而須調整*）	生效所需時間	3～4週
副作用	血壓偏低、心跳減慢、疲倦、頭暈、肢體冰冷	禁忌對象	心臟衰竭、氣喘、慢性肺病、低血糖、心跳過慢、血壓過低、雷氏症候群和周邊血管病變的患者

　　研究證據顯示，乙型阻斷劑對偏頭痛預防效果良好，約可降低6～8成發作頻次，常被建議作為第一線預防性用藥。常用藥品包含*Propranolol*、*Metoprolol*與*Bisoprolol*等。

　　以最常使用的*Propranolol*來說，建議由低劑量開始，逐漸增加至有效劑量，一般需3～4週才能發揮療效。每個人所需劑量不同，必須視使用效果加以調整，最大每天劑量可達180～240毫克。停藥時亦須緩慢減量，以避免頭痛頻率突增。由於此藥已過專利期，市面上均為學名藥。目前，臺灣核可之*Propranolol*不同藥廠約有數10種劑型，如心律錠、整脈錠、心康樂錠與心律整錠均為此類藥物，劑量多為10毫克或40毫克。

　　乙型阻斷劑具有抗高血壓效果，有些患者使用後會有血壓偏低或心跳減慢的現象，但並不是每個人都會發生。使用高劑量的時候，極少數患者會產生疲倦、情緒低落、陽萎、頭暈、體重增加、

腸胃道不適、運動能力減低、肢體冰冷或是不正常的惡夢。需要注意的是，有心臟衰竭、氣喘、慢性肺病、低血糖、心跳過低、血壓過低、雷氏症候群（手指末端發紫發青）和周邊血管病變疾病的患者並不建議使用乙型阻斷劑。

鈣離子阻斷劑類

常用藥物及其商品名	● *Flunarizine*：如舒腦（Suzin）、血俾益錠（Sibelium）、服腦清錠（Fluzine）等 ● **其他鈣離子阻斷劑：如*Verapamil*、*Nicardipine*、*Nifedipine*等** 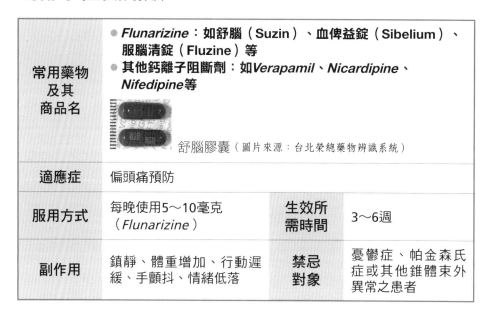 舒腦膠囊（圖片來源：台北榮總藥物辨識系統）		
適應症	偏頭痛預防		
服用方式	每晚使用5～10毫克（*Flunarizine*）	生效所需時間	3～6週
副作用	鎮靜、體重增加、行動遲緩、手顫抖、情緒低落	禁忌對象	憂鬱症、帕金森氏症或其他錐體束外異常之患者

鈣離子阻斷劑中最常被使用作為預防偏頭痛的是*Flunarizine*，大約7成患者使用後偏頭痛發作次數可明顯下降。在歐洲及臺灣都被廣泛使用。建議服用方式為每天晚上使用5～10毫克。比較常見的副作用，包括鎮靜、體重增加、行動遲緩、手顫抖、情緒低落；老年人可能產生下肢水腫及錐體外症候群，通常年紀越大，產生副作用的機會也越高；年輕人往往沒有什麼副作用。

*Flunarizine*也可以治療眩暈或頭暈，所以若同時患有偏頭痛和頭暈，此藥是首選藥物。與一般偏頭痛預防用藥相同，使用需3～6週才能見效，若在前幾個星期內效果不顯著，務必耐心服用。

何謂「錐體外症候群」？

錐體外症候群（extrapyramidal symptoms）為控制人體運動的特定神經構造受到影響所引發的一些症狀，包括急性肌張力不全、靜坐不能及一些類似帕金森氏症的症狀（如肌肉僵硬、小碎步、顫抖、表情呆滯和重覆舞蹈性動作）。

一般含有多巴胺拮抗劑的胃腸藥或第一代抗精神病藥物較容易引起錐體外症候群，使用這類藥物須特別小心。

Flunarizine 目前在臺灣上市的學名藥約有10餘種，包含5毫克及10毫克劑型，藥錠和膠囊均有，如舒腦（Suzin）、血俾益錠（Sibelium）、服腦清錠（Fluzine）均屬此類。

至於其他種類鈣離子阻斷劑包含 *Verapamil*、*Nicardipine*、*Nifedipine*，依據2012年美國神經醫學會的修正：由於證據顯示療效不佳，除非原本就使用有效或者合併高血壓的患者，不建議使用這幾項藥品。

抗憂鬱劑類

抗憂鬱劑種類繁多，包含三環抗憂鬱劑（*TCA*）、選擇性血清張力素再回收抑制劑（*SSRI*）、血清張力素暨正腎上腺素再回收抑制劑（*SNRI*）、單胺氧化酶抑制劑（*MAOI*）及正腎上腺素暨多巴胺再回收抑制劑。

為何抗憂鬱劑對預防頭痛有效？作用機轉至今仍舊不明，但應該和抗憂鬱劑的抗憂鬱功效並非完全一致。依據最新的預防治療建議，TCA較優先被推薦，其他類型的抗憂鬱劑則退居第二線，甚至第三線。以下便針對目前臨床上較常使用的 *TCA* 與 *SNRI* 分項敘述。

▶三環抗憂鬱劑類（*TCA*）

常用藥物及其商品名	*Amitriptyline*：如平躁（Pinsaun）、特定腦（Tryptanol）、德利能糖衣錠（Trynol）、得利穩錠（Tripyline）等		
適應症	重鬱症		
服用方式	每晚睡前使用25～75毫克	**生效所需時間**	2週或更久
副作用	食慾增加、體重增加、口乾、感覺口中有金屬味、上腹痛、便秘、頭昏眼花、視覺模糊、尿液滯留、姿態性低血壓、反彈性心跳過快	**禁忌對象**	青光眼、心肌梗塞恢復期之患者

研究顯示，三環抗憂鬱劑中的*Amitriptyline*對預防頭痛有良好效果，雖然效果不若*Flunarizine*良好，但若偏頭痛合併緊縮性頭痛的患者，則建議優先使用*Amitriptyline*，若是單純性偏頭痛患者則建議使用*Flunarizine*。*Amitriptyline*使用方式為每天晚上睡前使用25～75毫克，由低劑量開始逐漸上調，大約使用2星期，甚至更久之後，開始產生療效，使用者需要多點耐心。

三環抗憂鬱劑常見副作用為食慾增加、體重增加、口乾、感覺口中有金屬味、上腹痛、便秘、頭昏眼花、視覺模糊、尿液滯留、姿態性低血壓、反彈性心跳過快等，另外還需注意和其他藥物之間的交互作用。

此類藥物在臺灣上市的學名藥約有10餘種，包含平躁（Pinsaun）、特定腦（Tryptanol）、德利能糖衣錠（Trynol）、得利穩錠（Tripyline）等。

▶血清張力素暨正腎上腺素再回收抑制劑類（*SNRI*）

常用藥物及其商品名	● *Venlafaxine*：如速悅（Efexor） ● *Duloxetine*：如千憂解（Cymbalta） 速悅　　　　　 千憂解		
適應症	重鬱症、纖維肌痛症		
服用方式	視不同藥物有不同使用方式，請依據醫師指示用藥	生效所需時間	2週或更久
副作用	噁心、口乾、嗜睡、便秘、食慾降低及多汗	禁忌對象	未受控制之青光眼、使用單胺氧化酶抑制劑患者

　　血清張力素暨正腎上腺素再回收抑制劑中的*Venlafaxine*（Efexor，速悅）與*Duloxetine*（Cymbalta，千憂解）對偏頭痛預防有效。此外，因其作用機轉涉及正腎上腺素，可改善身體疼痛的症狀，故患者若合併有憂鬱或身體疼痛等症狀，可考慮優先使用此類藥物。

　　速悅有37.5毫克與75毫克兩種劑型，使用方式由每晚37.5毫克開始，根據臨床症狀再逐步加量至75～150毫克。千憂解有30及60毫克兩種劑量，使用方式由晚上30毫克開始，若病情逐漸改善則維持此一劑量，若於使用4～8週後，仍未見明顯改善，則可加量至60毫克。

　　本類藥物常見不良反應包括噁心、口乾、嗜睡、便秘、食慾降低及多汗，同時須小心藥物交互作用，及可能產生的肝毒性。

抗癲癇藥物

偏頭痛和神經興奮性異常有關，而這類藥物可以影響中樞傳導物質及穩定神經元，進而預防頭痛發作。目前研究最多，各國皆推薦的預防藥物主要為*Valproate*與*Topiramate*兩種抗癲癇藥物。

▶丙戊酸鈉類（*Valproate sodium*）

常見 商品名	帝拔癲（Depakine）、康癲能（Convulex）、帝帕克（Dipachro）、癲定（Valpotane）、癲必停（Depatec） 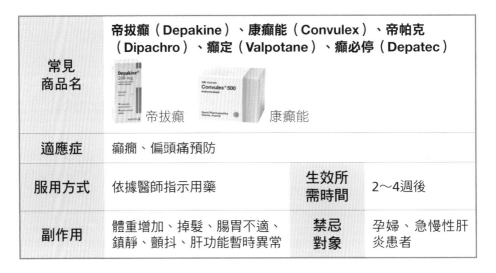帝拔癲　　　康癲能		
適應症	癲癇、偏頭痛預防		
服用方式	依據醫師指示用藥	**生效所 需時間**	2～4週後
副作用	體重增加、掉髮、腸胃不適、鎮靜、顫抖、肝功能暫時異常	**禁忌 對象**	孕婦、急慢性肝炎患者

*Valproate sodium*是美國食品藥物管理局第一個核可用於偏頭痛預防的抗癲癇藥物，研究顯示大約可降低5成的頭痛發作次數。目前臺灣核可上市有許多不同劑量的口服劑型（如150/200/300/500毫克等）及藥水（每毫升含有200毫克*Valproate sodium*）。

使用上可由每天服用1次，1次1顆（200毫克）開始，慢慢增加到每天服用2～3次，每次1顆；也可於每晚服用1次長效500毫克，再慢慢增加劑量。此藥用在預防偏頭痛時，劑量不需要太大，每日使用500～1500毫克便可達到治療效果；但若用在叢發性頭痛，便需要較高的劑量。一般相信，此藥可增加腦中加巴（GABA）的含量與降低血管周圍炎症反應，故可預防偏頭痛的發生。

此藥常見的副作用為體重增加、掉髮、腸胃不適、鎮靜、顫抖、肝功能暫時異常或血小板功能降低等；另由於可能致畸胎，禁止在懷孕期使用。

丙戊酸鈉在臺灣上市的學名藥物約有10餘種，包含帝拔癲（Depakine）、康癲能（Convulex）、帝帕克（Dipachro）、癲定（Valpotane）與癲必停（Depatec）等。

▶ Topiramate

常見 商品名	妥泰（Topamax）、妥品美（Topinmate）、 力停癲（Levelin）、托必拉美（Topiramate） 妥泰（100毫克）　　　妥泰（25毫克）		
適應症	癲癇、偏頭痛預防		
服用方式	睡前使用25毫克開始，建議劑量為每日50～100毫克	生效所 需時間	2～4週後
副作用	感覺異常、無食慾、體重減輕、認知障礙、青光眼	禁忌 對象	孕婦禁止使用，腎功能不全或可能有自殺意念的患者須小心使用

2004年，美國食品藥物管理局（FDA）核可*Topiramate*用於偏頭痛預防。從睡前小劑量（25毫克）使用開始，逐漸增量，建議劑量為每日50～100 毫克。2014年，美國又通過用於青少年偏頭痛預防。副作用如感覺異常、無食慾、體重減輕、認知障礙、青光眼等，另外，特別需要注意的是可能有代謝性酸中毒、自殺意念、懷孕畸胎的風險。

值得一提的是，上述的預防藥物，多是作為較頻繁發作的陣發性偏頭痛患者之預防治療，而*Topiramate*是少數有在慢性偏頭痛

患者進行較大規模的試驗，並證實其療效的藥物。此外，在亞洲族群，可能因人種的關係，使用劑量為每日50毫克時，便可有明顯效果，亦可避免較嚴重的副作用發生。此藥品目前在臺灣上市的學名藥大約20餘種，包含妥泰（Topamax）、妥品美（Topinmate）、力停癲（Levelin）和托必拉美（Topiramate）等。

非類固醇性消炎止痛製劑類

太頻繁的頭痛發作，是發展為慢性偏頭痛的一個危險因子；再者，過於頻繁的使用止痛藥物，也是偏頭痛慢性化的危險因子。如何有效治療急性頭痛，並避免過量使用止痛藥，實乃有效治療偏頭痛的重要課題。較為常見的例子便是前述的「月經性偏頭痛」，在這種情況下，短期使用5～7天的非類固醇性消炎止痛製劑，便可達到這樣的目的。需要注意的是，宜使用較長效的藥物（如 *Naproxen*），以降低藥物過量使用之風險。

頭痛題外話

預防偏頭痛的新利器

● 電刺激與磁刺激儀

隨著臨床研究的進展，偏頭痛的成因目前已有更清楚的了解。其中，腦部神經興奮異常的現象在偏頭痛扮演了很重要的角色，透過適量電刺激或是磁刺激，可以有效減少頭痛發作的情形。研究發現，有預兆型偏頭痛患者，在預兆出現時，於後腦勺處施行一磁脈衝刺激，即可有效阻止該次偏頭痛的發生。這個磁脈衝刺激裝置通過美國食品藥物管理局核可，專門用來治療預兆偏頭痛，效果達到六成。此外，對於偏頭痛患者，亦有研究證明在前額或是後腦勺給予微量電刺激，不僅立即止痛也有預防偏頭痛發生的效果，這個裝置（Cefaly舒服麗）也通過美國食品藥物管理局對於偏頭痛預防及急性治療的核可，並拿到台灣的衛福部核可使用執照。

頭痛加重的原因與
如何因應？

▶ 頭部外傷與頭痛

在馬路如虎口的今天，車禍屢見不鮮，雖然強制戴安全帽後，頭部外傷的發生率已下降，但這仍是一常見的問題。

頭部外傷後的頭痛通常在受傷後7日內發生，通常幾星期會自行康復，但也可能持續超過3個月，甚至數年而成為慢性頭痛。患者常伴有頭暈、記憶力不好、注意力不集中、焦慮、失眠、不安等其他症狀，有人將其綜稱為「創傷後症候群」，但頭部外傷嚴重程度和頭痛的嚴重程度二者並不相關。

頭部外傷後，有些人會憂鬱，對日常生活失去興趣、疲倦，成年人工作狀態不理想，小孩則學校功課變差。同時因電腦斷層、磁振造影等影像學檢查並無異常，因此法律糾紛不斷，肇事者認為受害者誇大病情，受害者則認為整個生活全毀了，不知如何才能恢復受傷前的生活狀態。

那究竟這些是生理還是心理因素所引起的呢？事實上，大部分是生理或神經上的因素。人腦內有數以百萬計的細胞，它們之間有錯綜複雜的網路相連，一個輕微的頭部外傷即可能破壞這些連結，因此電腦斷層看不出異常，但是若能打開腦袋，用顯微鏡看，就可能看到異常。

頭部外傷的頭痛，通常是整日鈍鈍的漲痛，與原發型的頭痛是陣發性的痛不同，但也有患者表現如偏頭痛患者的症狀，嚴重時有噁心、嘔吐、畏光與怕吵。事實上，對原本就有偏頭痛的人，頭部外傷可能成為一個誘發偏頭痛發作的因素。

對於頭部外傷後頭痛患者的處理方式和一般慢性頭痛患者相同，都要避免濫用止痛藥和任何會加重頭痛的原因，預防性和急性止痛藥物的處理方式和一般慢性頭痛患者也相同。若患者對頭部外傷此事仍耿耿於懷，可考慮進行心理諮商；此外，患者家屬也應好好教育，以免增加患者的困擾，而非幫助患者解決問題。

頭部外傷後的頭痛雖然惱人，所幸它的結局並不太壞，至少85%的人會完全恢復，只是有時需要數個月或是數年之久，所以要有信心、耐心等待。當然，最重要的還是保護好你的頭，不要受傷，同時也要珍惜別人的頭，不要去撞它。

━━━━━ 頭 痛 小 百 科 ━━━

頭部外傷頭痛

頭痛表現

整日鈍鈍地漲痛，或如偏頭痛患者（詳見87～95頁）的症狀

伴隨症狀
- 頭暈
- 記憶力不好
- 注意力不集中
- 焦慮
- 失眠、不安

● 冰錐痛（Ice-pick Headache）

頭痛經驗談 **右側太陽穴相同位置短暫抽痛**

患者檔案：男性

頭痛頻率：近3日內每隔數小時1次

　　林先生以前都沒有什麼頭痛，但是從3天前開始，右邊的太陽穴便一陣陣地抽痛，抽的時候蠻痛的，但是卻很短暫，只有幾秒鐘而已。

　　剛開始，林先生並不在意，但發現每隔幾個小時便會一陣一陣地抽痛，雖只有幾秒鐘，但都在同一個位置，連續3天都如此。他有點擔心是不是頭部出了什麼問題，或是有中風的可能。

　　以上是冰錐痛患者最常見的敘述，這是一種非常良性、門診很常見的頭痛，雖然原因尚不明，但它既不是腦中長東西造成的，也不是中風的前兆。

　　冰錐痛的正式名稱是「原發性刺戳性頭痛」，患者通常在頭皮或是臉部（通常在眼眶附近）的某一個固定位置，有1次到連續數次約1秒到數秒的連續刺痛，因為疼痛點靠近頭皮，所以痛起來時很難忍受，不禁會讓人懷疑自己是不是生了什麼病，特別是痛過了，休息幾分鐘或數小時後又會再發生。

　　我們的調查發現約有20％的民眾有過這種經驗，只是程度輕重不同。一般而言，偏頭痛的患者較容易發生冰錐痛，可高達

40％，任何年紀都可能發生，綜觀臺北榮總及其他世界各醫院的研究發現患者平均年紀在30～50歲之間。

這類型的頭痛病因仍不清楚，因此也無法預防。不過根據大規模的臨床觀察可以推論這類頭痛是良性的，約在幾天到幾星期內會自動痊癒，所以若不太嚴重，我們並不建議服藥。

若是頭痛難耐或是疼痛的次數太過頻繁，則患者可服用炎得淨（*Indomethacin*）25毫克，每天1～3次。這是目前認為可以治療此類頭痛的最佳選擇藥物，效果很不錯，但因為冰錐痛頭痛的時間不定期，所以不是痛了才吃，而必須固定1天服用1～3次。不過，此藥有時比較傷胃，所以建議使用時，可同時服用1～2顆的胃藥。

至於需不需要做檢查呢？答案是否定的，因為此痛不是腦中生什麼東西造成的，所以檢查是多餘的。

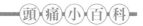 頭痛小百科

冰錐痛

頭痛表現

- 頭皮的某一個固定位置，
- 有一次到連續數次約1秒到數秒的連續刺痛

伴隨症狀
頭頸部因疼痛產生短暫的抽搐動作

▶ 咳嗽引起的頭痛

| 頭痛經驗談 | 咳嗽、用力等都會造成前額、後腦勺疼痛 |

患者檔案：男性／47歲／從商

頭痛頻率：每月1～2次

　　咳嗽引起的頭痛，看似普遍，卻可能躲藏著致命的疾病而不自知。

　　47歲的呂先生以前從沒有什麼頭痛，頂多是在感冒或是睡眠不足時會有點頭痛。最近，他因為感冒而咳不停，但奇怪的是，只要一咳嗽就會頭痛，特別是前額與後腦勺非常痛，但只要一停止咳嗽，頭痛就跟著停止。接下來，又發現他在出力、彎腰、大笑，甚至大便用力或性行為時都會痛。

　　呂先生後來診斷是小腦長了腦膜瘤，經手術摘除後，已完全康復，生活、工作都沒有問題。

　　咳嗽造成的頭痛，有那麼嚴重嗎？一般而言，可以分為良性與非良性兩種。良性的咳嗽頭痛發生在年紀較大時，平均年紀約在60歲左右，且以男性為多，腦子沒有長什麼東西，所以是「良性」的。

　　近來，研究發現可能是腦子的靜脈回流出了問題，造成咳嗽時腦壓上升。除了一般可用炎得淨（*Indomethacin*）治療，我們也發現有一種利尿劑（Diamox，*Acetazolamide*）的效果也不錯。

事實上，有些患者在做了脊髓穿刺，放了一些腦脊髓液，使腦壓下降之後，頭痛就漸漸消失了。雖然此病造成患者不少困擾，然而有很多患者在幾個月或幾年內，不藥而癒。復發的機率也很低。

但是可能有高達10～20％咳嗽引起的頭痛可能是「非良性」咳嗽頭痛，也就是說，因腦部有問題或畸型而產生的頭痛，主要的問題就是生在小腦。上述患者呂先生是因為小腦長瘤，但大多數患者卻是因為「小腦脫垂」造成，即小腦落到枕骨大孔之下而壓迫到腦幹，稱為凱瑞畸型（Chiari Malformation）。這些非良性咳嗽頭痛的患者，有時會併發其他的神經病變如麻、沒有力氣、暈等，治療主要靠開刀取出病灶或是「矯正」畸型。治療效果通常也很不錯，但提到開刀，許多患者還是很恐懼的。

在這裡要提醒的是，**咳嗽頭痛一般是指患者除了咳嗽頭痛外，幾乎沒有其他頭痛**。所以有些人在偏頭痛發作時，移動身體就可能加劇痛感，咳嗽引起的振動當然也會令頭更痛，故這些患者並不算在此類頭痛之列。咳嗽頭痛是因腦中病灶而產生的機會不低，所以做磁振造影是必要的，以免延誤病情。

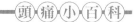

咳嗽引起的頭痛

頭痛表現
- 除了咳嗽時頭痛外，幾乎沒有其他頭痛
- 通常是中重度的後腦勺與雙側痛，偶有例外

伴隨症狀
少數患者會有噁心、想吐的情況

▶ 運動與頭痛

游泳就後腦疼痛、噁心

患者檔案：女性／51歲／家管
頭痛頻率：每回游泳下水

　　吳太太為了減肥參加游泳課程，連續3星期幾乎天天都到泳池報到，但每次一開始下水游泳就會感到後腦疼痛，持續約10分鐘左右，且伴隨有噁心，必須停一下才會好。吳太太詢問教練上述情況，教練解釋是「小腦缺氧」導致，建議多做「韻律呼吸」。

　　由於擔心腦子是否有什麼病變，她還是趕忙來求醫，所有檢查也顯示腦部正常。最後醫師診斷她的頭痛確實是游泳引起的，是因於腦壓改變和血管收縮之故，建議在游泳前做15～30分鐘的暖身運動，即可避免頭痛發生。當她不再去游泳後，頭痛就消失了。

　　運動引起的頭痛和其他出力的動作，如性交、咳嗽、用力排便所造成的頭痛十分接近，基本原理類似。

　　日本有篇針對接受健康檢查的一般成年人研究顯示，約有1.2％的人經歷過運動頭痛，女性的比率略高，造成頭痛最常見的運動是劇烈運動，如打籃球或羽毛球等；其次是游泳，平均疼痛時間是數個月。

另一篇在一所大學做過的研究發現，約有1/3的大學生會因運動而頭痛。這種頭痛由10歲到70歲都會發生，雖惱人，但多是良性的，約30％的人5年內會自己痊癒，超過70％的人10年內會好，服用炎得淨（*Indomethacin*）可幫助患者克服此病。

1968年於墨西哥市（位於海拔7000英呎）舉行的國際奧林匹克賽有好幾名長跑選手賽完後發生單側頭痛、噁心和嘔吐的症狀，這是歷史有名的運動引起頭痛的例子。墨西哥市的熱和溼度高都可能會加重運動引起頭痛的機會，另一懷疑因素則是因該城市位居高地，氧氣不足之故。除了藥物，一般認為**避免在高溫潮濕的環境下運動及適當地暖身，對預防運動頭痛有幫助**。

雖然運動可能造成頭痛，奇怪的是也有人的頭痛因運動而改善。一名43歲的職業舞者說她每次感覺快頭痛時，就去慢跑，頭痛往往可因此停止。最新研究發現，**規則「中度」的運動可減少頭痛的發作次數和嚴重程度，也是一種有證據的非藥物治療**。如果你也是個愛好運動的人，不妨一試；但如果平日就四肢不勤、不常運動的人，此法是否有效，就值得存疑。

為何運動會引起頭痛？原因很多，如過度疲倦、缺乏暖身運動、脫水、低血糖等，持續的時間則從5分鐘到24小時不等。在高山上運動更容易頭痛，而頭痛也是高山症的主要症狀之一。

頭・痛・小・百・科

運動與頭痛

頭痛表現

無特定表現，單或雙側持續疼痛或抽痛都有可能

伴隨症狀

無

運動與頭痛之關聯	
運動誘發之偏頭痛	患者原本就有偏頭痛，劇烈運動是其誘因
運動傷害引發之偏頭痛	好發於足球員和拳擊選手，頭部遭受撞擊後（不一定很重），誘發頭痛，患者以前常就有偏頭痛
用力引發的頭痛	最常見的一種，各種運動都有可能
運動傷害引發之頭痛	因運動時，頭部遭撞擊，一般已達腦震盪或腦挫傷之程度，之後常有頭痛，此病常被輕忽
規則中度運動	減少頭痛發作程度與次數

▶ 冰淇淋頭痛

　　食用冰冷食物引發的頭痛又稱冰淇淋頭痛。許多人應該都有過這樣的經驗——酷暑難耐時，大口大口吃冰，渾身沁涼，實為人生一大樂事，突然間，一陣頭痛直衝上顎、衝上腦頂，享受美食的樂趣頓時消失殆盡。

　　根據針對臺灣13～15歲的青少年的頭痛調查，無偏頭痛的受訪者中有40％承認經歷過這種頭痛，而有偏頭痛的患者中則高達55％，其原因可能是突然的冰冷刺激造成血管收縮，進而導致疼痛。

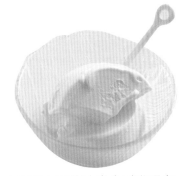

▲夏天大口吃冰常會引發頭痛。

冰淇淋頭痛一般發生在吃進冰冷的食物或飲料後數秒鐘頭痛，30～60秒鐘後，疼痛的程度會到達頂峰，接著逐漸緩解。痛的位置以頭前方正中央為主，偶為單側太陽穴或眼球後方。基本上，**冰淇淋頭痛是一種良性頭痛，不須藥物治療，只要減慢吃冰的速度，通常就能預防這類頭痛。**

偏頭痛與冰淇淋頭痛之關係仍存爭議。有一項調查報告顯示，偏頭痛患者有高達98％曾有過類似的經驗；但Bird等人的調查卻發現偏頭痛患者有較少的冰淇淋頭痛。冰淇淋頭痛和偏頭痛的關係目前尚不清楚，但有人發現冰淇淋頭痛也可以引發另一次偏頭痛的發作。

其實，冰淇淋頭痛在國際頭痛協會分類中是屬於冷刺激頭痛的一種。冷的刺激可以是吃冰冷的食物（如冰淇淋），或是頭部直接暴露在低溫下，如寒流、霜雪或潛入冰冷的海水。常有人說，冷風一吹便讓他頭痛發作，這些對冷刺激敏感的人，在**寒冷的季節裡應特別注意保持頸部的溫暖，如圍個圍巾等，如此一來應可減少冷刺激頭痛的發生。**

〈頭〉〈痛〉〈小〉〈百〉〈科〉

冰淇淋頭痛

頭痛表現

吃進冰冷的食物或飲料後數秒鐘頭痛，30～60秒鐘後疼痛的程度到達頂峰，接著逐漸緩解

伴隨症狀

無

▶ 咖啡因與頭痛

美味誘人的咖啡對頭痛而言，亦敵亦友。很多市售的頭痛藥裡面也常攙有咖啡因，用來幫助藥物的吸收，如普拿疼加強錠，除了止痛藥外，還加了咖啡因成分，以加強藥效。但是當你喝咖啡已成習慣時，突然沒喝，反而會產生頭痛，這就是咖啡戒斷所引起的頭痛，這種頭痛通常發生於停喝咖啡的數小時後，因此你可以發現很多人於傍晚或一早醒來時會頭痛。例假日的頭痛也常常是屬於這一種，因為平日上班喝慣了咖啡，假日一沒喝，頭痛馬上發作，原本美好的假期也跟著毀了。隨著咖啡的全球普及化，這個毛病也越來越普遍，越來越多的頭痛專家也建議患者遠離咖啡。

大部分的人於30分鐘內就可以感受到咖啡因的效力，咖啡因的效果可持續3～5小時。美國人平均每日喝2～3杯咖啡，1年會消耗1500萬磅的咖啡，咖啡的魅力不可不說是驚人。

根據聯合國國際衛生組織的報告，咖啡其實是一種很安全的食物，甚至在美國已經認定為健康食品，一般只有在長期每天攝取500毫克以上的咖啡因，或每月累積咖啡因量到達15公克時，才可能產生戒斷頭痛。但也有少數十分敏感的人，每日只用100毫克或不到，就產生戒斷症狀。

每日喝8～10杯咖啡（約1克咖啡因=1000毫克咖啡因）會危害你的健康，如果每日攝取10克或以上的咖啡因，甚至可能致命。咖啡因可以使

頭痛小百科

咖啡因與頭痛

頭痛表現

停喝咖啡的數小時後產生之頭痛，雙側疼痛，可能為鈍痛或搏動性，服用咖啡因之後約1小時候頭痛解除

伴隨症狀

倦怠感，少數患者會感到噁心

腦中血管收縮，進而降低腦血流，這也是為什麼有些偏頭痛患者說喝咖啡會改善他們的偏頭痛，但這同時也是造成咖啡戒斷症候群的原因。

偏頭痛好發於女性，雌激素會減慢咖啡因的代謝，因此女生比男生更容易有咖啡戒斷頭痛。女性經期時是雌激素最低的時候，此時咖啡因比平時更快排出體外，因此容易有頭痛。一般預防偏頭痛的藥物也常可以使咖啡因代謝變慢。**如何減少咖啡因戒斷所引起的頭痛？**一是逐漸減量到從此不再或少量喝咖啡，如你每日喝5杯咖啡，可以從每5天少1杯慢慢減到1天1杯或更少。**另一是如果無法不喝咖啡，那就要定時定量的喝，不要有間斷**，後者可能成功性較高。

請根據下頁的表格來確定自己所攝取的咖啡因總量（請記住也包括藥物），並記錄自己進食的時間、咖啡因的量和頭痛發生的時間，記錄一段時間後就可以看出你的頭痛是否和咖啡因戒斷有關。

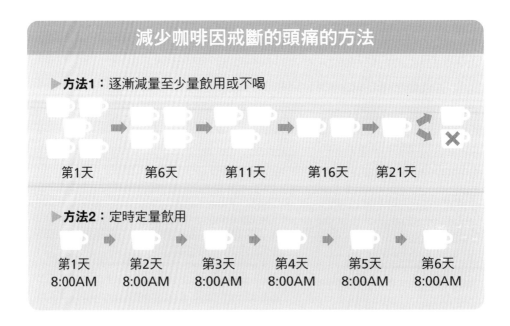

減少咖啡因戒斷的頭痛的方法

▶ **方法1**：逐漸減量至少量飲用或不喝

第1天　　　第6天　　　第11天　　　第16天　　　第21天

▶ **方法2**：定時定量飲用

| 第1天 | 第2天 | 第3天 | 第4天 | 第5天 | 第6天 |
| 8:00AM | 8:00AM | 8:00AM | 8:00AM | 8:00AM | 8:00AM |

你知道自己吃下多少咖啡因嗎？

食物、飲料或藥品	咖啡因（毫克）
1杯煮的咖啡	100～150
1杯即溶咖啡	85～100
1杯茶	60～75
1杯去咖啡因咖啡	2～4
1杯可可	40～55
1瓶可樂（8盎司）	40～60
1條巧克力棒	25
罐裝冰紅茶	22～36
一般市售感冒藥	30
加非葛（藥品）	100
一般市售頭痛藥、止痛藥	30～65

　　如果頭痛與咖啡因戒斷有關，便可以自己實驗看看，如先試試看每日吃50毫克咖啡因，如果無效，再試試看每半日吃50毫克咖啡因，如此便可慢慢測試出自己所需的咖啡因量。通常頭痛在攝取咖啡因1小時後便可解除。

咖啡因是把頭痛雙刃劍

　　不是每一個人都會對咖啡因成癮，但咖啡因成癮的人只要連續14天每天攝入200毫克的咖啡因（約2杯）就可能成癮。一旦成癮了，一天沒有喝咖啡，就可能發生戒斷症狀，例如頭痛。

　　相反地，有些頭痛患者飲用咖啡反而會抑制頭痛，不過這類患者平時不喝咖啡，只有頭痛時才會喝咖啡，幫助止痛。由於一個人會不會咖啡因成癮是無法測知的，所以只能建議**有偏頭痛問題的人一天最多只能喝1杯咖啡**。而偏頭痛發作頻繁的患者則建議減少咖啡因的攝取。

▶ 巧克力與頭痛

　　不只咖啡，好吃的巧克力也與頭痛的發作有關係。巧克力也會誘發一小部分的偏頭痛患者頭痛發作，因為它內含Phenylethylamine（會造成血管擴張）。此外，1盎斯的白巧克力含有6毫克的咖啡因，在統計每日咖啡因總量時千萬別忘了它們。

　　整體而言，巧克力比起咖啡對頭痛的影響較輕。雖然可能只有一小部分人的頭痛跟吃巧克力有關係，但是想想看，你是否常於吃了巧克力後就頭痛呢？如果沒有，就先恭禧你了！

――――――頭痛小百科――――――

巧克力與頭痛

頭痛表現
誘發偏頭痛的發作或咖啡因戒斷頭痛

伴隨症狀
類似偏頭痛或咖啡因戒斷頭痛發生時的伴隨症狀，如倦怠

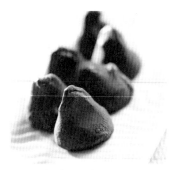

▲巧克力內含Phenyle-thylamine，可能誘發小部分的偏頭痛患者頭痛發作。

▶ 熱狗頭痛

亞硝酸鹽（*Nitrites*）是一種常用的食物防腐劑，可以使肉類呈現粉紅色，味道變鮮美，可惜的是，含有亞硝酸鹽的食物常會引起頭痛。常見含亞硝酸鹽的食物如燻魚、醃牛肉、香腸、罐頭火腿、培根和熱狗等。

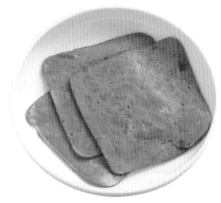

▲亞硝酸鹽可使肉類呈現粉紅色、味道鮮美，但也可能引發頭痛。

亞硝酸鹽是如何使肉類呈現均勻好看的顏色？這是因為肉中的細菌加上硝酸鹽（*Nitrate*）自然代謝之後，變成亞硝酸鹽可和肌蛋白及血色素結合，成為紅色物質，使肉製品顏色看起來較美觀。

由於熱狗頭痛是因硝酸鹽／亞硝酸鹽所造成的，因此和心臟病藥物硝化甘油（一種心絞痛舌下含片）所造成的頭痛類似，通常是雙側、搏動性，有時伴有臉紅等現象；有時，這種頭痛也會造成下巴和牙齒痛。對於敏感的人，往往1毫克的亞硝酸鈉就足以造成上述症狀。

有熱狗頭痛的人若不想放棄這類食物，可考慮採用循序漸進的方式增加對亞硝酸鹽的忍受量，便可解除或減輕其所帶來的頭痛。

───═ 頭 痛 小 百 科 ═───

熱狗頭痛

頭痛表現
頭雙側搏動性疼痛

伴隨症狀
臉紅、下巴和牙齒痛

▶ 中國餐館症候群

　　許多外國人吃過好吃的中華料理之後，會產生所謂的「中國餐館症候群」，其症狀如下：忽然發現臉部和喉嚨肌肉緊繃且併有麻木、上背部肌肉緊縮、口內黏膜和上顎感覺異常、噁心、頭暈、臉色潮紅、流汗、下巴痠痛、緊縮型頭痛、心跳加速、全身無力等，通常可於30分鐘內恢復。

　　產生此症的原因不明，但許多人認為是對麩酸鈉（MSG）敏感所產生的。麩酸鈉是味精的重要成分，是將玉米、大麥、甘蔗等發酵後，得到白色結晶狀的東西，主要是由一種叫穀胺酸（Glutamate）之胺基酸所構成。事實上，1200年前中國人就已在海草中發現麩酸鈉的存在，並用來增添食物的美味；1908年，東京帝大的教授Kikunae Ikeda將之提煉出來，從此於亞洲流行。

　　至於為什麼麩酸鈉會造成頭痛？可能是因為麩酸鈉會造成血管收縮所造成的。國外自認頭痛和麩酸鈉有關的頭痛患者，各家統計不一，由0.5％到30％不等，臺灣則少有聽聞。美國食品藥物管理局（FDA）認為麩酸鈉是一種安全的食物添加劑，就像糖、鹽、胡椒一樣安全，其作為食物添加劑也已有百年的歷史了，可幫助調和鹹、酸或苦等味道，用來增加食物的美味，無論是肉、海鮮、蔬菜或湯等都可使用。

頭 痛 小 百 科

中國餐館症候群

頭痛表現

緊縮型頭痛（詳見第114～118頁）

伴隨症狀
- 臉部和喉嚨肌肉緊繃且併有麻木
- 上背部肌肉緊縮
- 口內黏膜和上顎感覺異常
- 噁心、頭暈、臉色潮紅、流汗、下巴痠痛、心跳加速、全身無力等

在臺灣，要避免吃麩酸鈉的食物十分困難，如果你的頭痛常發生在進餐後數小時內，可嘗試記下自己吃過的食物，釐清頭痛的發生是否和麩酸鈉有關，如果你真的不幸是麩酸鈉敏感的患者，可能需要自已烹調食物才能解決這個問題。也有人發現缺乏維生素B₆的動物無法代謝麩酸鈉，人類目前並不知是否也如此，但有這類型頭痛的人不妨補充維生素B₆試試看。

適當使用味精（麩酸鈉）可有效減少鈉的用量

研究人員在對老鼠的實驗中發現，若初生老鼠攝入麩酸鈉達到血中濃度100～30mumol/dl或成鼠達到630mumol/dl以上，就會傷害腦細胞，但關於人類的研究則發現成人即使攝入10克麩酸鈉，血中濃度也達不到那麼高，所以大家不必恐慌。

事實上，很多食物，例如番茄、醬油、香菇等也都含有穀胺酸，而人體並無法區別吃下肚的穀胺酸究竟是來自麩酸鈉或是由天然食物中產生，而且很多研究也都未能證實麩酸鈉的量和中國餐館症侯群兩者之間有關。

再者，**麩酸鈉的鈉含量只有鹽的1/3，適當使用，可有效減少鈉的用量**，尤其是老年人，因為味覺老化，對味道不再敏感，常會覺得食物不好吃，麩酸鈉此時便可幫上忙，但是適量即可，加再多的麩酸鈉並不能讓食物變得美味非常，還可能適得其反，反而變得不好吃，畢竟麩酸鈉不是神仙，它無法使很難吃的食物化身為美食來欺騙味覺，適量使用才是最理想的作法。

▶番茄、醬油、香菇中都含有穀胺酸，
　適當應用可減少鈉的使用量。

▶ 飲酒與頭痛

「自請假來多少日，五旬光景似須臾。已判到老為狂客，不分當春作病夫。楊柳花飄新白雪，櫻桃子綴小紅珠。頭風不敢多多飲，能酌三分相勸無。」（白居易）

相信很多人都有這樣的經驗──由於前一夜多喝了幾杯，隔天醒來竟頭痛欲裂！這種酒後發生的頭痛是相當普遍的，一般常飲的酒類，如啤酒、香檳等皆會造成頭痛，其中最惡名昭彰的是紅酒和白蘭地，而最不會造成頭痛的則是如伏特加、蘇格蘭威士忌和麗絲玲葡萄酒（Riesling，一種德國的葡萄品種所釀成的酒，可以是一般白酒、甜酒或氣泡酒）等。

喝太多酒後所產生的頭痛是由於某些人對酒中的組織胺（Histamine）不能忍受所引起的。組織胺是細菌代謝蘋果酸變成乳酸的過程中所產生的副產品，這種細菌不能在太酸的環境下生存（pH值約≧3.6），因此白酒含有較低的組織胺，而紅酒中每升

各類酒的組織胺含量表

分類	組織胺含量（μg/l）
紅酒	60～3,800
白酒	5～120
氣泡酒、香檳	15～500
甜點酒	80～400
啤酒	20～100
無酒精的啤酒口味飲料	15～40

約有10毫克組織胺，這也可能是喝紅酒較白酒更易引起頭痛的原因。組織胺除了造成頭痛以外，也會造成鼻塞、臉紅、拉肚子、癢和喘等類似過敏的現象。除了酒以外，有些食物如乳酪、鮪魚、香腸及甘藍菜（即高麗菜）也富含組織胺。雖然酒類本身組織胺並非相當高，但是酒精會抑制組織胺的代謝，因此容易特別產生症狀；而女性及小孩因較不易代謝組織胺，因此喝酒引起不適的比例較高。上頁「各類酒的組織胺含量表」中列出各類酒的組織胺含量，供大家喝酒前作參考。

除了組織胺以外，紅酒所富含的酪胺酸（Tyramine）容易誘發偏頭痛患者的頭痛發作。同樣富含酪胺酸的食物還包括乳酪起司類及柑橘等食物，偏頭痛患者如果有因為攝取這類食物而引發頭痛的經驗，日後可能就要避免這些飲食。

另外，許多葡萄酒的製作及保存，都會添加二氧化硫。過去，許多人認為二氧化硫是喝酒後頭痛的元兇之一，然而，科學上的證據卻不是那麼充足。一般而言，二氧化硫的添加量是香檳（氣泡）酒類＞白酒＞紅酒。因此，如果喝的是白酒，量不多又發生頭痛，也許得考慮二氧化硫的問題。

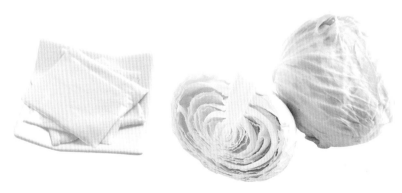

▲乳酪、高麗菜、鮪魚、香腸等富含組織胺的食物也會引起鼻塞、臉紅、拉肚子、癢、喘等不適症狀。

造成宿醉後頭痛的原因十分複雜，有學說認為酒精本身也會造成腦血流增加而產生頭痛。但血中酒精濃度和宿醉頭痛的嚴重程度無關。一般宿醉頭痛發生的時間多在宿醉後的次日清晨，此時酒精已褪去會造成血流增加的效果。因此引起宿醉頭痛的原因可能是酒後擴張的血管中所含的血清素釋放，以及宿醉造成的脫水現象。此外，偏頭痛患者發生宿醉後頭痛的機會也高於無偏頭痛者。

一般來說，宿醉頭痛會自行緩解。真的不適到需要吃藥時，使用一般頭痛藥如普拿疼即可。如果非喝酒不可時，喝酒前1小時吃顆抗組織胺也許可減少頭痛發生機會，同時加上維生素B群也可能有幫助。但是以上的治療仍缺乏有實證基礎的研究證實。酒類也會引發偏頭痛或叢發性頭痛患者頭痛發作，如果不幸頭痛發作，可服用一些非類固醇性消炎止痛製劑、阿斯匹靈或吸100%氧氣使血管收縮。當然最重要的，白居易的方法「不要多飲」也要多多遵循。

━━━ 頭・痛・小・百・科 ━━━

宿醉頭痛

頭痛表現

和血管型的頭痛（詳見第96頁）非常接近，通常是雙側，可能會有搏動感，活動會令疼痛加劇

伴隨症狀

其他酒精造成之症狀

▶ 氣候、氣壓與頭痛

頭痛經驗談 飛行高度達6000英尺即會頭痛

患者檔案：男性／46歲／機長
頭痛頻率：不詳

　　趙先生的健康狀況一向良好，也無慢性頭痛或偏頭痛病史，但近來發現他只要飛行高度到達6000英呎，約45分鐘後便開始頭痛，當飛行高度下降到5000英呎時，頭痛便會解除。幾番追查頭痛原因後才發現，他的頭痛是從改服一種降血脂藥物──Pravastatin後才有的現象，這個藥物本身就可能會引起頭痛，加上氣壓改變也會引起頭痛，雙重因素催化下，因此爆發了這位機長的高空頭痛。

　　臨床病例報告顯示可能有少數人搭飛機會發生頭痛，但大部分飛機頭痛的原因並非低氣壓或缺氧，而是上升或下降期間產生的氣壓變化所造成，主要疼痛位置在單側眼眶周圍，大多數人在下機或飛機爬升到穩定高度後，頭痛就改善了。

　　許多研究顯示，天氣的變化也是偏頭痛最顯著的誘發因子之一，2015年日本的Okuma團隊報告，只要氣壓下降6～10百帕（標準大氣壓是1013百帕），就會誘發偏頭痛的發作。許多人也許有這樣的經驗──天氣變壞時就容易頭痛發作，這不是頭痛者的託辭，而是真有其事，約有2至3成的人會因太冷或太熱而誘發偏頭痛發作，可能的原因是氣候改變前，離子的變化會使身體釋放出血清張力素和引起內分泌的改變所引起的，除溫度外，和氣壓變化也

有關係。有這類型頭痛問題的人要留意缺氧或吹風均可能引起頭痛問題。案例中的機長也許就是因為飛機上的低壓加上藥物的雙重效應，而造成偏頭痛發作。

缺氧或血中二氧化碳升高也會造成血管擴張，這可能是有些人在高山上會頭痛的原因。缺氧造成的頭痛往往是是搏動式的，且伴有臉色潮紅、畏光、眼睛紅及嘴唇發紫。若在登山前先吃1顆利尿劑（Diamox，*Acetazolamide*），就可以改善這種情況。

高山症所引起的頭痛在8000英呎（約2500公尺）以下很少發生，多半是處在低氧狀況數小時後發生，通常多於抵達高山上8～24小時發生，如持續待在山上4～8天後會恢復，吸氧氣也無法改善，若咳嗽、用力大便或出力則可使頭痛更加劇烈，躺下來也無濟於事，臨床研究證實這些人腦壓高，有腦水腫現象。高山症除了頭痛，腦力也會受到了影響。

此外，根據統計顯示，有超過一半的頭痛患者發現他們的頭痛和氣候有關。在加拿大亞伯特省有一種特別的溫暖西風，稱為Chinooks，研究發現在Chinooks風來之前和來的時候，偏頭痛患者頭痛發作的次數增加，尤其是風速每小時大於38公里時特別明顯。有的患者對高風速敏感，有的患者則對Chinooks風來臨前敏感，且年紀越大，越容易對風速敏感。除了氣候外，空氣污染也和頭痛有關，義大利一工業城的研究發現空氣污染的指標和頭痛發作頻率及嚴重度均呈正相關。

頭痛小百科

氣候、氣壓與頭痛

頭痛表現
搏動式的頭痛

伴隨症狀
臉色潮紅、畏光、眼睛紅及嘴唇發紫

▶ 性交時的頭痛

前額及眼眶發生劇烈尖銳疼痛

患者檔案：女性／42歲／家管

頭痛頻率：2週內3次

　　李太太在2星期內共發作了3次劇烈的頭痛，而且都是發生於性交時。頭2次都是發生在她幾乎到達高潮時，突然感覺到前額和眼眶一陣劇烈尖銳疼痛，頭痛持續約10分鐘，之後並無任何不適。第3次她因為痛到無法忍受，只好中斷了性行為，這次頭痛消失的更快，約只持續了5分鐘。由於3次性行為中發生的頭痛，使得現在的她對於下一次的性行為十分畏懼，也很擔心自己是否得了什麼病。

　　這種頭痛對保守的國人而言實在是羞於啟齒，國際頭痛學會建議把這種頭叫作「和性行為有關係的頭痛」，許多人來求診時都擔心是不是中風的前兆？請放心，可能是中風前兆的性行為相關頭痛是很少的。這一類頭痛在醫學文獻上有的學者將之稱為「良性性交頭痛」。當然，使用「良性性交頭痛」這名詞是狹隘了一點，因為部分人的這類型頭痛是在自慰時產生。

　　基本上，和性行為有關係的頭痛的典型表現為隨著性行為進行興奮增加時，開始發生兩側鈍痛，並在高潮時或之前數秒發生突然的劇烈，如爆炸般頭痛，嚴重頭痛典型只有幾分鐘，但是也可長至1天。但是原發性的性行為相關頭痛患者並不會有噁心、嘔吐和神智不清等症狀，若有這些症狀便要懷疑是動脈瘤破裂引起蜘蛛膜下

腔出血（一種嚴重的腦中風）所造成的頭痛。此外，有部分患者會在性行為之後發生姿勢性的頭痛（即躺著不痛，坐起來痛）。這些患者許多都獲得證實有腦脊髓液滲漏的狀況，滲漏也許與性行為有關，但目前仍無法確定。

根據臺北榮總在2010年發表的研究結果顯示，約有一半的性行為相關頭痛可能與血管異常相關，大部分是顱內動脈的異常收縮；另一半則沒有任何病灶。但是與其他各國研究相關的結果一致，不管有沒有顱內動脈的異常收縮，臨床表現都相當類似。然而，這些有顱內動脈異常收縮的患者比完全正常的患者，較容易產生一些的腦血管的併發症，這類因性行為引發的頭痛，有一半的患者在痊癒後便不會再發，但是有人在10年後會再度發作。

雖然大部分的性行為引發的頭痛都會自行痊癒，但仍務必尋求神經內科醫師的協助，必要時甚至掛急診，以排除血管異常或其他嚴重疾病。此外，即使是良性的性行為頭痛，也能得利於某些有些具有非常好療效的藥物，重拾生活品質！

━━━━━ 頭 痛 小 百 科 ━━━━━

性交時的頭痛

頭痛表現

頭和脖子有鈍鈍的痛，且隨著性興奮的增加而加劇，高潮時或之前數秒發生一突然的劇烈頭痛

伴隨症狀

良性的較無合併症狀，與血管相關的可能會有持續的噁心感或嘔吐

▶高血壓與頭痛

　　頭痛，特別是嚴重頭痛，常伴有血壓高，這是因疼痛引起次發性高血壓，並非是高血壓造成頭痛。很多人將頭痛歸咎於高血壓，但大部分的研究都發現一般高血壓患者的頭痛機會並未增加，而且使用降血壓藥物也無法減輕頭痛，反而有些降血壓藥物（特別是血管擴張的藥）會引起頭痛這種不良反應。

　　但是舒張壓在瞬間上升超過25%，或是嗜鉻細胞瘤引起的高血壓和惡性高血壓（舒張壓超過120 mmHg）等則常伴有頭痛，孕婦罹患子癲前症或子癲症時也會因血壓高而頭痛，一般而言，這些頭痛在血壓恢復正常後1天到1星期內就會解除。這種血壓高引起的頭痛，常是整個頭都痛，在一早起來最厲害，有時還會半夜痛醒；有少部分的人白天血壓都正常，但是夜間血壓偏高，因此僅有半夜痛醒的症狀，需要測量睡眠時的血壓，以排除夜間高血壓症候群。

　　高血壓絕非造成頭痛的一重要因素。高血壓雖然很少頭痛，但也不能大意，若不好好控制血壓，當造成惡性高血壓時，除了頭痛尚可引起其他眼、腎、心臟等問題。若服用高血壓藥會造成頭痛，宜告知醫師並諮詢換藥的可能，千萬不可自行停藥。

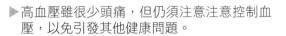

▶高血壓雖很少頭痛，但仍須注意注意控制血壓，以免引發其他健康問題。

控制好血壓，頭就不會痛了嗎？

　　許多民眾在頭痛時測量血壓，發現平常120 mmHg的血壓竟然飆到150 mmHg，這是血壓升高而引發頭痛嗎？事實上，血壓升高引起頭痛的情形並不多，反而因為頭痛不舒服才導致血壓升高的情形較多。

　　有些高血壓患者常以身體沒有不舒服，血壓高一點也沒有關係為由而不按時服藥，對這些高血壓患者而言，頭痛就像是個正面警訊，會讓他們因為擔心頭痛的發生是不是表示身體出現異狀，而願意自動自發地按時服藥，控制血壓。

　　高血壓患者總是覺得天天服藥麻煩，但是懶得吃藥，卻增加自己中風發生的機會，倒不如提早用藥控制血壓。神經內科的門診很重視血壓控制，特別是年輕的高血壓患者更應當控制血壓，按時服藥，因為一個患者若在23歲就患有高血壓，那麼他遠比43歲才得到高血壓的人，足足提早了20年讓自己的腦部承受高血壓的不良影響而不自知。

▶ 節食引起的頭痛

　　很多愛美的朋友會刻意禁食，如透過過午不食的方法來控制體重，但相信很多人都不知道，禁食也會引起頭痛。到底節食，甚至禁食與頭痛的關係是如何的呢?

　　根據以色列對猶太節日Yom Kippur（贖罪日）的研究，證明了節食的確是頭痛的誘因之一。猶太教徒從Yom Kippur前一天的傍晚起，必須禁食25小時，包括食物、飲料及菸酒均被禁止，此外，從假日前一天、太陽下山前到節日當天都不可以工作，目的是要將所有醒著的時間都用來祈禱。調查結果顯示，以往就有頭痛困擾

的人，有66%在這一天會頭痛，而以往沒頭痛的人，也有29%會頭痛，且**禁食引起的頭痛通常發生於禁食後約16小時左右**，禁食時間越久，頭痛的人越多；這類頭痛的型態常是非搏動性，且嚴重度不高，往往只有輕到中度，頭痛部位則是在兩側前額最多。當然，Yom Kippur頭痛，除了禁食外，也可能和宗教活動所產生的壓力有關；也有人認為是否和咖啡因戒斷有關，但研究結果並不支持這種看法。

另一個丹麥研究和許多關於回教齋戒月的研究也認為節食的確會造成頭痛或誘發原本的頭痛發作。研究人員對2000名婦女做禁食與頭痛之間關聯的研究發現，超過5小時未進食，或於晚餐至第2天早上超過13小時未進食，是造成這些婦女頭痛的主因。這是什麼道理呢？可能是因低血糖時，體內堆積某些代謝產物所引起的。

也有學者調查1100名低血糖患者，結果發現高達7～9成患者有焦慮和頭痛現象。正常人血糖維持在一特定範圍內，是因為肝醣的量可供應至少24小時以上，因此**必須禁食達一定時間才會引起頭痛**。

想變得更瘦嗎？你可以逐漸減低食物攝取量，但千萬不要餓得頭昏眼花，否則頭痛就在一旁等著你！

──── 頭⦁痛⦁小⦁百⦁科 ────

節食引起的頭痛

頭痛表現

- 非搏動性，且嚴重度不高，往往只有輕到中度
- 頭痛部位則是在兩側前額最多

伴隨症狀

無

▶現代3C頭痛症

頭痛經驗談　眼睛疲勞、頭部漲痛

患者檔案：女性／20歲出頭／學生

頭痛頻率：每月1～2次

　　愛玲與時下的年輕人一樣，智慧手機不離身，一有空檔便拿起手機盯著看，不管是社群網站、通訊軟體還是手機遊戲，都非常地樂在其中，連睡前也免不了拿起手機滑半個多小時才會睡，每天都要盯著螢幕超過2、3個小時跑不掉。

　　最近，愛玲常感到眼睛疲勞，有時頭部也會漲痛，且她本來就有偏頭痛的問題，經求診頭痛醫師後，醫師請她詳細記錄每日生活後，她驚訝地發現，久盯螢幕的日子，幾乎偏頭痛都會來找她……。

　　隨著網路通訊技術的發達，近年來幾乎人手一支智慧型手機，很多人只要不盯著手機，就會感到焦慮，可見手機對現代人有多重要，然而，智慧型手機對健康的影響也不容小覷。雖然手機電磁波對健康的影響、是否會引發腦瘤等問題仍有許多不清楚的地方，但可以確定的是，過度使用手機肯定與頭痛發作或多或少有關聯。

　　使用手機引發頭痛主要的原因有二：

● **螢幕亮光對腦部造成的刺激所造成**，尤其許多人會在周圍很暗的環境中盯著螢幕看。過去便已經知道，長期使用電腦，螢幕亮光便有可能刺激偏頭痛發作，尤其近幾年來智慧型手機或平

板電腦等興起，人們看手持裝置的時間變得更頻繁、距離更近，因此更有機會誘發頭痛。一篇2015年底發表的法國研究顯示，盯著螢幕較久的人的確有較高的機會誘發偏頭痛。

● **長期盯著近距離的手機螢幕看**，眼睛或肩頸疲勞也可能造成頭顱周圍的肌肉過度收縮而產生頭痛，但這種頭痛相對較輕微。

建議可以自己記錄一下使用的狀況和頭痛的相關性，希望這些智慧型裝置能帶給現代人沒有負擔的智慧生活！

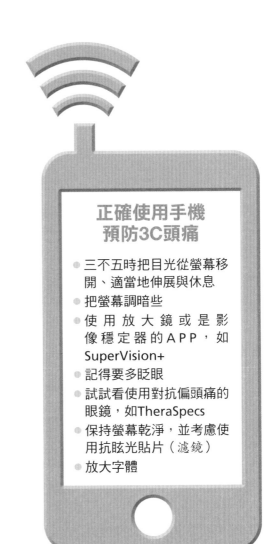

正確使用手機預防3C頭痛

● 三不五時把目光從螢幕移開、適當地伸展與休息
● 把螢幕調暗些
● 使用放大鏡或是影像穩定器的APP，如SuperVision+
● 記得要多眨眼
● 試試看使用對抗偏頭痛的眼鏡，如TheraSpecs
● 保持螢幕乾淨，並考慮使用抗眩光貼片（濾鏡）
● 放大字體

頭痛小百科

現代3C頭痛症

頭痛表現
可能誘發偏頭痛或是眼睛附近至整個頭的緊漲感

伴隨症狀
眼睛疲勞、肩頸痠痛

▶ 雲霄飛車頭痛

頭痛經驗談　嚴重頭痛、嘔吐、畏光

患者檔案：男性／17歲／學生

頭痛頻率：只要一站起來，幾分鐘後便開始頭痛

　　張同學星期日和朋友們一起結伴到遊樂場玩，並且玩了十分刺激的360度迴轉雲霄飛車，當時只覺得頭暈但十分過癮；次日清晨，他卻發現自己的頭好疼，甚至吐了出來，也有畏光現象，因此向學校請了一天假。當他躺在床上時，頭痛便改善，只要一起床就又頭痛欲裂。之後他勉強上了學，頭痛卻如影隨形，因此到醫院就醫，被診斷出腦壓過低所造成的頭痛，可能是因雲霄飛車太過劇烈，而造成腦膜有一小的裂縫，腦脊髓液慢慢地一滴滴地滲出，終成低腦壓頭痛。

　　雲霄飛車雖然好玩，但是仍有潛在的危險，除了低腦壓頭痛外，如頸動脈或基底動脈的管壁破裂，蜘蛛網膜下腔出血或硬膜下血塊也都有過報導。

　　頭痛期刊也報導過一個28歲的女性在坐了雲霄飛車2個月後卻發生了嚴重的偏頭痛、失眠、記憶力減退和情緒失控的現象，發作的情況與一般偏頭痛類似，但是醫師懷疑是因坐雲霄飛車傷到腦子所致。

不只是雲霄飛車，凡是高速甩動的遊樂設施項目，如海盜船等會產生離心力及加速度的遊樂項目都可能會造成頸部甩動的危險，甚至水上樂園的滑水道也有潛在的風險性。還好這類情況發生的機會並不高，但如果玩了這些遊樂設施後不幸發生頭痛，就應該提高警覺，並且要盡快就醫。

頭痛小百科

雲霄飛車頭痛

頭痛表現

多半是姿勢性的頭痛，直立就會頭痛，躺下就改善，疼痛程度劇烈

伴隨症狀

- 頸部僵硬
- 嘔吐
- 畏光
- 失眠
- 記憶力減退
- 情緒失控

NOTE

PART 4

讓頭痛消失不見

預防頭痛和頭痛發作時
的應急對策

悩人的偏頭痛發作是不是常常讓你感到困擾呢？好不容易
到了週末，想要到郊外走走，卻因為偏頭痛發作，只能臨
時取消，在家休息；或者是在某項工作的預期截止日前，
因為偏頭痛發作，工作效率大幅降低，但只能強忍著頭痛
辛苦地趕進度。本篇將提出8個方法，幫助你能夠有效地管
理你的偏頭痛。

8個減輕頭痛的方法

常常頭痛的人，心裡一定都這麼想——如果不頭痛該有多好！或者正當飽受疼痛折磨時，如果能有什麼方法讓疼痛多少減輕點，都是值得嘗試的。更何況，有些人頭痛發作到某種程度時，連藥物也失去了效用，這時候該怎麼辦呢？不妨試試以下8個步驟，可以幫助你將頭痛控制得更好。

8種減輕頭痛的方法

1 記錄頭痛日記
- 確實記錄頭痛日記（詳見143～145頁），包括：記錄頭痛的次數、大小、位置與伴隨症狀，方便你的醫師幫助你

2 回想頭痛前出現哪些症狀
- 請親朋好友幫你一起回想在頭痛之前的幾小時或幾天是否有特別的症狀，如飢餓、口渴、打呵欠、特別疲倦、情緒低落、焦慮不安、頭暈、對光線或聲音特別敏感、覺得冷、頻尿、便秘、拉肚子或水分蓄積體內等現象

3 隨身攜帶止痛藥
- 隨身攜帶急性止痛藥，於急性發作時遵照醫師指示服用

4 聽從醫囑使用止痛藥
- 只吃醫師指示的藥物，不可服用過多
- 未和醫師商量前，不可以停藥，有些藥物須逐漸停藥，突然停藥可能有意想不到的副作用

5 **正確使用** **止痛藥**	● 如果有一次藥忘記吃，若離下一次吃藥還久，馬上補吃 ● 如已接近下一次吃藥時間，就算了，千萬不可吃2倍劑量，以免中毒
6 服藥後 **適當休息**	● 吃了頭痛藥，找一個暗的、安靜的房間休息，靜待頭痛過去
7 **改善** **生活方式**	● 你的頭痛醫師是和你並肩作戰的好朋友，你須遵照醫師指示改善生活方式，達到減少頭痛的目的，如保持心情愉快、學習放鬆技巧、減少咖啡因攝取、正常睡眠、多運動、少抽菸
8 **避免會** **造成頭痛的** **工作姿態**	● 經常在電腦前工作的人要注意電腦螢幕的高度、座椅的舒適度和姿勢，不時起身活動一下，並讓雙眼適度休息，即可減少「電腦頭痛」的發生 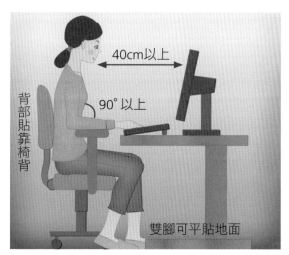 ▲使用電腦時的正確姿勢。

圖中文字：
40cm以上
90°以上
背部貼靠椅背
雙腳可平貼地面

都是憂鬱惹的禍！

憂鬱症是相當常見的疾病，只是常被人們忽略罷了，根據統計，憂鬱症的患者有高達一半的人有頭痛的現象，只是輕重程度不一而已。

患有憂鬱症的患者常常會失眠、倦怠、提不起興趣，並且有情緒低落的情形，有時會不想吃東西、動作變慢、記憶力減低，甚至有輕生的念頭，無論看待什麼事情都是灰暗悲觀的，自信心喪失，覺得渾身上下都是毛病，擔心自己會發生什麼重大的疾病……，這樣的狀況若持續2個禮拜以上，我們就叫它作「憂鬱症」，以提醒患者、家屬及醫療人員積極進行進一步的治療，但憂鬱症絕對不是一種什麼心神喪失的瘋狂疾病。

有些憂鬱症患者，自己並不會自覺到心情憂鬱、低落，只是一直覺得渾身不對勁、頭腦遲鈍，這些患者會非常擔心自己的健康狀況，而且常相信自己得了什麼絕症，所以會不斷地在各個內外科門診求診治療，但即便是吃了許多藥，也都沒有改善。尤其患憂鬱症的患者常有頭痛問題，因此而周轉於各大醫院求診，要求做許多檢查，因為憂鬱症患者的擔心甚至到不合理的「慮病症」（Hypochondriasis）的地步，一直以為自己得了什麼病，而無法接受醫療人員的解釋，患者常認為醫師說沒問題只是安慰他們而已，反而會因為缺乏信心而要求更多的檢查。

同時，因為患者的情緒已經非常難過了，所以只要再有一些小的疼痛，便覺得完全無法忍受，會急切地希望疼痛立刻解除，因而要求醫師開立許多止痛藥，也會自己買止痛藥，或是直接到診所打

點滴，如此才能感覺到舒服。然而，短暫的舒暢、沒有疼痛，反而會造成長期的困擾，頭痛會更嚴重地持續。

　　真正的頭痛治療是需要一些時間的，患者的情緒狀況必須要能夠忍受暫時的疼痛以及藥物治療的不適，才能完成整個療程，尤其是憂鬱狀態的頭痛，必須要將憂鬱症治療好，頭痛才有較佳的改善。如果光只是吃止痛藥，頭痛只會斷斷續續地好一小段時間，久而久之，反而越來越嚴重。

　　憂鬱症是很容易改善的一種精神疾病，即使不治療，患者通常也會在1年左右自己痊癒，若使用憂鬱劑治療，大部分患者會在1個月之內有明顯改善。若服用一種抗憂鬱劑無效，還可以換成另外一種藥物；現代的抗憂鬱劑副作用較少，也比較不會像鎮靜安眠藥需要擔心成癮的問題，只要在醫師的指示下，大可放心地服用。

　　憂鬱症在頭痛患者中非常常見，所以頭痛患者以及治療頭痛的醫師都必須相當注意憂鬱症的可能性。需要注意的是，患者不一定覺得自己憂鬱，表情也不一定顯得憂鬱，有的時候只顯得焦慮或者易怒而已，常需要專業人士的詢問，才會發現。如果患者時常失眠，半夜不斷醒來，或是很早醒來，且變得開心不起來，就要特別注意憂鬱症的可能性。

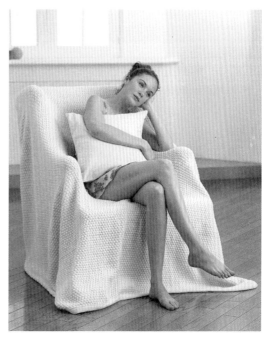

▲憂鬱狀態的頭痛須先治療好憂鬱症，頭痛才能改善。

憂鬱症有哪些症狀？

如果你有以下症狀且持續2週以上，請積極尋求醫療協助，進行治療，以免憂鬱症上身。

- ☐ 經常失眠。
- ☐ 半夜常不斷醒來或很早醒。
- ☐ 經常感覺倦怠。
- ☐ 總是提不起興趣。
- ☐ 情緒低落。
- ☐ 變得開心不起來。
- ☐ 有時候會不想吃東西。
- ☐ 動作變緩慢。
- ☐ 記憶力變差。
- ☐ 有輕生的念頭。
- ☐ 看待任何事都感覺灰暗、悲觀。
- ☐ 自信心喪失。
- ☐ 總覺得自己渾身上下都是毛病。
- ☐ 老是擔心自己生重病。
- ☐ 以上狀況已持續2週以上。

壓力與頭痛

　　壓力是偏頭痛常見的誘發因子之一，偏頭痛患者經常在壓力之下發作，因此坊間常常把這樣的發作和緊縮型頭痛混為一談，冠上「壓力型頭痛」的診斷，直指壓力是頭痛發作的主要唯一原因。其實，在現行的國際頭痛疾病分類準則上並沒有「壓力型頭痛」這樣一個診斷，而所謂的「緊縮型頭痛」（Tension-type headache）指的是頭痛的特徵像是緊縮一般的頭部疼痛，並非指壓力而言。

　　許多壓力所誘發的頭痛其實都是偏頭痛，對偏頭痛而言，每次的發作，都是體質和環境因素的交互作用，基因在體質扮演了重要的角色，決定了對外界刺激的敏感度。臨床醫師在治療上所採取的方法，不外乎是使用藥物或非藥物的方式來減低患者對外界刺激的敏感度，使得特定外界刺激比較不容易引發偏頭痛發作；或者是找出患者個人常見的誘發因子，比如說壓力、睡眠過多或過少、某些特定食物等等，進行積極的迴避。

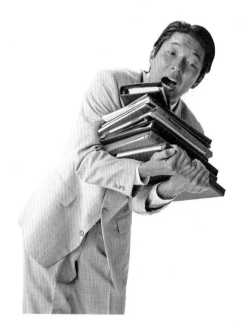

▶壓力是偏頭痛常見的誘發因子之一，
　積極迴避可減少頭痛發作頻率。

▶如何迴避壓力？──
凡事不要太吹毛求疵

　　頭痛的患者在壓力大的時候，特別容易產生較強烈、持續的頭痛。這些頭痛往往較難應付，止痛藥也常比較沒效果。所以要治癒頭痛，心理的層面也很重要，首先要有身心是一體的觀念，也就是能了解到身體、心理是互相影響的，然後才可能做更進一步的控制。

　　身體的放鬆，可以幫助達到心情的輕鬆，心理的放鬆，也可以達到身體的舒鬆。如果可以雙管齊下，頭痛發生的頻率便可以降低，已經發生的頭痛也可以較輕微。

　　同時也要提醒頭痛患者及家屬，頭痛本身對患者來講，不僅疼痛難熬，隨時復發的不確定感也造成了壓力，例如請假可能影響學業成績或工作績效。所以若談到如何幫助頭痛患者紓解、調適壓力，首先就要先幫助患者在心理上應付頭痛。

　　千萬不要去怪患者為什麼頭痛，甚至懷疑患者頭痛是不是裝出來的，家屬都需要接受患者患有頭痛的事實，如果患者一個人孤單地頭痛，家人還不諒解，患者只能怨天尤人，反而會讓頭痛進一步惡化，更加影響生活，如此惡性循環下去，頭痛永無寧日。**親友的支持諒解，才是頭痛緩解的第一步。**

　　對一般人來說，從心理放鬆比較困難，從身體放鬆比較容易，因此我們先談身體的放鬆技巧，再談心理的放鬆技巧。

▶讓身體放鬆的方法

簡單的按摩、熱敷等都可以達到放鬆的效果，而市面上常見的 SPA、遠紅外線等療法就是藉由這些方法達到身體放鬆的目的。以下我們將介紹一些簡單易行，而且可以進一步促進身體舒緩的方法。

漸進式肌肉放鬆法

人在緊張時，肌肉便會緊繃，輕鬆時肌肉便會放鬆。若發現自己太緊張時，試著放鬆肌肉可以幫助提振精神，此外，也可以轉移注意力，避免陷入頭痛和焦慮的惡性循環之中。可以先試著將肌肉反覆地緊繃與放鬆，再試著體會一層一層放鬆繃緊的肌肉；在熟悉這些漸進的放鬆層次後，再試著將肌肉放到最鬆，當覺得肌肉已經完全放鬆時，再試試看能不能再放得更鬆，如果沒有辦法放得更鬆，可以先收緊，再放鬆，看能不能收1分然後再放鬆2分，如此，逐漸地，又開發出更鬆的層次。往往我們相信已是最放鬆的肌肉，其實還是可以再進一步放鬆許多。在反覆練習後，便可以提醒自己把肌肉放鬆。

事實上，情緒上的緊繃，並不容易透過主動的放鬆得到紓解，越積極地嘗試放鬆，反而越不容易放鬆情緒。因此，必須藉由放鬆有形的身體，間接放鬆無形的心理。放鬆有許多不同的方式，以下介紹一種漸進式肌肉放鬆法，透過反復地練習，可以漸漸達到讓身體放鬆的目的。

1 放鬆的準備

找一個安靜的地方，拉上窗
簾或把燈關暗，舒服地坐或
躺著，閉上眼睛，自然和緩
地呼吸，約1分鐘。

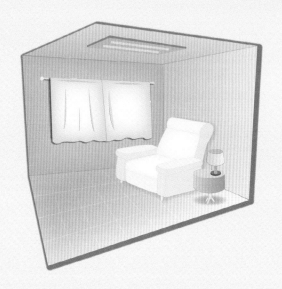

2 全身肌肉的放鬆

漸漸地把全身的肌肉都繃緊，繃
到最緊後維持5秒鐘，然後漸漸
地放鬆。

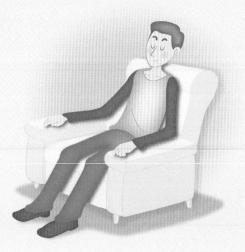

3 下肢的放鬆

把意念集中在**雙腳**，用心感受腳部的感覺約
10秒鐘，接著發自內心地感謝你的腳，然後
開始放鬆腳部，持續進行約30秒。
接著以同樣的方式把意念集中在**小腿**，誠心
地感謝小腿後進行放鬆，持續進行約30秒。
接著是**大腿**。

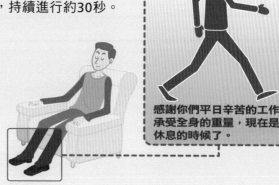

感謝你們平日辛苦的工作，
承受全身的重量，現在是
休息的時候了。

4 腰部的放鬆

把意念集中在**腰部**，用心感受腰部
的感覺約10秒鐘，接著發自內心
地感謝你的腰部，然後開始放鬆腰
部，持續進行約30秒。

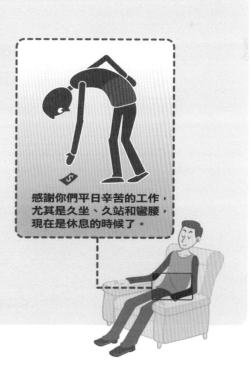

感謝你們平日辛苦的工作，
尤其是久坐、久站和彎腰，
現在是休息的時候了。

5 上肢肩膀的放鬆

把意念集中在**雙手**,用心感受雙手的感覺約10秒鐘,接著發自內心地感謝你的雙手,然後開始放鬆雙手,持續進行約30秒。接著是**前臂**、**上臂**和**肩膀**。

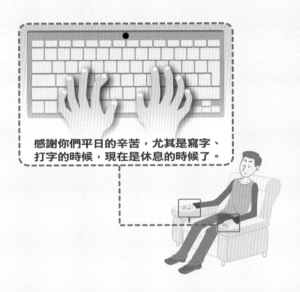

感謝你們平日的辛苦,尤其是寫字、打字的時候,現在是休息的時候了。

6 脖子的放鬆

將意念集中在**脖子**,用心感受脖子的感覺,接著發自內心地感謝你的脖子,然後開始放鬆脖子,持續進行約30秒。

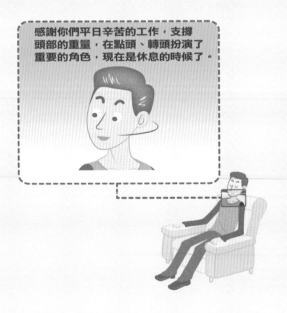

感謝你們平日辛苦的工作,支撐頭部的重量,在點頭、轉頭扮演了重要的角色,現在是休息的時候了。

7 頭部的放鬆

將意念集中在**臉部**、**太陽穴**、**頭頂**（或其他痛點），用心感受頭部的感覺，接著發自內心地感謝你的頭部，然後開始放鬆臉部、太陽穴、頭頂（或其他痛點）的肌肉，持續進行約30秒。

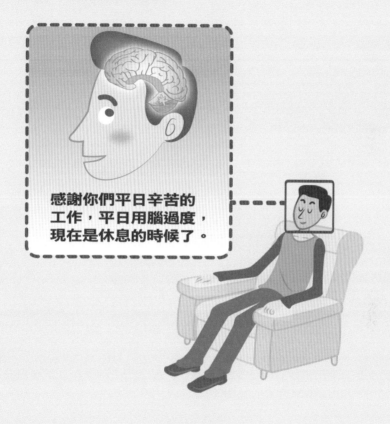

★整個流程完成之後，如果覺得還不夠放鬆，可以再重復2～7的步驟，直到完全放鬆為止。

★在練習的過程中，順其自然，如果不小心忘了已經進行到哪一個步驟，也不需要感到罪惡或焦急，由步驟2重新開始即可。

★若在過程中，不小心睡著，也不需要為此緊張驚醒，小睡片刻也是緩解頭痛的利器之一喔！

調整呼吸法

人有一個自主神經系統在幫助控制呼吸、心跳、血壓、胃腸蠕動以及各個器官的血流量等，因為自主神經系統影響了身體的許多功能，藉由它可以調節許多身體的功能。

自主神經系統和情緒息息相關，一般認為自主神經系統是身心之間的橋樑，但所謂「自主」神經系統，意思就是它是自主的，並不是我們所能控制的，所以我們很難控制自己的心跳、血壓等，但是卻可以控制呼吸，雖然平時呼吸是自主的，但是只要我們的意識介入，還是可以控制到呼吸。

經由調整呼吸，我們可以試著影響自主神經系統，甚至進一步影響心跳，調息法在許多的靜坐冥想、氣功都占有重要的地位，道理或許在此。在臨床證據的部分，目前有少量的研究發現透過靜坐的方式治療頭痛，確實有部分患者獲得了改善。

調整呼吸的同時也調整了血中二氧化碳的濃度，而暫時影響血液的酸鹼值。有些頭痛患者在空氣不好的地方會覺得頭痛惡化，一些患有恐慌症之類的患者在二氧化碳高的地方，會覺得頭昏，甚至感覺窒息或暈倒，調整呼吸對這些人便特別有用。一般而言，**偏頭痛患者較易有呼吸急促、心跳加速、胸悶的狀況，放慢、拉長呼吸就可以幫助放鬆。**

靜坐或調息的法門眾多，所謂：「法無高下，應機者妙」，只要找到自己合適的方式來練習，不一定要強求什麼特別的派門。以下介紹一種簡單的入門方法，供讀者參考。

1 放鬆的準備

找到一個安靜的房間，拉上窗簾或者是把燈關暗，舒服地坐或躺著，緩緩地自然呼吸，至心情平靜。

2 進入腹式呼吸

待心情平靜下來後，慢慢地改成腹式呼吸，也就是吸氣時鼓起小腹，吐氣時小腹塌陷的呼吸法。初次練習的人或許會有點不習慣，但多練幾次後就會漸漸熟練。

3 專注於腹式呼吸

腹式呼吸熟練後，把意念專注在自己的一吸一吐上，忽略周遭環境的一切刺激，集中精神慢慢地吸氣，慢慢地吐氣，如此漸漸進入忘我的地步。

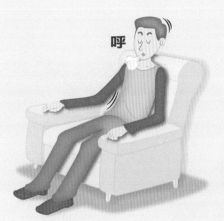

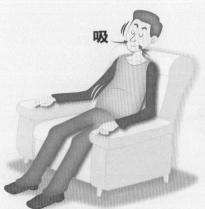

4 每日固定練習

如此每日固定練習30分鐘，長期下來，頭痛或其他身上的疼痛、情緒、睡眠等方面都會獲得改善。

生物迴饋

　　生物迴饋是藉由機器的幫助，讓身體達到放鬆、集中意識，進一步調整自主神經系統的功能。生物迴饋首先經由輕柔的音樂、畫面讓患者身心完全放鬆；接著，經由連接患者身體的記錄機器，反應出患者身體的一些生理徵象，如心跳速率、體溫或血壓等。

　　所謂生物迴饋就是將這些生理狀況顯示出來，反應給患者知道，患者不斷專心地嘗試去改變這些自主神經系統的功能，並由顯示螢幕回饋而來的數字，了解到自己的嘗試正不正確，以做進一步修正，慢慢可以學會更深一層的放鬆，以及以意識來調整心跳速率、局部血流及體溫。譬如說若我們先學會讓血流集中在手指的指尖，以提高指尖溫度，往後遇到緊張或頭痛時，就可以將意識集中在指尖，達到放鬆的效果。如果一時達不到改變局部血流體溫的效果，可以回想原來的音樂、畫面，達到放鬆的效果。有些人天生較難學會調整自主神經系統功能，也沒有關係，只要學會放鬆即可。

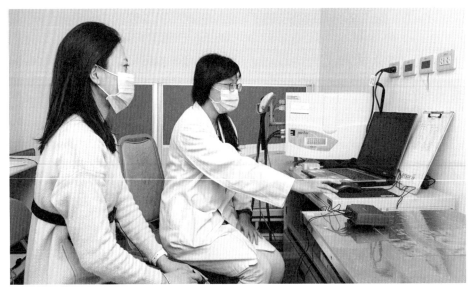

▲生物迴饋法。

▶ 讓心理放鬆的方法

透過交談抒發情緒並尋求支持

每個人都需要心理的支持，來自自己或別人的支持都一樣重要，缺一不可。壓力大時，不要忘了隨時停下來，鬆口氣、欣賞自己努力的成果，稱讚自己一下，成就感是要自己給的。遇到壓力、挫折時，不妨多找人談談，抒發情緒，並尋求別人的支持。

改變認知，降低對疼痛的感受力

其實一件事情是不是壓力，就在於我們怎樣看待它，也就是認知的問題。一件事我們可以把它看作是挑戰、學習、磨練，也可以把它當作是壓力、折磨或打擊。外在事物雖不能改變，但是外在事物對我們心理所造成的影響，卻是由我們自己所選擇後而接受的。有研究顯示，同樣的疼痛，若是我們先認為它很痛，那它就會變成困擾；若是先認為它不會太痛，那我們便較不受疼痛所左右。

探索自我，解放個性壓力

許多人的緊張，其實是來自個性壓力。有焦慮症的人對任何小事情都會有莫名其妙的擔心，也可以藉由放鬆個性獲得改善。

許多高度自我要求的人其實是緣自於低度的自尊心和自信心。**缺乏自信心**的人每次遇到事情都會非常緊張，會因為壓力太大而容易表現得不如預期。這樣的人一生幾乎都生活在壓力中，頭痛便常隨著心情起伏，而時常惡化，解決之道即在於探索缺乏自信心的根源，若是因為過去發生的糗事，就在心裡為它進行個告別式，告訴自己不要再受到這些事情的影響。

大部分低自尊、缺乏自信心的人需要有很好的益友或是長期的心理治療，尋求專業人員協助，才會有較佳的改善；至於坊間那些不斷自我暗示，告訴自己很好、要有信心的方法，往往只有短暫效果，甚至常適得其反。

　　缺乏安全感的人隨時隨地都在緊張。理智上，這些人可以知道自己給自己壓力太大了，但是因為沒有安全感，仍會不斷地向外界尋求認同與肯定，更希望能與他人建立安全而穩定的親密關係，但是因為缺乏安全感，而會過度地黏人，或是很神經質地要求別人給予保證，甚至於不斷地自己先試試破壞這關係，以確定對方是否真的喜歡自己。對這樣的人來說，人際關係是極大的壓力，但又極度渴求強烈的人際關係，因此不斷在挫折憤怒當中。頭痛的人，若是有這樣的個性，疼痛常會呈慢性化、不容易好，讓醫師束手無策，因為他們會渴求跟醫師建立強烈而緊密的醫病關係，否則就認為醫師不好，氣憤地責怪醫師；但是一旦與醫療人員建立緊密的關係之後，他們又會不斷試著去破壞挑戰，而使治療難以延續。缺乏安全感的人，首先要了解到，過去人際關係的失敗常常是自己造成的，並不代表對方不喜歡自己。試問自己，那麼強烈地渴求別人肯定，來換取自己短暫的安全感，究竟是為了彌補自己哪裡的空虛？或是因為缺乏誰的愛，而變得如此沒有安全感？一旦看開後，才容易有一些改變。但是若有這樣缺乏安全感的心理狀況，最好還是尋求專業心理治療人員，如精神科醫師與心理師協助才好。

　　在身心二者皆能放鬆後，頭痛往往較不容易復發，但是我們要把這些放鬆技巧當作人生中的一些學習，不要逼自己去施行，也不要急於要看到頭痛減少，否則這些放鬆訓練本身，又變成了一種壓力。唯有在平常心之中，頭痛才會有改善。

頭痛的輔助與另類療法

常聽到許多可以治療頭痛的偏方，如刀療法、尿療法、扎蜂針等，國外也有聲稱可以治療頭痛的天然泉水。這些偏方究竟是否可以相信？

目前的醫療是以西方醫療為主流，雖已證實其能夠顯著改善人類的健康，但是仍有許多不足之處，因此很多民眾還是會尋求輔助與另類療法。所謂**輔助醫療**（Complementary medicine）是與正統西方醫學一起使用的療法，不取代正規的西方醫學，目的是在緩解患者的症狀，提升患者生活品質；而**另類療法**（Alternative medicine）則是完全取代正規西方醫學。

頭痛的治療對於某些患者的效果可能不盡人意，究其原因，包括藥物的療效、副作用與患者或家屬期望等因素。特別是有些患者對「西藥」存有一些蠻負面的看法，如傷胃、傷肝、傷腎，所以不僅在臺灣，就是在其他國家，也有很多患者是採取「正規治療」以外的方法治療。這些使用另類療法的患者不少，某些療法也確實具有些學理根據，所以似乎有越來越多的人願意嘗試。

輔助醫療、另類療法與正統醫學的關係

	與正統醫學的關係	醫療目的
輔助醫療	與西醫一起使用，不取代正規醫學	緩解症狀，提升生活品質
另類療法	完全取代正規西方醫學	同西方醫學

多數的民眾並不是想放棄正統的醫療，而是認為最理想的狀況是在醫師的監督和建議下，同時使用正統醫療和輔助與另類療法，對患者而言，只要能解除病痛，誰是主流，誰是替代，並不重要。不過，輔助與另類醫療多屬於經驗醫療，相較於西方醫學，其實證基礎較為薄弱與欠缺，但不是全然無效，所以加強臨床研究、加強實證醫學的證據才是當務之急。醫師也應抱持開放的態度來了解患者所接受的任何治療，不要立刻就全盤否定。以下和大家介紹幾種頭痛輔助和另類療法。

▶ 受矚目的維生素B₂療法——維大力汽水也可以治療頭痛嗎？

維生素B₂在「輔助與另類療法」中算是比較有科學根據的治療。使用維生素B₂的理由是有科學家認為頭痛的患者可能與細胞質粒腺體的代謝出問題有關，而維生素B₂是粒腺體代謝過程中非常重要的「共同因子」。然而，成年人每天建議的維生素B₂需要劑量是1.7毫克，但是若要治療偏頭痛，則每天使用的劑量就很大，約400毫克，為一般所需建議量的250倍。

現在臺灣並沒有大劑量的維生素B₂藥品，一般市售的維生素或綜合維生素中，維生素B₂的含量大約是2～10毫克，所以若要服用400毫克的維生素B₂，一次可能需要吃一大把藥（1顆若是5毫克，則需80顆）。

市售的維大力汽水也含有維生素B₂，但一瓶只含3毫克左右，所以想靠喝「維大力」治療偏頭痛，可能會先撐破肚皮。其實，**牛、動物肝臟、蛋白和酵母等食物中也都含有維生素B₂，也許預防頭痛的第一步是先確保自己要攝取充足的維生素B₂**，不妨就從調整

飲食內容、多攝取富含維生素B₂的食物開始。

至於維生素B₂的治療效果如何呢？根據一篇比利時醫師的正規雙盲臨床試驗報告，一組28人服用維生素B₂ 400毫克，另一組服用安慰劑。經過3個月後，服用維生素B₂的患者減少頭痛達50％以上者約6成，遠遠大於只服用安慰劑的患者（15％）。維生素B₂的副作用也很少，這項實驗中只有一位患者有些腹瀉，而另一位患者覺得自己小便比較多。值得注意的是，服用維生素B₂的特色就是小便會變黃，因為此維生素是水溶性的，所以多餘的會排出體外，並不會在體內造成堆積。

維生素B₂的治療在歐美造成很大的轟動，許多頭痛中心也積極尋求一些低價、有效且副作用少的治療。

▶ 老祖宗治療頭痛的方法──綁頭巾

頭痛時在頭上綁一條纏頭巾是一種很古老的方法，這方法也為不少患者所採用。宋朝時有位將軍因患頭痛，所以常戴著狐皮帽，蠻夷因討厭他，就叫他「蒼頭公」。你也許會有點好奇，這真的有效嗎？其實這對緊縮型頭痛可能是有效的，因為**纏頭巾可以刺激太陽穴附近的肌肉，達到類似指壓的效果，因此可以減輕頭痛。**

你可以試著將帶子綁在手部或身體其他部位，使交感神經興奮起來，而轉移頭痛的注意力，因而減輕疼痛。但是千萬要注意綁的緊度和時間，太緊或太久時反而會使頭痛加劇。

當然這方法不見得太有效，但是哪一天你在荒郊野外，痛得無技可施時，可以學學馬蓋先式的就地取材，綁個纏頭巾來看看！

▶你一定感興趣的美容頭痛治療

美麗與頭痛是很難被聯想在一起的兩件事。但是一些觀察入微的醫師卻意外發現有些使用肉毒桿菌素除皺的人竟然明顯地改善了偏頭痛的情形，而原本只是在這些醫師和患者間流傳的耳語現在已成為慢性偏頭痛的正規治療，而不再只是輔助與另類療法而已。

美容除皺一直是愛美女性與美容醫療追求的目標，在A酸、換膚、拉皮相繼對臉上小皺紋撤守的時候，注射肉毒桿菌素立刻成為新寵，方法是注射在額肌與眼眶四周，然而這些患者卻意外地改善了他們偏頭痛發作的程度與次數。

肉毒桿菌素居然可經由癱瘓肌肉而改善偏頭痛的發作，成為新的偏頭痛預防治療方法，且一次注射至少可維持3個月，比起天天吃藥要方便得多。有人推測這可能是顱外肌肉的收縮誘發偏頭痛發作，而肉毒桿菌素就是放鬆這些肌肉。

肉毒桿菌會分泌肉毒桿菌素，能夠抑制運動神經末端釋放乙醯膽鹼，進而抑制肌肉的運動，所以肉毒桿菌中毒，常常造成全身嚴重癱瘓，甚至呼吸停止。有趣的是，神經科醫師近年來巧妙地運用微量肉毒桿菌素「癱瘓肌肉」的「副」作用，治療了許多原來無藥可醫的運動神經障礙疾病。衛福部於1999年就已核准肉毒桿菌在國內上市，用於治療眼瞼痙攣、半面痙攣、斜視、斜頸及小兒腦性麻痺引起之肌肉痙攣。

在肉毒桿菌素對於慢性偏頭痛的隨機雙盲測試（受試者及醫師都不知道是使用哪種治療）中，共有1,834位受試者接受24週的試驗，在他們的額頭、太陽穴、後枕部、頸部、肩膀等固定位置，共施打31個點，每一點施打5個單位的肉毒桿菌素，每療程共施打155個單位。若還有其他痛點，則會在兩側太陽穴、後枕部、肩膀

位置，再追打8點，最多會打到39點。試驗結果發現，施打肉毒桿菌素者平均每個月可比施打安慰劑者，減少40個小時的偏頭痛發作時間，比完全不施打任何針劑前，減少120個小時的偏頭痛發作時間。最常見的副作用是脖子痠痛。因此美國食品藥物管理局（FDA）於2010年核發了肉毒桿菌素治療慢性偏頭痛的許可函。

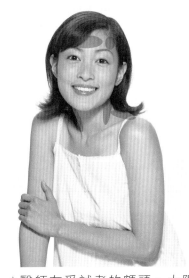
▲醫師在受試者的額頭、太陽穴、後枕部、頸部、肩膀等位置施打肉毒桿菌。

要提醒大家注意的是，肉毒桿菌素對於陣發性偏頭痛和緊縮型頭痛並未證實有療效。慢性偏頭痛的隨機雙盲測試顛覆了傳統認定偏頭痛是血管性頭痛，而緊縮型頭痛是肌肉性頭痛，因此肉毒桿菌素可能對於緊縮型頭痛可能比較會有效的想法。目前在臺灣，會接受此療法的患者大多是因為口服藥物治療無效或副作用無法忍受，但由於衛福部未通過此適應症，仍屬於處方外使用，也無健保給付，患者不但需自費、填寫自願書，萬一發生併發症，也不會受到藥害救濟法的保護。

▶鎂離子也可以治療偏頭痛

鎂離子是身體第4多的金屬離子，也是細胞內第2多的陽離子。近來，科學家逐漸了解其功能，特別是它與偏頭痛發作的關係，乃是因為鎂離子與血清張力素受器相互作用造成。

有些研究證實不僅是偏頭痛，其他如叢發性頭痛和緊縮型頭痛

患者，患者血清中「自由」鎂離子濃度有偏低的現象，所以注射鎂離子，特別是硫酸鎂（此藥也可以用來安胎），可以治療包括偏頭痛的急性頭痛發作。有一項研究認為，在使用劑量為每日500毫克的鎂離子時，對於偏頭痛的預防是有幫助的，效果能夠達到6、7成，可謂小兵立大功，除了胸口與喉嚨有一些灼熱感，幾乎沒有什麼不適；但是也有另一項研究（使用相同劑量），卻顯示鎂離子對頭痛沒有幫助。

在國外，患者可以從藥房自行購買慢性鎂（Slow Mag，主要是氯化鎂加鈣）補充體內鎂離子之不足，現已成為一種流行的頭痛預防治療。可惜臺灣並無販售慢性鎂，藥房販售的僅有氧化鎂，吃多了會軟便甚至拉肚子。鎂的主要來源是植物性的食品，以堅果、葉菜、豆類、全穀等較為豐富，衛福部國民營養健康狀況變遷調查顯示國人鎂攝取常常不足，因此建議國人應多

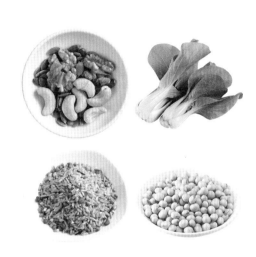

▲堅果、葉菜、豆類、全穀等食物擁有豐富的鎂離子。

攝食堅果和豆類食物。若是需要服用鎂補充劑或是藥品，則需小心攝取，避免過度。鎂若攝取過度，會出現呆滯、食慾不振、噁心、呼吸抑制等症狀，一般腎功能正常的人較不易發生，腎功能異常的人須注意是否鎂不易排出。

▶ 小白菊

小白菊（西伯利亞艾菊，Fever-few，Tanacetum parthenium）的葉子是治療偏頭痛發作最有名的「西洋」草藥，它不是中藥，曾

在歐美轟動一時，其價格並不昂貴，一般健康食品店都有販售。很多外國患者私下服用此藥，可見追求另類療法中外皆然。一般認為此藥作用如同阿斯匹靈，會對抗人體的血小板，所以可用來預防偏頭痛發作。

有一個小規模的研究證實，服用小白菊葉膠囊的偏頭痛患者，頭痛的頻率減少一半以上，且噁心、嘔吐的比率也下降。它的副作用不多，約有12％的患者有口腔或舌頭疼痛，而有7％的人因此停止用藥，至於口腔疼痛乃潰瘍所造成。最近調查也發現，風濕關節炎患者服用此藥的人數已超過偏頭痛患者。

▶ 薑

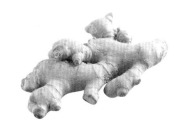

薑是我們常用的食物，具有抗發炎的效果，不少人也認為薑有治療偏頭痛的效果。一個雙盲試驗發現，65％受試者服用薑可以於頭痛發作2小時後解除頭痛，而服用安慰劑組只有36％會解除。另一起和藥物英明格比較的臨床試驗發現，用薑治療的效果和50mg英明格相當。一般建議頭痛開始後，服用500mg的薑粉，每4小時可以服用一次，最多到1.5～2公克。也有病例報告，一位長期偏頭痛的患者於每日服用1.5～2.0公克的薑粉後，頭痛頻率大幅下降。下次頭痛無計可施時，何妨喝杯薑茶試試。

此外，有些中藥，如天麻或冬蟲夏草等也都宣稱對頭痛有療效，可惜皆未經過嚴格的臨床藥物試驗證實。因為醫學界一切講求證據，所以希望這些藥物能早日進行藥物試驗和研究，以造福全球頭痛患者。

頭痛的傳統中醫療法

　　針灸、拔罐及太極拳雖皆源自於古代中國，然而在現代醫療中，無論中外，仍然是大眾所喜愛的醫療行為選項，因此本文特別以現代醫學研究的觀點，提出簡介。

▶ 現代的針灸療法

　　中國的傳統醫學很早就記載了「頭痛」這項古老的疾病，中醫古書《內經》即寫下：「頭痛巔疾，下虛上實。」這段文字。傳統中醫治療頭痛的方式主要是利用辯證論治的方式，依據個人不同的體質或病因所引起的頭痛來區分及治療不同的頭痛症型（如外感或內傷所引起的頭痛證型），而提供了個人化的頭痛治療，以內服中藥搭配了外用的針灸，來緩解頭痛。

　　針灸最早見於《內經》，「厥頭痛、頭痛甚，耳前後脈涌有熱，瀉出其血，後取足少陽。」（《靈樞·厥病》）。自1950年代之後，針灸開始為西方國家的醫療所開始注意，並且也採納其為許多疾病的輔助治療。

　　現代的中外學術研究也證明了針灸治療頭痛的效果，許多報告都顯示針灸治療可以顯著減少偏頭痛及緊縮型頭痛的發作的機會，甚至對於每日頭痛的慢性患者也都有一定的效果。而不同的針灸手法，如**溫灸**對於治療頸椎病變性頭痛（Cervicogenic headache）的療效，**耳針**對於因頭部外傷引起的頭痛（Headaches Associated with Traumatic Brain Injury）的確有效，也在國際期刊中發表。因

此世界衛生組織及美國國家衛生研究院認可針灸治療是有效的頭痛治療選項之一。

在各國財務吃緊的現今年代，如德英等國家也做了相關針灸治療頭痛花費的研究，發現如果以針灸治療頭痛可以減少大量的醫療支出而又有不錯的臨床效益。

目前的科學證據顯示針灸能夠有效治療疼痛，主要可以增加腦內啡的釋放及其他的抗發炎物質，以增加對疼痛的忍耐程度，也對於受傷組織的修復提供了幫忙，鑒於針灸對於頭痛的治療已廣為世界各國所認同接受，因此目前已有許多學者對於不同的針灸方式、穴位及療程開始有更清楚的著墨研究，期望在不久的未來能有更明確的針灸治療頭痛的指引發表，以減少大眾頭痛的負擔。

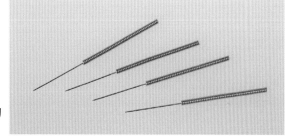

▶針灸治療已被認定是有效的頭痛治療選項之一。

▶ 拔罐療法對頸椎疾患引起的頭痛效果較明顯

拔罐也是中國傳統醫學的著名療法，不過這並不是中醫所獨有，其實也是源自於中古的阿拉伯及印度的傳統醫學優那尼醫學（Unani Medicine）的一部分，時至今日，也在主流的西方醫學中占有一席之地，特別是在2016年里約奧運的運動員身上，都可發現運動員身上接受拔罐治療的痕跡，也說明了拔罐對於軟組織等受傷的修復，具有一定的療效。

在過去的文獻報告當中,**拔罐主要是對於運動傷害,對於上下背痛的患者具有一定的療效,尤其對於因頸椎疾患所引起的頭痛,效果特別明顯**;而在偏頭痛及緊縮性頭痛的療效也有一些報告。然而拔罐應用於頭痛的研究,仍遠不及於針灸應用於頭痛治療的大量學術報告。

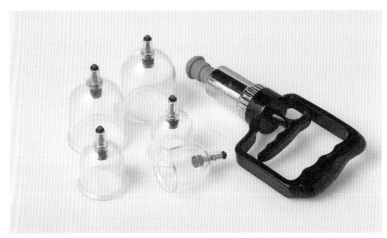

▲拔罐對上下背痛及頸椎疾患引起的頭痛效果特別明顯。

● 太極拳對於緊縮型頭痛助益較大

太極拳也是目前被公認為有效處理慢性疼痛的輔助運動,目前認為其所能發揮減緩疼痛的方式,主要是改善睡眠品質,以達到身心平衡,進而提高對疼痛的耐受度。過去的研究顯示,**太極拳主要也是對於軟組織受傷的疼痛特別有效,而對於緊縮型頭痛患者的生活品質,也有很大的助益。**

以上是中國傳統醫學對於頭痛的治療,時至今日仍廣為應用的幾種方式,若能適當搭配現代的主流治療,不啻也是頭痛患者的一大福音。

附

—————— appendix ——————

錄

1.頭痛藥物總覽

本書提到的頭痛藥物品項繁多，本表依照其使用時機（急性治療或預防用藥）及藥理分類，整理出主要架構。讀者可對比以下的飲料品項分類架構，更易理解。

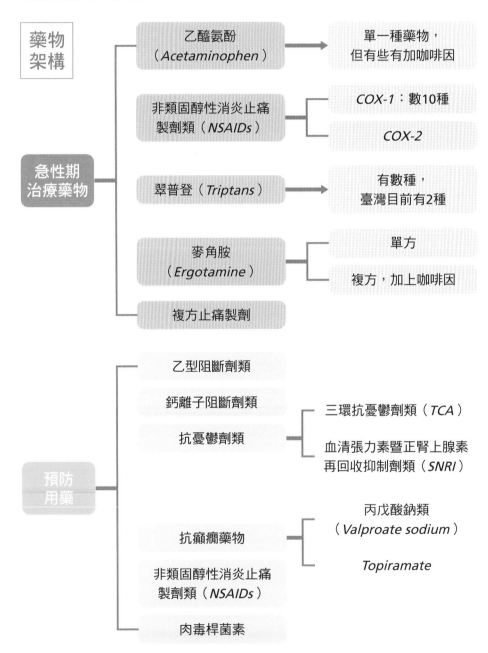

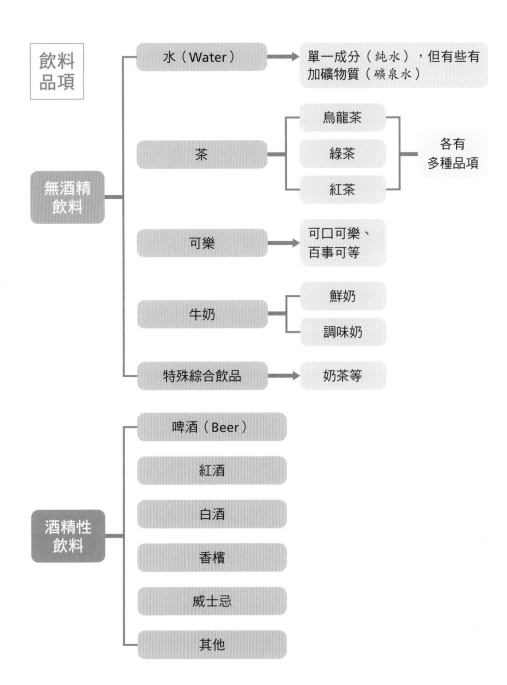

2.常見市售止痛藥的成分

成分 ＼ 藥品名	阿斯匹靈	乙醯氨酚	乙氧基苯醯胺（*Ethenzamide*，水楊酸衍伸物）	咖啡因	其他
普拿疼膜衣錠		500			
普拿疼止痛加強錠		500		65	
普拿疼速效膜衣錠		500			Sodium Bicarbonate 630毫克
普拿疼經痛熱飲散劑		100 毫克／克		13 毫克／克	（每一份為 5 克）
普拿疼長效錠		665			
斯斯解痛加強錠		500		65	
斯斯解痛錠		500		30	
大正耐能鎮痛顆粒		250	416.667	100	
大正解熱加強錠		500		65	
力停疼錠		500			
力停疼加強錠		500		65	
腦新散		270	100	60	
速定二層錠	227	125		25	Antacid（制酸劑）
散利痛止痛錠		250	200	50	
齒痛五分珠		300	400	80	Bucetin 200毫克 Bromvalerylurea 180毫克
五分珠散	433.333	216.667		27.083	
五分珠錠		116.70	116.70	25	

260

（單位：毫克）

成分 藥品名	阿斯匹靈	乙醯氨酚	乙氧基苯醯胺 （*Ethenzamide*， 水楊酸衍伸物）	咖啡因	其他
明通 治痛丹散		200	350	50	Bromvalerylurea 200毫克
賜你免痛 加強膜衣錠		500		65	
惠治痛錠		150	247.5	60	
中美舒 痛佳錠		80	200	25	Bromvalerylurea 100毫克
痛飛飛錠		150	250	60	Apronalide 30毫克
EVE （成人建議 單次2錠）					Ibuprofen 75毫克
EVE-A錠 （成人建議 單次2錠）				40	Ibuprofen 75毫克 Allylisopropylacety- lurea 30毫克
EVE-A錠EX （成人建議 單次2錠）				40	Ibuprofen 100毫克、 Allylisopropylacety- lurea 30毫克
EVE QUICK 頭痛藥 （成人建議 單次2錠）				40	Ibuprofen 75毫克、 Allylisopropylacety- lurea 30毫克、 氧化鎂 50毫克
EVE QUICK 頭痛藥DX （成人建議 單次2錠）				40	Ibuprofen 100毫克、 Allylisopropylacety- lurea 30毫克、 氧化鎂 50毫克
安舒疼 止痛錠 （Advil）					Ibuprofen 200毫克

3.感冒藥的成分

（單位：毫克）

成分 藥品名	乙醯 氨酚	乙氧基 苯醯胺	氯菲安明 （CTM， 抗組織胺）	甲基 麻黃素	咖啡 因	dextrome- thorphan	其他
斯斯 感冒膠囊	100	83.33	1.25	6.67	20		Codeine 3毫克
利撒爾 感冒膠囊	210	150	2.5	10	20		Antacid
全多祿 感冒膠囊	200		2.5	8	25	10	
普拿疼 伏冒錠	300			5	15		維生素C 30毫克 Noscapine 10毫克 Terpine 20毫克
長安綜合 感冒膠囊	325			30	30		Triprolidine 1.25毫克 Noscapine 15毫克
優生保祿 淨膠囊	325		2	30		15	
風引顆粒	100	75		5	12.5	7.5	
風邪斯巴錠	100	83	1.25	4	12.5	5	
傷風克錠	325		2	10	50	15	
大正百保能 感冒膠囊	150			5	25	7.5	Carbinoxamine maleate 1毫克
諾比舒冒 日夜感冒 膜衣錠	500			10		15	
欣樂樂愛思 糖衣錠 （Shin Lulu）	100		0.83		10		Pentoxyverine Citrate 5.33毫克、Potassium Guaiacolsulfonate 23.33毫克

4.感冒液的成分

（單位：毫克／毫升）

成分 藥品名	乙醯氨酚	氯菲安明 （*CTM*， 抗組織胺）	甲基麻黃素	咖啡因	*Guaifenesin* （鎮咳祛痰劑）	中藥
傷風友 （金貓）	12	0.12	0.48	1.5	3	－
克風邪 （救人）	7.5	0.06	0.2475	0.75	1.245	＋
風力安 感冒液 （長安）	12	0.12	0.48	1.5	3.0	－
風熱友 （久松）	15	0.12	0.495	1.5	2.49	－
國安 感冒液 （國安）	10	0.08	0.33	1	1.66	－
明通 治痛液 （明通）	14.94	0.1242	0.486	1.8		－
抗痛寧 （三正）	14.94	0.1242	0.486	1.8		＋
友露安 （大裕）	15	0.12	0.48	1.5	3	－

＊每毫升含量，每瓶容量60毫升。

5.常用頭痛藥物對腹中胎兒的危險性及授乳危險性

	藥物	畸胎危險性	授乳危險性
一般止痛劑	Aspirin（阿斯匹靈）	D	可能引起新生兒雷氏症候群 （Reye's syndrome）
	Acetaminophen（乙醯氨酚）	C	可以使用
	Caffeine（咖啡因）	C	小量尚可，多量可能影響嬰兒
麻醉藥品	Ultracet（Tramadol 37.5mg + Acetaminophen 325mg）	C	會分泌至母乳中，可能造成嬰兒過度安睡或戒斷症狀
	Codeine	C	可能造成新生兒過度安睡
	Meperidine	C	會分泌至母乳中，可能對嬰兒造成影響
	Tramadol	C	會分泌至母乳中，可能造成嬰兒過度安睡或戒斷症狀
	Morphine	C	可能造成新生兒過度安睡
非類固醇性消炎止痛製劑（NSAIDs）	Naproxen	C	對嬰兒的風險性還無法排除
	Diclofenac	C/D*	對嬰兒的風險性還無法排除
	Ibuprofen	C/D*	對嬰兒的風險極小
	Indomethacin	C/D*	對嬰兒的風險極小
	Sulindac	C/D*	對嬰兒的風險性還無法排除
	Etodolac	C/D*	對嬰兒的風險性還無法排除
	Ketorolac	C/D*	不建議使用
	Meloxicam	C/D*	對嬰兒的風險性還無法排除
	Celecoxib	C/D*	對嬰兒的風險性還無法排除

藥物		畸胎危險性	授乳危險性
巴比妥類鎮靜劑	Phenobarbital	D	對嬰兒可能引起中樞神經系統抑制，應避免使用
Benzodi-azepam類鎮靜劑	Diazepam	D	可能對嬰兒產生鎮靜作用，應避免使用
	Lorazepam	D	可能對嬰兒產生鎮靜作用，應避免使用
	Clonazepam	D	可能對嬰兒產生鎮靜作用，應避免使用
抗組織胺藥物	Cyproheptadine	B	對嬰兒的風險性還無法排除
	Meclizine	B	對嬰兒的風險極小
抗精神藥物	Prochlorperazine（Novamine）	C	可能造成嬰兒過度鎮靜，應避免使用
	Metoclopramide（Primperan）	B	對嬰兒的風險性無法排除
麥角胺類	Ergotamine	X	禁止使用（會造成新生兒嘔吐、腹瀉、癲癇發作）
	Dihydroergotamine	X	禁止使用
翠普登	Sumatriptan（英明格）	C	對嬰兒的風險極小
	Rizatriptan	C	對嬰兒的風險性還無法排除
乙型阻斷劑	Bisoprolol	C	對嬰兒的風險性還無法排除
	Metoprolol	C	對嬰兒的風險極小
	Propranolol	C	大量使用可能造成嬰兒心跳減緩，血壓下降，須注意
鈣離子阻斷劑	Verapamil	C	對嬰兒的風險極小
	Flunarizine	D	不建議使用

265

藥物		畸胎危險性	授乳危險性
抗憂鬱劑	Amitriptyline	C	可能造成嬰兒過度安睡或情緒不安
	Duloxetine	C	對嬰兒的風險性還無法排除
	Venlafaxine	C	對嬰兒的風險性還無法排除
抗癲癇藥物	Topiramate	D	對嬰兒的風險性還無法排除
	Valproic acid	X	對嬰兒的風險性還無法排除，須監測黃疸
類固醇	Cortisone	D	對嬰兒的風險性還無法排除
	Dexamethasone	C	對嬰兒的風險性還無法排除
	Prednisolone	C	對嬰兒的風險極小
其他	Lidocaine（注射）	B	對嬰兒的風險性還無法排除
	Lithium（鋰鹽）	D	可能降低嬰兒體溫、肌肉張力及心律不正常，避免使用

【說明】畸胎危險性

A：人體試驗已證實，對胎兒完全沒有影響。

B：目前尚無證據顯示對胎兒有不好的影響（動物實驗已證實對胎兒沒有影響，但人體試驗未進行；或是在動物實驗發現對胎兒有輕微影響，但在人體試驗時則沒有發現此種情形）。

C：對胎兒可能有不良影響；但有必要時仍可使用（動物實驗發現對胎兒有不良影響，但人體試驗尚未進行；或是從來沒有做過人體及動物實驗）。

D：會增加畸胎的危險性，使用前需斟酌利害（證據顯示對胎兒會有不良影響）。

X：懷孕期間絕對禁用。

C／D＊：在妊娠前6個月期間，對胎兒可能有不良影響；在妊娠最後3個月有致畸胎危險性，禁止使用。

NOTE

Dr.Me健康系列 157Y ─**暢銷增訂版**─

頭痛看過來：神經內科權威醫師群的精準處方

總 策 劃	王署君
作 者	臺北榮陽頭痛醫學團隊
選 書	林小鈴
主 編	梁瀞文

行銷經理	王維君
業務經理	羅越華
總 編 輯	林小鈴
視覺總監	陳栩椿
發 行 人	何飛鵬
出 版	原水文化
	台北市南港區昆陽街16號4樓
	電話：02-25007008　　傳真：02-25027676
	E-mail：H2O@cite.com.tw　　Blog：http//: citeh20.pixnet.net
發 行	英屬蓋曼群島商家庭傳媒股份有限公司城邦分公司
	台北市中山區民生東路二段 141 號 2 樓
	書虫客服服務專線：02-25007718‧02-25007719
	24 小時傳真服務：02-25001990‧02-25001991
	服務時間：週一至週五09:30-12:00 ‧ 13:30-17:00
	郵撥帳號：19863813　戶名：書虫股份有限公司
	讀者服務信箱 email：service@readingclub.com.tw
香港發行所	城邦（香港）出版集團有限公司
	地址：香港九龍土瓜灣土瓜灣道86號順聯工業大廈6樓A室
	email：hkcite@biznetvigator.com
	電話：(852)25086231　　傳真：(852)25789337
馬新發行所	城邦（馬新）出版集團 Cite (M) Sdn Bhd
	41, Jalan Radin Anum, Bandar Baru Sri Petaling,
	57000 Kuala Lumpur, Malaysia.
	電話：(603) 90563833 傳真：(603) 90576622
	電郵：services@cite.my

美術設計	AFU、鄭子瑀
內頁插畫	盧宏烈
特約攝影	徐榕志（子宇影像有限公司）
印 刷	卡樂彩色製版印刷有限公司
初 版	2017年6月1日
初版3.7刷	2017年7月25日
暢銷增訂版	2024年3月19日
定 價	550元

城邦讀書花園
www.cite.com.tw

ISBN　978-626-7268-82-7

特別感謝‧協助拍攝

● 臺北榮總放射線部／范源洪組長、陳英舟組長、周佳伶放射師、慕薇薇護理師
● 臺北榮總神經醫學中心／王嚴鋒醫師、劉虹余醫師、周怡君醫檢師、何沛儒小姐、汪禮君小姐、
　葉晴瑜小姐、周桂儀小姐、賴世軒先生

國家圖書館出版品預行編目(CIP)資料

頭痛看過來：神經內科權威醫師群的精準處方 / 臺北榮陽頭痛
醫學團隊合著.
　-- 修訂一版. -- 臺北市：原水文化出版：英屬蓋曼群島商家
庭傳媒股份有限公司城邦分公司發行, 2024.03
　面；　公分. --（Dr.Me健康系列；157Y）

ISBN 978-626-7268-82-7（平裝）

1.CST: 頭痛 2.CST: 偏頭痛

415.937　　　　　　　　　　　　　　　　113002868

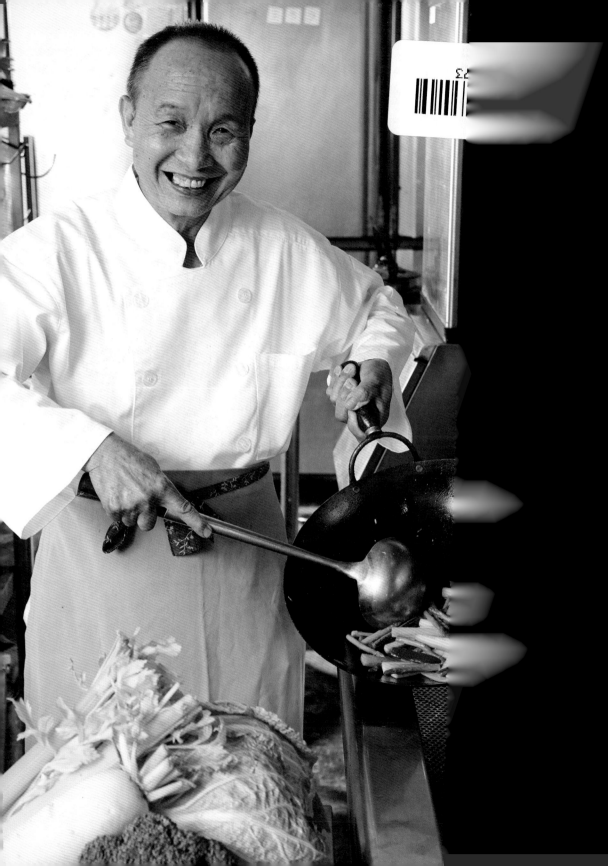

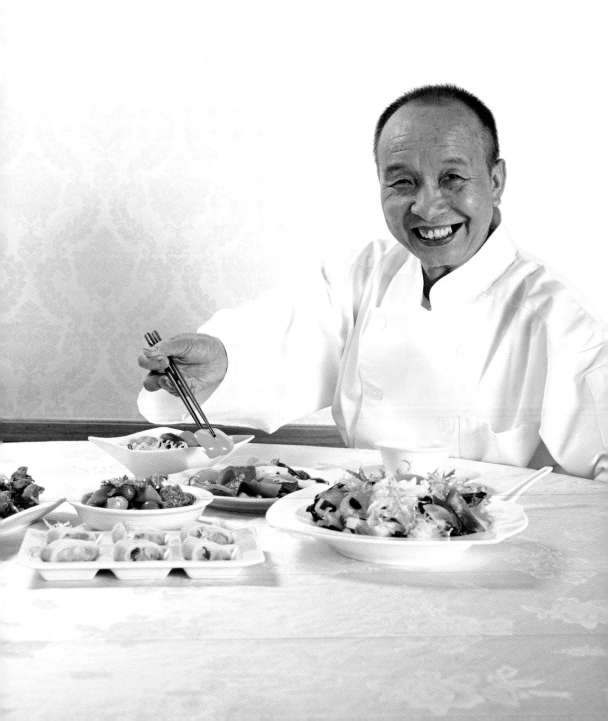

素食界廚神
傳授天天愛吃健康素

廚神+職人
逾80年素食廚藝精華 傾囊傳授

洪銀龍◎著

洪慧絹、宋和憬、洪政裕、林宏彥
◎協力製作示範

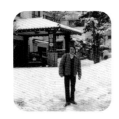
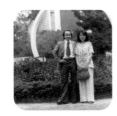
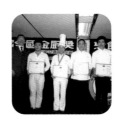

PART1 | 我的素食之路

PART 2 | 健康美味素 秘訣大公開

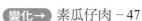
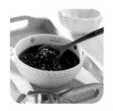
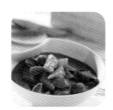
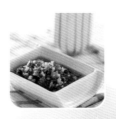
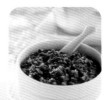

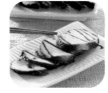
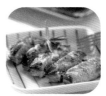

素食界廚神
傳授天天愛吃健康素

|總目錄| CONTENTS

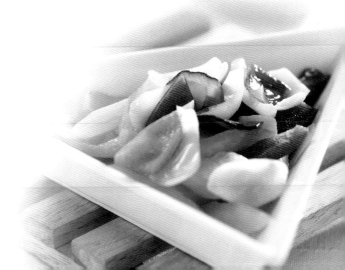

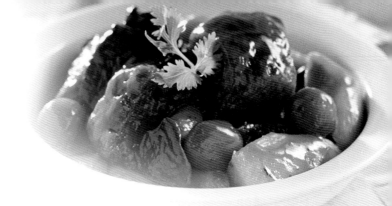

PART3 洪師傅的 美味健康素

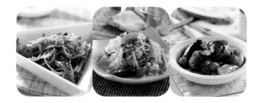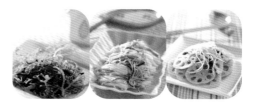
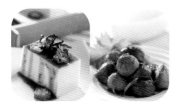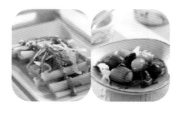

素食界廚神
傳授天天愛吃健康素

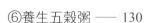

| 總目錄 | CONTENTS

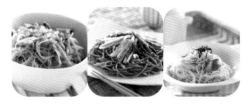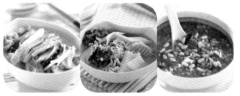

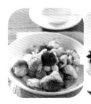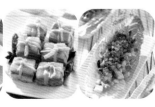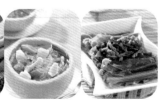

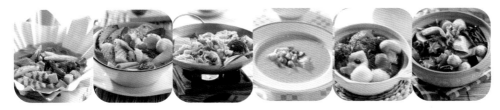
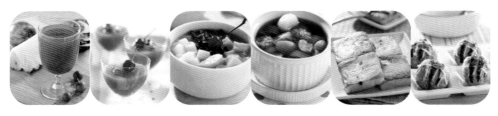

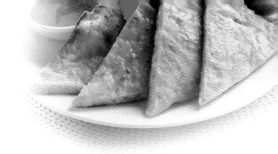

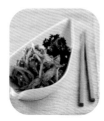
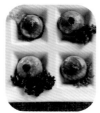
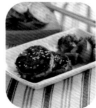

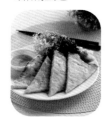
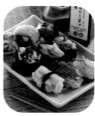
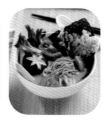

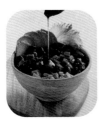
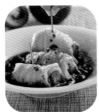
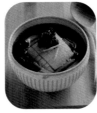
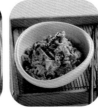
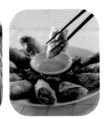

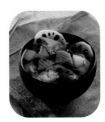
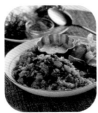
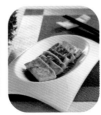

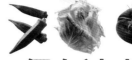

97 種食材採買、處理、保存速查表

蔬菜類

水果類

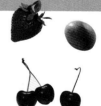

菇類

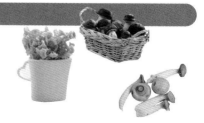

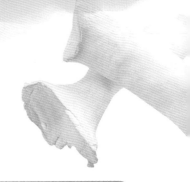

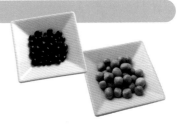

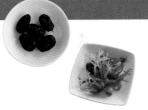
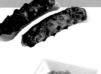

〔增修版序〕

傳承素食健康精神
分享新時尚蔬食

　　以前長期茹素的人大部分都以蔬菜、米飯為主食，搭配醃漬醬瓜、醬菜及豆腐乳等高鹽食物，或是採取油炸及重口味的調理方式，這些飲食模式對身體健康而言，彷彿掩埋了一顆不定時炸彈，對於長期茹素的人除了容易造成飲食不均衡的現象之外，還會使身體產生負面的壓力，無形中更容易產生各種文明病。

　　隨著時代的變遷，台灣的素食加工食品種類變得更多元化，仿葷的素食原料為了口感與葷食接近，因此添加了很多品質改良劑，對於吃素的人雖然增加了口福，但是長期食用對身體而言，並不是一件好事。如果能學會自己動手作，掌握健康，必定能提升自己的活力與生活品質。

　　聰明的現代人都了解飲食可以影響健康，就算不是完全素食者，為了愛惜身體也逐漸改變飲食模式，以每天一餐吃素引導出更健康的生活型態，甚至現在也有很多的社會名流，隨著日益興盛的自然健康素食風鼓舞，紛紛提倡以素食來改善體質，增強健康的壽命，無形中宣示著素食的好處，由此可見素食儼然已成為現代人最佳養生的健康料理。

　　為了滿足每位素食者，本人以將近六十年的廚藝經驗，特別秉持健康的理念，以及能調理出更健康營養，並且沒負擔的原則設計本書內容，教您如何製作無添加化學原料的素材料，各種烹調可保持食物原味的方法，例如清蒸、水煮、涼拌、燉、滷等，還有教您學會多採用純天然未加工的食材，減少油與鹽的用量。並多多利用

純天然材料調味，例如白醋可改為檸檬汁；食鹽可改成健康的海鹽或岩鹽；傳統的醬油可改成薄鹽醬油、昆布香菇醬油等健康料理的方法，將素食改成不油炸、少鹽，多用清蒸、燙拌、水煮、清燉及滷等比較健康的烹調方式，讓素食者輕鬆學會每一項有關素食烹調的巧思。

本人秉持著廚藝不藏私的原則，指導各位茹素之友能調理清淡又好吃的素食佳餚，期望這本書對每位素食者的飲食均有改善及幫助的功能。未來希望大家也能多多推廣健康的素食，讓更多的人可以吃出健康獲得幸福，架構生命中最完美的健康遠景。

此外，更有幸能夠趁本次增訂同時，將奶蛋等食材替換掉，讓本書修訂成全素者都適用的版本之外，還要向各位推薦幾位同在素食領域的料理職人——林宏彥師傅、宋和憬師傅、洪慧絹師傅，以及洪政裕師傅等三組四位，每位都有各自示範的美味料理，本次所收錄的各品項，都是經過優化與簡化後的佳餚，已達到更符合現代飲食文化的目的，希望各位讀者在家也能動手試做，以便有更多機會品嚐到不同風味與新鮮的好食材，讓已蛻變為流行時尚的蔬食，成為素食文化能繼續薪火相傳的柴薪。

最後，感謝此次合作的原水文化編輯群，還有特別感謝一直在我身邊默默付出的太太與子女，才能讓本次的新增與修訂作業順利進行。最後更感謝各界愛護我的讀者及朋友，有你們的支持成為我的動力，才能在這十年持續不斷創新研發出新的料理書。

敬請各位不吝指正，最後敬祝讀者順心如意

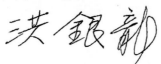

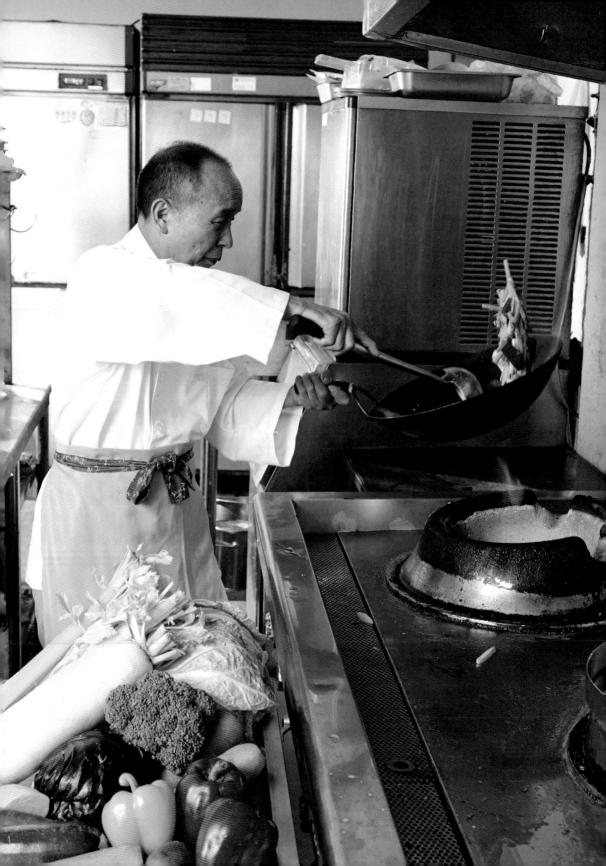

PART 1

我的素食之路

10 歲開始拿著鍋鏟做菜

民國 40 年我出生在苗栗後龍海邊的鄉下，那裡冬天總是風沙大，夏天熱，一切的生活都是最樸實的，例如自己種菜吃，去海邊木黃林撿柴燒水煮菜，三餐主食都以地瓜為主，飯桌上總是只有青菜沒有肉，也沒有任何的家電用品及瓦斯可以使用。

全家都是靠天吃飯，冬天沒有辦法耕種，而夏天的旱田必須等到有雨才能插秧耕種，等收成後，才能拿去販賣賺取微薄的生活費。每天太陽升起，爸爸媽媽就要起床到田裡耕作，而我是排行老大，下面有三個妹妹及二個弟弟，最小的還在媽媽肚子裡……我除了照顧弟妹外，還要負責做中午的便當送到田裡給父母。

從小就開始負責家中大小事務，也因為長期揹著弟妹工作，母親總是笑著對我說：「你就是因為從小揹著弟妹工作，才長不高的。」

小時候最高興的事，就是當海水漲潮時，全村莊的老小都會一起出動到海邊，而我就跟著阿公、爸媽及弟妹一起到海邊等待海水退潮時，尋找卡在石縫中的魚回家加菜。

每一次只要父親挑著地瓜到鎮上販賣，我和大妹兩個人總是在後面快樂的跟著跑，因為只要我們乖乖在旁邊等父親交易完成後，爸爸總是買兩碗甜湯圓，讓我們享用。那時的我們吃著湯圓，心裡想著：「世界上怎麼會有那麼好吃的東西呢？」

家裡養的雞生蛋後，媽媽都是把蛋留著孵小雞，但有一次學校遠足時，媽媽卻幫我煎了一顆荷包蛋放在便當裡。上學途中，我真的忍不住，就躲在芒草堆中偷吃了半顆，回家告訴媽媽早上偷吃荷

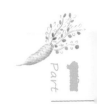
包蛋的事，媽媽笑著跟我說：「傻孩子，早上媽媽在煎荷包蛋時，如果你很想吃就先把它吃完，然後我再煎另外一顆荷包蛋給你帶便當不就好了嗎？有什麼關係呢？」聽完媽媽對我那份疼愛的心，真的非常感動，媽媽的愛總是隨時隨刻陪伴著我。

當我上學時，爸爸媽媽依然每天到田裡工作，肩上扛著扁擔，兩邊竹簍放著弟妹，直至太陽下山回家時，竹簍一邊放著滿滿的地瓜，另一邊則是放著弟妹，雙肩扛著重物辛苦地搖搖晃晃走回家。於是從十歲開始，我除了白天上學，中午下課回家就要放牛、養鴨、養雞，避免家中兩頭牛跑去隔壁偷吃別人的菜，家中田裡兩邊跑的照顧弟妹，因此培養出我的耐力及毅力。並且完全負責家中廚房的大小工作，家中的經濟就靠著父母耕種地瓜、西瓜及花生賺取全家的生活費用……

那時，看見人家有香噴噴的白米吃，就好羨慕，我們全家卻只能吃著地瓜、地瓜葉，不是清炒就是水煮湯，即使買到白米也都捨不得吃，偶爾的地瓜稀飯，飯碗中的米粒卻是用手指頭都細數的出來。我在心裡，總是想「地瓜葉除了水煮的方法之外，應該有更好吃的作法才對……」我在內心設定一個目標，就是以後要當一位大廚師，所以那時阿公問我說：「以後你長大了，可以去當要布袋戲的老師，還是要去當大廚師？」我立刻回答：「以後要當一位大廚師賺很多的錢，買香噴噴的白米飯給全家吃，我就心滿意足了。」

14 歲拜師學藝，日式、台式、川菜樣樣通

因為家庭經濟的關係，小學畢業後我就提早進入社會工作，我

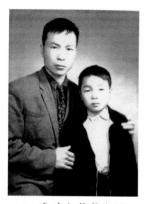

▲ 14歲時與舅舅合影，當時的我，個兒實在嬌小。

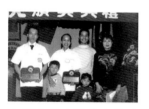

▲ 因為從小培養出的耐力與毅力，讓我始終為了精進廚藝而努力，圖中為民國76年時，榮獲金廚獎時和家人合照。

的第一份工作是在基隆三沙灣漁港的一家中式餐廳當學徒，負責洗碗、洗菜、打掃清潔及外送便當，每個月的薪水350元。那時候個兒嬌小的我，長得很可愛，經常在外送便當時，客人還會要我去幫忙買香菸，剩下的零錢都是給我當小費，一整個月下來，小費甚至比我的薪水還要多，當時我會把薪水用信封袋裝好寄回家，而我就是靠著小費過活，有時候的小費甚至還能讓我存下來。

第一次拜師是學福州菜及台菜，當時我聽不太懂福州話，師傅經常要我拿東拿西，只要一拿錯，師傅一生氣就拿起鍋鏟用力往我的頭敲下去，再發威大聲問一次：「你懂了沒？」經常都是被敲得頭腫一大包。而且師傅傳授技術時，都會偷藏步，有一次師傅在打沙拉，我跟師傅說我很想學，師傅不肯一次教完整，還故意叫我外出買東西，當時我假裝出門了，實際上是躲在牆柱後偷偷學，等到大家都下班了，我就偷偷跑去外面買材料，回到餐廳廚房照著師傅的配方再做一次，成功時那種喜悅的心情，我現在都還記得！

那時餐廳員工大約有十多位，我是年紀最小的，也是最認真學習的小弟，一直到工作約三年後，開始可以正式拿鍋鏟炒菜，記得我掌廚煮的第一碗是麵食，當時抱著非常興奮的心情在廚房用心

烹調，端出來的那一刻，雙手跟腳還在微微顫抖著，一放在餐桌上，立刻害羞躲在廚房的門後，偷偷看著客人的反應，那種心情好比買彩券，等候開獎的心情，一直等到客人走了，我飛快的跑去檢查湯碗，看見客人吃光光，開心的跳起來大呼一聲：「我成功了！」

從那時候起我開始當起餐廳的三廚，負責炒小菜、炒麵及員工伙食，老闆及老闆娘都待我非常好，每餐都讓我吃白米飯，還記得剛到餐廳上班第三天，我不用配菜還吃了三碗白飯，當時好高興又感動……後來每次吃白米飯時，我特別想念家鄉的父母及弟妹，如果他們能像我一樣，三餐都有白米飯吃該有多好呢？

餐廳上班，一年只能回家鄉二次，每次休假時間只能休一、二天，平常的薪水只能託付村莊的人帶回家給母親。因為小時候很貧窮，現在我終於有能力賺錢負擔家計覺得很有成就感。在這家餐廳一直工作至十八歲，才想再轉換另一個環境學習不同的廚藝，於是透過嬸婆介紹轉到新竹日本料理店任職，由於不同領域所使用的材料很陌生，再加上不懂師傅的日語，學習廚藝相當辛苦。

在日本料理店大約做了二年之後，我們的家庭環境有了改善，於是父母決定舉家遷至埔里，當時我的廚藝功夫底子也有進步，因此辭掉了新竹日本料理店的工作，接任至埔里一家台式餐廳工作擔任主廚的副手。當時主廚是一位資深的台菜老師傅，廚藝精湛，待我如親人般好，但卻很愛喝酒。他總是說著：「以後你要當師傅，不會喝酒以後如何跟客人做生意寒暄呢？喝吧！喝吧！」，從此我也慢慢染上小酌的習慣，愈喝精神愈好，後來養成每天二餐都必須喝酒才有體力。

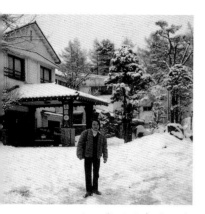

▲ 為了學習更專精的廚藝，我不怕未知，踏上陌生的國土—日本。

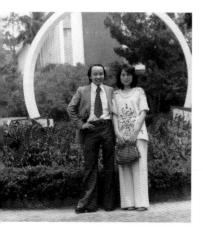

▲ 和太太相遇，總讓我覺得是一種命定的緣份。

遠赴日本只為追求更好的廚藝

老師傅不斷地教導我要趁年輕多方面學習，才能奠定未來的基礎。因此我趁著當兵前離開埔里，來到繁華的台北工作，當時企圖心很強烈，在二年期間想要多方面學習，因此轉換了幾家的餐廳任職有上海菜、川菜、日本料理等餐廳，以學習不同領域的菜系。

二十歲當兵時，我被分配到苗栗營區基地，部隊以個人的專長分派工作，於是我就擔任廚房的總鋪師，帶領七至八位的副手一起工作，每天負責三至四百人的三餐。直到快退伍時，我的弟弟剛好初中畢業，也到台北上海菜的餐廳學習廚藝。退伍前一個休假，我去探視之前做台菜的老師傅，剛好提及他的朋友要聘請優秀的廚師至日本工作，因此老師傅推薦我到日本當總主廚，因此當完兵便離開故鄉，踏上陌生的領土到東京都三鷹寺中國餐館過著異國生活。

遇見任勞任怨的「牽手」

當時我在日本工作語言不通，還要帶領下面好幾位學徒，於是只能藉由下班時間邀請學徒們一起喝酒提升感情，大約每星期二至三天聚會一次，慢慢變成一星期醉倒四天，這樣沉迷酒缸的日子經過

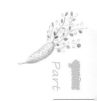

了四年多，直到有一天接獲母親來電告知我回台相親，還特別交代這次相親的女方，是難得一見的優秀人選，催我務必以最快的速度趕回台灣，以免錯失良緣。

回到台灣，爸媽立刻安排相親會，那天我一見這位外表溫柔賢淑，五官長得漂亮的女生，第一眼就被她吸引，當天下午我們約了出去玩，經過多次的出遊對談，發現她不單擁有美麗的外表，而且相當有內涵，當下我就確認這位第一次相親的女生即是我的終身伴侶。大約交往 14 天我們就訂婚了，但是到了接近結婚日時，卻碰到我岳母因心臟病去世，於是我們在百日內完婚，騎著腳踏車就把太太迎娶回家。

後來我帶著太太依親一起赴日本餐廳工作，太太才發現我的盧山真面目，原來老公是酒鬼經常喝得醉茫茫，她一直忍了二年多，直到懷了第一胎才打電話告知公公及婆婆，我們在日本生活的情形，她很擔心我會因此把自己的身體健康都喝壞了，於是跟我的母親想了一個辦法把我騙回台灣。

當時，母親特地打來日本和我說：「銀龍，你也當了那麼久的廚師了，而且也到國外見識過了，難道你都不想自己創業開店，而要一輩子當別人的員工嗎？」當下我認真考慮了幾天，也顧及懷孕的太太，收拾行囊回到台灣老故鄉——埔里，創業開立第一家屬於自己的餐廳——「東京園」。

東京園生意搶搶滾，陪客天天醉

從我懂事以來，在外工作所賺的錢均是原封不動寄回家裡，甚

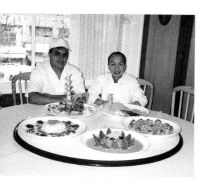

▲ 當年轉至台北素食餐廳任職後，還遠赴巴西推廣素食。圖中為我在巴西素食餐廳和徒弟合影。

至娶了老婆後，夫妻倆人在日本工作時，薪水也都寄回台灣養家。爸媽拿著那筆錢，就在埔里農會旁租了一間店面，並且幫我們準備了餐廳的資金裝潢，全家總動員的為了第一間餐廳而努力。爸爸及太太負責櫃台，而我跟擅長做浙江菜的弟弟一起負責廚房炒菜，小妹及二弟則負責開發財車外送及外燴辦桌。

由於去日本學習的經驗，我特別擅長將中國不同的菜系融合日式料理的巧思，以埔里盛產的野味，研發出各種不同的健康養生菜，當時埔里「東園」餐廳的名聲特別響亮，在當地可是前三名的大餐廳，常常有很多慕名而來的老饕、埔里公家單位、政商名流大駕光臨，再加上餐廳常常舉辦結婚喜宴，口碑相傳生意非常興隆。也由於宴會很多，幾乎每天除了要在廚房炒菜外，還要到餐廳前面跟客人打招呼，喝酒交際，大約一星期醉五天，讓太太及爸媽都非常生氣。

餐廳的生意雖然經常高朋滿座，可是也愈來愈多的道上兄弟出現在餐廳，剛開始來吃飯都會付錢，等到熟絡之後竟開始簽帳，連續欠帳後，又來餐廳用餐，點菜點的少，卻喝了一大堆的酒，因為酒錢都是餐廳跟廠商以現金交易結清，我受不了餐廳虧損，心一橫，要他們把欠帳一次還清，於是雙方吵了起來。道上兄弟一怒之下，翻臉把餐廳桌椅

掀的亂七八糟後就一哄而散……發生這樣的事，讓我感到十分沮喪，辛辛苦苦付出的心力，卻碰到這般無賴。

在這段心情沮喪的日子，剛好認識了一位長期吃齋任職於埔里高工會計主任吳老師，每次他到餐廳找我聊天，都會勸我不要開葷造業，那時媽媽看到吳老師，都會不高興，然後跟我說：「你又不是瘋子，現在好不容易從日本回來在埔里開業，餐廳又那麼賺錢，幹麼收掉不做？」在吳老師勸說的那段期間，有一天我在餐廳廚房烤浦燒鰻，鰻魚熟透，我撒上烤香白芝麻時，卻看到鰻魚還在動，那時我緊張到心想是不是鰻魚要找我算帳……後來又在炸魚時，看到炸熟的魚身體卻還在不停地跳動，讓我開始思考是否上天在勸我改行呢？

恰巧吳老師準備在台北開一家素食餐廳，想要邀請我擔任行政總主廚，那時吳老師充滿耐心，每星期來勸說一次，數次後我終於答應他一起到台北，看看新成立的素食餐廳。那時，爸媽因為我的決定，還氣得對我大罵：「老闆不做要去當別人的夥計，是不是頭腦壞掉了，還是吃到吳老師的符水上當了……」當時我卻心意已決，離開故鄉轉至台北素食餐廳任職。

我成了台灣第一家素食餐廳主廚

爸媽知道我要到台北素食餐廳工作很生氣，一毛錢都不肯給我，還是太太心疼，偷偷塞了私房錢二萬元給我當生活費，她依依不捨的跟我說：「銀龍，萬一你在埔里開餐廳天天應酬喝醉，而搞壞了身體，或是因為黑道的無賴，而發生任何意外，都不是我樂見

的……我想你還是去台北，找不一樣的環境吧。」有了太太的包容及支持，讓我更放心北上工作。

因為我的堅持與決定，我成了台灣第一家素食餐廳的主廚。

後來埔里開立的東京園，在我上來台北工作半年後就關掉了，我把原本跟我在廚房工作的弟弟，帶到台北素食餐廳工作，埔里鎮上的人都認為我們兄弟「頭腦有問題」，不知道是受到什麼大刺激，別人是餐廳生意不好才關店，而我們卻是餐廳生意太好才關門……但現在我一回到故鄉，鄉親們則會稱讚我說：「頭腦很好，現在做素食對身體好又很健康，走在時代的尖端很有遠見。」

廚藝比賽年年拿第一

父母開始贊同我走入素食之路時，太太跟四個小孩也搬到台北大直租屋而居，而弟弟也跟著我一起在素食餐廳工作，在這段期間我一邊受到佛緣的薰陶，慢慢改吃素，並且將個人之前做葷食習慣全部放棄，把葷食材料改為素食材料，專攻各式素食的菜色研發，以提升素食的專業能力。

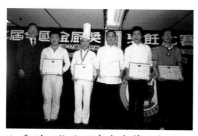

▲看到以往為了素食廚藝而努力比賽的獎杯，都讓我感到感動與滿足。

兄弟兩人為了提升實力，及認識更多的同行高手，每年都會參加「台灣金廚獎」專業廚藝比賽，參賽的選手約有五十多名，接連著很多年我們兄弟都是得冠軍拿金牌。

往後每年廚藝參賽者只要一見到報名表，若是出現洪銀龍或洪銀國

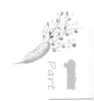

的名字便會很失望，因為我跟弟弟總是能過五關斬六
將，年年拿獎杯連續蟬連八年，後來舉辦中華美食展
的主辦單元觀光局邀請我擔任評審，讓我不好意思再
參加比賽，從此我開始擔任廚藝比賽素食組的評審。

全家吃素，孩子個個是素食大廚！

民國 76 年我徵求了父親及吳老師的同意，在台
北找了一個店面，由吳老師命名成立「法華素食餐廳」
之後，家裡的孩子也跟著我吃素，直至民國 76 年中
旬岳父生病了，我的太太發願吃長齋，只求岳父的身
體能快點好起來，從此之後我們一家大小全部改吃素
食長齋。

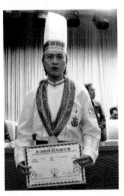

▲ 大兒子志慶，2006
年時參加北京廚皇擂
台賽，取回冠軍金牌。

我認為素食行業是一種志業，而不是平常的事
業，因此感染了兒女，使得他們從小耳濡目染常主動
到廚房幫忙，自然傳承我的素食技能，在這一生中雖
然工作辛苦，但只要一看見懂事的兒女，都能體會父
母的辛勞，並且秉持我這一生的志向，就覺得活得也
很有價值。

為了栽培兒女走向更寬廣的素食烹調之路，我透
過國外親友的幫忙，把他們送出國研習國外的素食烹
調法，以延續未來素食志業的傳承，指導兒女廣結善
緣，把素食種子當成一份愛散播出去，讓世界各地的
素食之友，都能品嚐美味的素食料理，我的兒女也沒

讓我失望，認同父親對素食的推廣理念與堅持，個個成為我驕傲的素食大廚。

多讓一人願意吃素，我就心存感激！

我為了推廣素食之路，每天除了忙餐廳的大小事務外，也曾經開立二年多的素食補習班，唯一的目的只是想要培訓更多的素食廚師來結緣，也到土城及桃園看守所義務輔導受刑人，每期授課期約三個月，訓練的過程雖然有點辛苦，但是回想那些受刑人若是重出社會能擁有一技之長，不再走錯誤之路，再辛苦都甘之如飴。

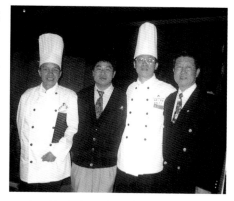

▲ 為了讓更多人學習素食，我總是義務輔導看守所裡的受刑人。圖中為我當年在桃園少年服育院與當期的師資群合影。

除了在台灣努力推廣素食，因為在比賽中認識很多同行及國外素食廚師，他們都非常認同我的素食專業，經常推薦我到很多的地方去傳授素食烹調，甚至國外的廚師也會邀請我去各國教學，至今已經去過十多個國家推廣素食，例如巴西、南非、日本京都、沖繩、澳洲雪梨、馬來西亞、貝里斯、哥斯大加、薩瓦多、瓜地馬拉等。

經由這樣的交流，當地的外國廚師也會介紹朋友到台北來實習素食料理，看見這些外國人重新找到人生的新方向，可以散播愛的種子，我心中喜樂猶存感激。

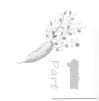

讓名人老饕愛上素食的餐廳

記得有一次餐廳舉辦喜宴，有些客人不是吃素，一進餐廳門口都是板著臉，還依稀聽到有些人唉叫著：「結婚沒有酒喝、還吃全素，怎麼吃得飽呢？」但是我依然假裝沒聽見，點頭微笑著打招呼，等到喜宴結束，那些原本在抱怨的客人，有很多位都吃得很滿足，還微笑揮手跟我打招呼說：「你們的菜真的很好吃。」一位客人還對著我說：「你們餐廳的素食那麼好吃，我兒子結婚也要來這裡辦桌。」我心裡聽了實在高興，也為了成功推廣素食而心懷滿足。

餐廳開立二十多年，吸引來此用餐的名人不勝枚舉，社會上也愈來愈多人體悟出飲食改革的奧妙，發現素食對健康的影響的確很大，而我也藉由這股支持的推廣動力，不斷提升自我能力，只為了讓更多人品嚐到健康又美味的素食。

從事素食教學及餐飲工作已達三十多年，經營的方針無非都是以消費者的健康著想，所以為了改變一般人對素食的看法，我都會請大女兒定期從國外幫我帶回美食雜誌、食譜書籍，以參考其素食特色再努力研修，而平常也會利用空檔時間觀看電視美食節目及相關雜誌、書籍來吸取別人的特色，研發出更多養生健康素食新菜色，滿足消費者需求，因此餐廳的生意絡繹不絕，每個用餐的客人都是讚不絕口。

健康素食是一種清淡簡單的飲食方式，而現代人能把飲食文化返璞歸真，回歸自然，實在可算是一種福祉。我對自己生命的理念是以能從事素食餐飲為榮，更令我感到欣慰的是愈來愈多現代人，已發覺到自然清淨的飲食，對身體是最好的健康保險。

PART 2

健康美味素秘訣大公開

大師不傳的 必備調味料 大公開 — 大師不傳的 素醬料 DIY 大公開

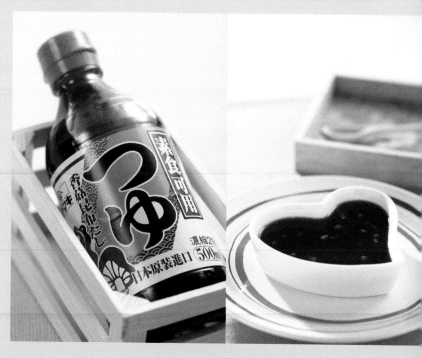

大師不傳的 素材料 DIY 大公開 ──────── 大師不傳的 健康烹調法 大公開 ────────

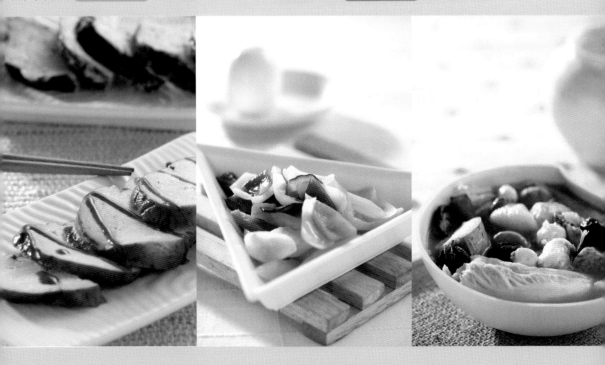

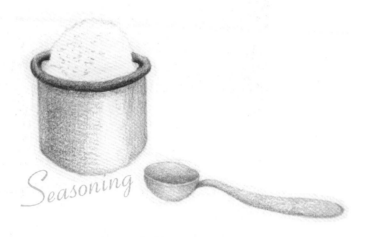

Seasoning

油鹽醋醬・美味關鍵

大師不傳的必備調味料大公開

醬油	**食鹽**	**食用醋**	**調味粉**	**調味醬**

種類	種類	種類	種類	種類
★陳年醬油	★竹鹽	★白醋	★香菇粉	★紅麴醬
★陳年老抽王	★岩鹽	★素食烏醋	★海帶粉	★海苔醬
★醬油膏	★海鹽	★紅醋	★玉米粉	★芝麻醬
★香菇素蠔油	★玫瑰鹽	★蘋果醋	★香草粉	★桂花醬
★竹鹽醬油		★健康醋	★咖哩粉	★檸檬醬
★薄鹽醬油			★山藥粉	★和風沙拉醬
★壺底油			★芝麻粉	★檸檬美乃滋沙拉醬
★香菇昆布醬油			★白胡椒粉	★無蛋美乃滋沙拉醬
★素蒸魚醬油			★黑胡椒粉	★素沙茶醬
★味醂醬油				★甜辣醬
				★梅子醬
				★番茄醬
				★芥末醬

醬油

醬油主要製造原料有黑豆或黃豆、小麥、麴菌、糖、鹽及酒精等組合搭配,經由釀造、過濾、壓榨及煮沸製作而成。製作方法可細分為純釀造法、快速釀造法及混合型釀造法,其釀造的方式和時間不同,在價格上亦有很大的差異性,其中以純釀造價格較高,品質最甘醇、香濃,風味較佳。

醬油的主材料是以大豆及小麥釀造而成,主要成分為蛋白質,然而蛋白質的成分是「氮」,「氮」決定醬油好壞,其含量愈多,則代表醬油的品質較優等。醬油可分為一般醬油、黑豆醬油、薄鹽醬油、柴魚醬油、香菇醬油、醬油膏等品種,每一種醬油所含的氮量皆不同,經由國家CNS認證,再細分為甲、乙、丙等級。一般黃豆製成的醬油總氮量為每100毫升1.4克以上,而黑豆醬油則為每100毫升1.2克以上,在醬油瓶身會貼有小圓圈標示,為甲等或特級醬油。

挑選好醬油 3 步驟

1
先看主要成分: 以黃豆或黑豆、小麥、麴菌、鹽、糖、酒精等原料製作而成,沒有其他的化學名稱及防腐劑,如苯甲酸、己二烯酸等。

2
左右搖晃瓶身: 檢查瓶口的泡沫愈細品質愈好,色澤清澈呈棕褐色,產品標示「純釀造」文字,瓶身上註明國家CNS特級或甲級醬油。

3
檢查產品標示: 醬油的總氮量在每100毫升/1.4克以上、胺基態氮在0.56克以上,則表示其醬油的品質發酵比較完整,有符合國家認證的甲級標準。

陳年醬油、陳年老抽王

　　主要成分是採用純黃豆及小麥純釀造製作而成，然後將發酵熟成的醬油醪，放置約 2～3 年之後，再經過壓榨殺菌。陳年醬油的風味奇特，純淨、甘醇，有天然的甜味，價格較昂貴。

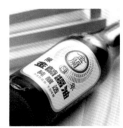

醬油膏

　　色澤比醬油濃稠，是用高級醬油煮過勾芡，在殺菌前加入約 10～15%含豐富澱粉質的糯米，味道較鹹，主要為調味、提味，適用於沾食。

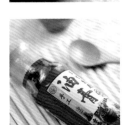

香菇素蠔油

　　主要成分有醬油、水、糖、香菇汁等為原料，並加入海帶粉、香菇精提味，有自然的甜味，適合沾醬、拌麵、拌蔬菜、炒飯；更可做各式的油炒類、紅燒類、煮湯，為各種素食菜式添加更多的色香味美。

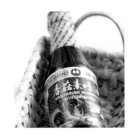

竹鹽醬油

　　主成分有添加竹鹽，含有豐富天然的礦物質，可補充身體所需的微量元素，其味道甘甜回味，適合用於沾醬、炒菜或湯品提味等用途。

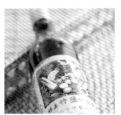

薄鹽醬油

　　最符合現代人對健康飲食需求的調味品，其醬油含鹽量比一般傳統的醬油降低 30～40%，對於飲食必須控制鹽分的人非常適合，其色澤淡，鹽分低比較容易變壞，開封後要放入冰箱冷藏保存，適合用來做日式沾醬、煮湯、火鍋調醬、火鍋湯頭提味等用途。

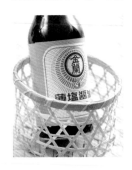

壺底油

為最頂級的醬油，經過 1 年以上長期發酵釀造而成，香氣濃郁，味道極為鮮美又甘醇，甚至遠超過一般純釀造的醬油，適合於拌、蒸、沾、炒、煮、滷，做羹湯等皆可。

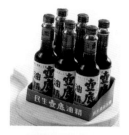

香菇昆布醬油

萃取香菇馥郁的精華及昆布甘甜的鮮美滋味，再融入純釀造醬油，其香氣濃郁，滴滴鮮美，可提升食材原有風味的鮮美度，適合沾醬、炒菜、高湯提味、日式涼菜、香菇蒸蛋及日式炸物等用途，適合各式烹調料理。

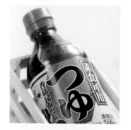

素蒸魚醬油

精選黃豆釀製而成，色澤淡，豉香濃郁，味道鮮甜回甘，有提鮮、提味及去腥的作用，適合用來做各式蒸煮類的調味，還有能倍增佳餚沾醬、湯頭鮮美的好滋味。

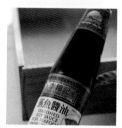

味醂醬油

結合了醬油的風味及味醂的優點，味道甘醇甜美，可用來取代一般味素，更能襯托出食材的原味，而且低鹽又健康，適用於沾醬調味、滷、煮、燉、燒、烤等均適用。

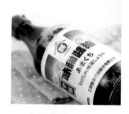

醬油的保存方法

醬油本身含有蛋白質容易變質，建議小家庭最好採買小瓶裝，然後開瓶之後，存放在冰箱的冷藏室保存，以免滋生黴菌，並在半年內使用完畢，味道較鮮美香醇。

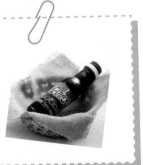

食鹽

　　「鹽」的主要成分是氯化納，在食物料理調味中扮演非常重要的角色，更是維持生命不可或缺的必備品，例如肌肉少鹽容易抽筋、胃缺鹽容易引起消化功能失調或胃口差，若是人體長期缺鹽，則會全身乏力，沒有精神，建議成人每天攝取 5 ～ 10 克的鹽以提供身體能量的補給。

　　近幾年由於消費者健康意識提高，因此開始崇尚自然的海鹽、岩鹽、竹鹽、玫瑰鹽等產品，這些天然的鹽均含有豐富的鉀、鎂、鈣等礦物質，對身體比較沒有負擔。

挑選好鹽 3 步驟

1
挑選有品牌的產品，而且包裝完整，比較衛生。

2
注意包裝上的必須有製造廠商完成的資料，例如公司名稱、地址、電話及產地等資料。

3
食品中的內容物成分必須經過衛生署公告的食品添加物品名，或是通用名稱，並且有符合國家安全標準。

竹鹽

將天然的鹽放入竹筒中,以土封口,再放入高溫的窯內重複燃燒,以去除天然鹽中的有害物質提煉而成的。竹鹽是鹼性食品,有強勁的解毒力,可排毒、消炎、改善身體酸鹼值,味道不會太鹹,加入湯頭會提升食物的甜味,適用於湯頭提味或炒菜調味等用途。

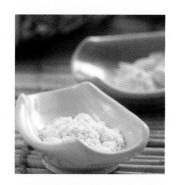

岩鹽

自古以來即是調理界最頂尖的鹽品,其純度高未受污染,礦物質及電解質的成分比一般食鹽多,屬於較健康的調理食品,適合用來料理高檔的食材,可廣泛運用在任何烹飪料理,能品嘗到食物真正的風味。

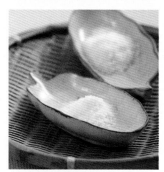

海鹽

蘊藏海水珍貴的多種微量元素及營養豐富的礦物質,品質純淨無污染,具有海洋的天然風味,味道甘醇鮮美,其用途多元化,除了可加入食物來調味之外,對身體保健好處很多,現今也被視為美容護膚的聖品。

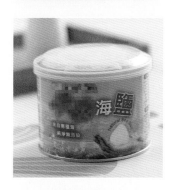

玫瑰鹽

市場上的玫瑰鹽來源大多來自於巴基斯坦喜馬拉雅山脈,以及玻利維亞安地斯山脈的岩鹽,不易受到人為或化學的污染,在結晶度與純淨度十分穩定,其色澤呈現淡橘色或粉紅色,宛如玫瑰花瓣般,含有多種天然礦物質及微量元素,帶有自然回甘的好味道,且能增添食物原始的甘甜美味,是最佳的提味食材。

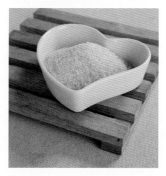

食用醋

　　含豐富檸檬酸，可促進腸胃蠕動幫助消化、消除疲勞，亦是增進免疫力的最佳食材。食用醋大致可分為釀造醋、加工醋及合成醋等三種。

　　醋能有效去除腥味、促進食慾、幫助消化、改善酸性體質等功效，還有殺菌、解毒、防腐及提鮮等作用，其中以天然釀造醋，最具風味。

選擇好醋 5 步驟

1

玻璃瓶包裝：醋是弱鹼性的物質，不可使用保特瓶會產生侵蝕現象，而必須以玻璃瓶容器包裝，才不容易變質。

2

瓶身搖一搖：辨別好醋只要將整罐醋拿起來搖一搖，檢視其泡沫，若多且細密，持久不消失，即為品質好的釀造醋。

3

檢查成分和時間：成分上有標示「純釀造」，則為天然發酵釀造而成，釀造時間在 6 ～ 10 月以上，無添加酒精及防腐劑。

4

細心驗證：瓶身貼紙有標示本商品有「經濟部標準食用醋（CNS）檢驗合格」等字樣。

5

聞一聞味道：聞起來味道香醇，不刺鼻，嚐起來味道呈自然的酸味且甘醇，無酸辣感。

白醋

屬於天然健康食品，含有多種幫助人體有益的生長元素，主要的成分是以米、麥、酒等釀製而成，其味道比較酸，適用於涼拌、沾醬、湯品，及醃漬類，菜餚太鹹或是醃漬食物，可以用白醋中和調味。

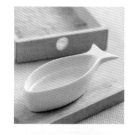

素食烏醋

主要的成分有釀造醋、糖、鹽、香菇、海帶及蔬菜等材料，本身帶有五香的氣味，適用於拌麵、炒麵、羹類、沾醬或炒菜類等調味，開瓶後宜放入冰箱冷藏保鮮，並儘快食用完，以免變質。

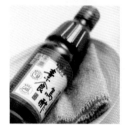

紅醋

紅色糯米為原料發酵製造而成的，本身味道比較酸，開胃又健康，可用來勾芡或提味，如素魚翅羹、素牛排、涼拌或勾芡類。

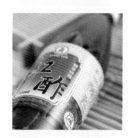

蘋果醋

以蘋果為原料製成的醋，帶有一種獨特自然的香甜味，酸味較溫和，可促進新陳代謝、消除疲勞、美容養顏等功效，適合做涼拌、飲料、醃漬、沾醬、沙拉等用途。

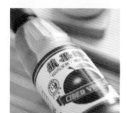

健康醋

以純穀釀造而成的健康醋，低熱量高營養，其口感甘醇、順口，可去油解膩，改善人體酸鹼值，幫助新陳代謝運轉順暢，對健康維護極有幫助，適合用來製作各種風味佳餚，或加水稀釋飲用。

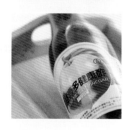

調味粉

　　調味粉在廚房扮演著魔術師的神奇角色，每一種的運用範圍非常廣泛，它是決定味道的巧妙元素，但是創造美味佳餚的重要原則，必須仔細衡量調味粉的添加順序、醃漬時間以及添加量的正確方法。

　　素食著重健康，所以取材大部分都以自然的食物較佳，以下將介紹素食常用的調味粉，這些調味粉除了對人體的健康有益之外，它在烹調應用方面也非常簡單又快速，不僅可快速溶解，更能在瞬間釋出料理的鮮美味。

香菇粉、海帶粉

　　以天然新鮮的食材提煉製作而成，可取代味精的鮮甜味，還多了鮮香味來增加食物的味道，是熱炒、煮湯、滷味或紅燒不可缺少的調味料。

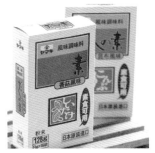

玉米粉

　　作用與太白粉相同，濃稠度及口感比太白粉的效果好。玉米粉有分為細顆粒狀及粉末狀，而細顆粒的玉米粉大多用於糕點製作，而粉末狀的色澤較黃，大多用於餅乾類製作。

　　玉米粉除了做甜點、糕點之外，在中式料理有勾芡凝膠的作用，可幫助醬汁附著在食材上，增加滑嫩的口感，或使油炸物增加脆度。

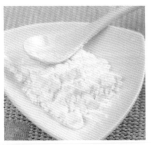

香草粉

　　天然香草粉是用香草豆（香莢蘭豆）為原料研磨成的乾燥粉末，具有自然濃郁的香草風味，能增添產品的香氣，讓食物更具美味，且耐高溫烘焙，適合做糕點、食品使用。

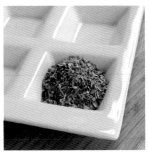

咖哩粉

採用多種香料，如月桂葉、八角、丁角、花椒、茴香、陳皮、荳蔻粉、甘草、胡椒、五香等材料製作而成的，每家生產所使用的香料都不同，適用於炒菜、燴飯或勾芡用。

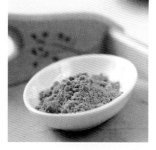

山藥粉

粉質細膩，可用來做為麵粉的替代品或取代太白粉使用，含有消化酵素能幫助消化吸收及養顏美容等作用，應用範圍非常廣泛，可沖泡直接飲用，或用以勾芡增加食物的柔軟度，還能製作餡料、麵條、麵包、麵皮類等相關麵製品。

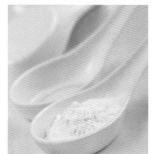

芝麻粉

其味道香濃，口感溫潤，香醇營養又健康，含有豐富的膳食纖維，為天然健康的高鈣食品，適用來做成精力湯、甜點餡料，或是選擇以溫熱水、牛奶或豆漿沖泡飲用，冰熱皆宜。

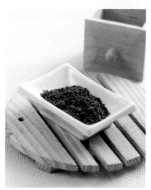

白胡椒粉／黑胡椒粉

白胡椒是將熟成的胡椒漿果浸泡在水中，去除外皮乾製而成。主要產於馬來西亞、印尼等東南亞地區，其味道香純濃郁，具有特殊清涼的香氣，且保有芳香味與刺鼻辛辣的口感；而黑胡椒則是採收未成熟的果實醱酵數天再曬乾製成，主要產於馬來西亞、印尼、巴西等地，帶著一種率直的芳香、強烈辛辣的特色。

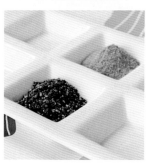

調味醬

食物與調味醬的搭配可以得到幸福的滿足，美味好吃的料理除了要嚴選新鮮的食材之外，調味醬可是開啟佳餚的靈魂關鍵。

在市面上調味醬的種類繁多，每種味道均各有其特色，但是只要用心了解，就能依個人的喜好來做自由的變化應用，可組合出更多層次的豐富味覺之旅。

紅麴醬

紅麴是由傳統發酵食品用的紅麴菌培養而成的，具有天然釀造的甘醇香味及色澤，可改變食物的顏色及風味，市售的紅麴醬都適合用來煮湯、拌炒、油炸、拌麵、燴、燉及醃漬等用途。

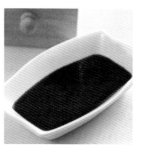

海苔醬

含有多種維生素、礦物質及豐富的鐵及鈣質，有長生不老神仙菜的稱號，是天然健康的食品，搭配稀飯是最佳選擇，還可做成三明治、涼拌、點心調味，開封後必須放入冰箱冷藏保鮮。

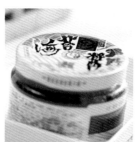

芝麻醬

採用白芝麻研磨成細末狀，加入油製作而成，味道極為香濃，可促進食慾，使用前宜加水調和，以免太乾不容易拌開，適合用於拌麵、炒菜、涼拌、調醬等。

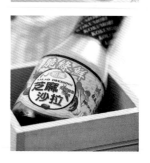

桂花醬

採集大量的桂花清洗曬乾去除水分，再加蜂蜜及少許的鹽醃漬而成，其氣味芳香馥郁、清香甘甜，最常見用於中式點心調味，可增加甜食的風味，還適用於醬汁、涼拌、炒菜、飲品及西點餅乾調味等料理。

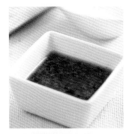

檸檬醬

味道清新芳香，清爽開胃不油膩，其酸中帶甜的絕妙滋味非常可口，最適合用來做開胃前菜沾醬調味、塗麵包做早餐、點心的餡料提味、清蒸佐料等用途。

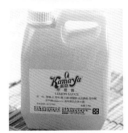

和風沙拉醬

主要成分有橄欖油、芝麻、糙米醋混合調製而成，帶有清淡的油醋香氣，低脂低油，適合搭配生菜沙拉、豆腐沾醬、麵類沾醬、拌炒、涼拌等用途。

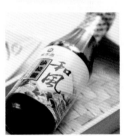

無蛋美乃滋沙拉醬

主要是提供不食用蛋的素食者專用的沙拉醬，而且比較沒有高膽固醇的疑慮，適用於生菜涼拌醬、三明治及漢堡抹醬等用途。

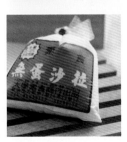

素沙茶醬

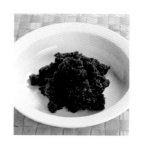

素沙茶醬主要原料為香菇、黃豆油、芝麻、花生粉、椰子粉、天然香辛料等，它除了是火鍋的好搭擋之外，其實可以做成沾、炒、滷、煮、烤等多方面用途，可使料理增添美味特色，更是是素食料理的最佳良伴。

甜辣醬

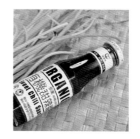

甜辣醬主要原料為蕃茄、辣椒、鹽、糖、香菇汁、檸檬酸等材料，其口感輕辣滑順且帶甜酸味，具有開胃怡神的作用，亦是現代非常受歡迎的醬料之一，適合搭配任何美食。

梅子醬

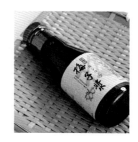

梅子醬是很棒的鹼性食品，主要的原料為青梅、砂糖、麥芽糖等材料製成，其獨特微酸中帶甜的口感相當開胃可口，它除了可以增加食物的風味，還有解膩的效果！

番茄醬

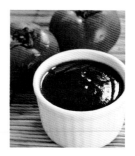

番茄醬主要的原料為番茄、醋、糖、鹽、丁香、洋蔥、芹菜等材料製成的濃縮醬體，且保有蕃茄的新鮮美味，其鮮紅誘人的色澤是最富有特色的調味品，不僅能夠豐富料理口味，也能滿足想吃美食的慾望，適合搭配中西式各種料理。

芥末醬

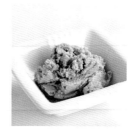

芥末醬為一種鮮綠色稠狀物，是由芥菜類蔬菜的籽研磨摻水、醋等材料調製而成，具有特殊刺鼻辛辣味，其濃烈的的特色容易引起口腔或呼吸道流暢不適，讓人感受到一股強烈鮮明的口感。

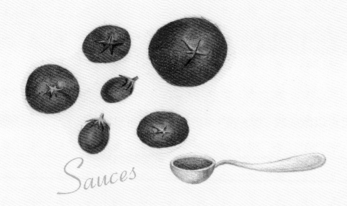

Sauces

一學就會 · 應用多變

大師不傳的素醬料 DIY 大公開

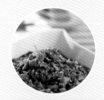

素肉燥

應用食譜

涼麵、拌麵、拌飯、拌青菜、煮湯麵、麻婆豆腐、飯糰、義大利番茄素肉醬等。

香椿素醬

應用食譜

麵包抹醬、沾醬、拌麵、炒飯、拌青菜、煮麵、壽司、煎餅等。

咖哩醬

應用食譜

炒米粉、炒飯、燴飯或麵、煮湯、烤披薩、冬粉煲、各式點心餡料等。

紅麴醬

應用食譜

涼拌沾醬、水餃沾醬、拌麵、拌菜、蒸、煮、炒、燉湯、炸類等調味。

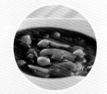

番茄蘑菇醬

應用食譜

拌麵、拌飯、沾醬、燴飯、煮湯、焗飯、焗麵、各式點心餡料等。

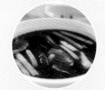

素招牌醬

應用食譜

沾醬、炒飯、紅燒、炒菜、湯汁、或羹類調味。

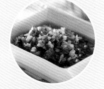

義大利油醋醬

應用食譜

涼拌醬汁、沙拉醬汁、烤類醬汁、沾麵包、拌麵。

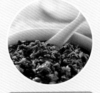

金茸 XO 醬

應用食譜

拌麵、拌飯、炒類、湯類、沾醬、拌青菜、紅燒、清蒸。

橙汁酸甜醬

應用食譜

生菜沙拉、糖醋類、涼拌、沾醬、沾麵包、三明治或壽司醬汁。

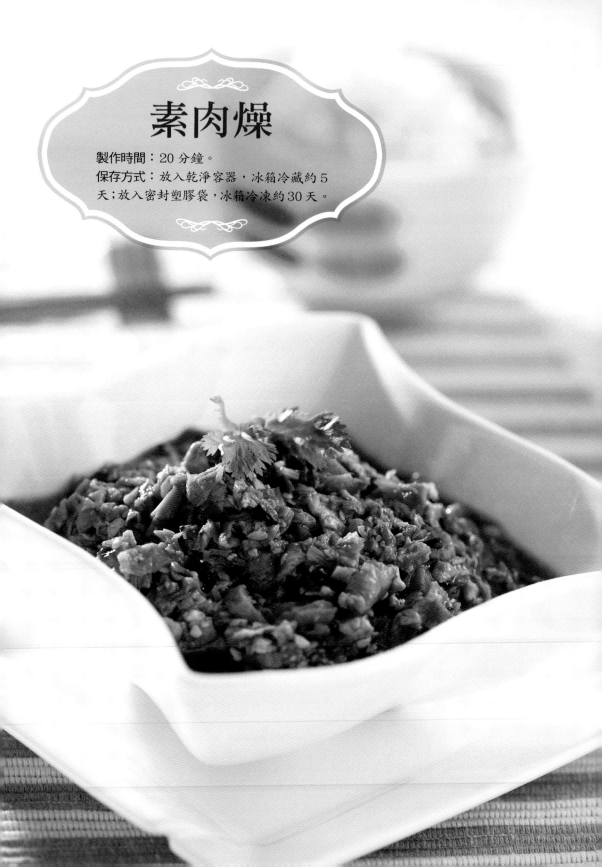

素肉燥

製作時間：20 分鐘。

保存方式：放入乾淨容器，冰箱冷藏約 5
天；放入密封塑膠袋，冰箱冷凍約 30 天。

應用食譜

涼麵、拌麵、拌飯、拌青菜、煮湯麵、麻婆豆腐、飯糰、義大利番茄素肉醬等。

材料

傳統豆腐	1塊
豆包	4塊
香菇末	2大匙
素高湯	1碗
香菜根末	2大匙
芹菜末	1大匙

調味料

陳年醬油	2大匙
香菇粉	1大匙
百草粉	少許
香油	1大匙
胡椒粉	少許

作法

1 傳統豆腐用水先沖淨，放入熱水中汆燙，撈起，放入容器中，用手捏碎；豆包洗淨，切成小丁。

2 炒鍋放入油3大匙燒熱，加入傳統豆腐、豆包，以大火炒至金黃色。

3 再加入香菇末、香菜根末炒香，放入全部的調味料，倒入素高湯煮沸，轉小火續煮約10分鐘，撒上芹菜末即可。

 製作小技巧

▸ **以自然食材取代加工品**：素肉燥並沒有使用素碎肉，而是利用**傳統豆腐**代替，因為素碎肉炒好較鬆不吸味，口感也較硬，改用傳統豆腐口感較佳。

▸ **控管火候增添美味**：此道製作技巧在於**鍋溫要維持在 170℃左右**，豆腐與油是相同比例的量，然後拌炒至金黃色，加入香菇末、香菜根末時要轉小火，而放入全部的調味料及高湯時要轉大火煮沸，再轉小火煮至入味。

▸ 素瓜仔肉 DIY 傳統豆腐在拌炒時不易碎，咬起來有彈性，外酥內軟吃起來有素肉燥的質感，而且取材方便，價格便宜。此道若是加入碎末狀的花瓜，則可製作成「**素瓜仔肉**」。

▸ **百草粉**：可至中藥房採買。百草粉是屬於加在滷味中的調味料，使用量不能太多，約**使用 1 小匙**，可以用來炒菇類、素螺肉或是素肉類，口感會帶有特殊的香氣。

香椿素醬

製作時間：80 分鐘。

保存方式：放入乾淨容器，冰箱冷藏約 5 天；放入密封塑膠袋，冰箱冷凍約 30 天。

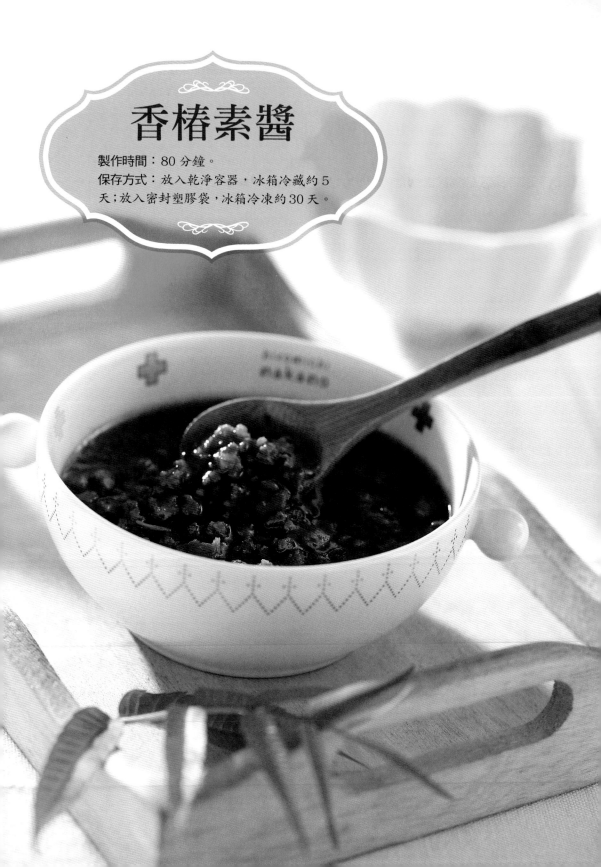

應用食譜

麵包抹醬、沾醬、拌麵、炒飯、拌青菜、煮麵、壽司、煎餅等。

材料

素碎肉	300公克
香椿醬	1大匙
素高湯	1碗

調味料

素蠔油	1大匙
海帶粉	1小匙
胡椒粉	1小匙

作法

1 素碎肉用水浸泡約1小時至軟，擠乾水分。

2 炒鍋放入油2大匙燒熱，加入香椿醬炒香，續入素碎肉拌炒均勻。

3 倒入素高湯及全部的調味料，轉小火煮約10分鐘即可。

 大師傳授　**製作小技巧**

▶ **控管火候增添美味**：製作香椿素醬不能用太大的火，否則色澤容易變黑，味道不香，正確的方法應該**以中小火慢炒至金黃色**。

▶ **香椿醬保存**：移入冰箱冷凍室**可存放約半年**，取出之後，仍然可以維持鮮綠色，若是放入冰箱冷藏室大約3天後，則會開始發酵變色，失去香味及養分。

▶ 純香椿醬 DIY 新鮮香椿 300 公克、橄欖油 200 公克、鹽 1/4 小匙放入果汁機打成泥，即成「**純香椿醬**」。

▶ 香椿松子醬 DIY 香椿醬倒入果汁機，加入乾的松子、醬油、香菇粉及胡椒粉及香油打成泥，即成為「**香椿松子醬**」。

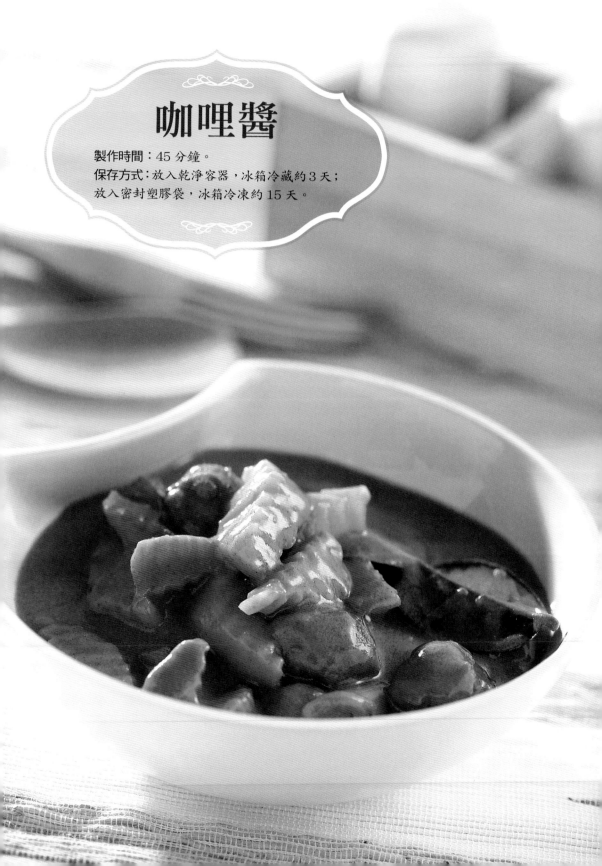

咖哩醬

製作時間：45 分鐘。

保存方式：放入乾淨容器，冰箱冷藏約 3 天；
放入密封塑膠袋，冰箱冷凍約 15 天。

應用食譜

炒米粉、炒飯、燴飯或麵、煮湯、烤披薩、冬粉煲、各式點心餡料等。

材料

馬鈴薯	1個
紅蘿蔔	1條
香茅	1支
素肉塊	200公克
南薑片	1片
檸檬葉	2片
素高湯	3碗

調味料

咖哩粉	2大匙
番茄醬	1小匙
椰漿	1大匙

作法

1 馬鈴薯、紅蘿蔔洗淨去皮,切成塊狀;素肉塊浸泡冷水約20分鐘至軟,擠乾水分;香茅洗淨,切成約5公分段狀。

2 炒鍋放入油2大匙燒熱,加入咖哩粉炒香,續入香茅、南薑片爆香。

3 再加入馬鈴薯、紅蘿蔔、素肉塊、番茄醬及素高湯煮沸。

4 放入檸檬葉,轉小火煮約15分鐘,倒入椰漿即可。

大師傳授　製作小技巧

▶ **素肉塊前製作業**:素肉塊有分為「進口」及「本地」等二種,外觀有「不規則形及橄欖形」等,「進口」的價格高,口感比較有彈性;「本地」的素肉塊質感鬆軟,價格便宜。乾素肉塊不要用熱水或溫水浸泡,以免減少彈性,正確方法是**使用前浸泡冷水約 3 小時**至膨脹,擠乾水分即可烹調。

▶ **控管火候增添美味**:炒咖哩粉最好使用熱油鍋,以小火炒至有香味,如果不用油乾炒,色澤容易變黑,產生焦味。此道醬料中的**椰漿必須最後加入**,才能維持椰汁的香氣。

▶ **香料採買**:材料中的香茅、檸檬葉、南薑片,可在各大超市、量販店購買。也可直接選購「天然香料調理包」。

▶ **咖哩粉保存**:不適合放在容易變質的紙盒、塑膠盒、鐵盒容器中,最好是放入密封的玻璃罐,並放入乾燥劑,避免失去香氣,然後移入陰涼處保存,才能維持咖哩的風味。

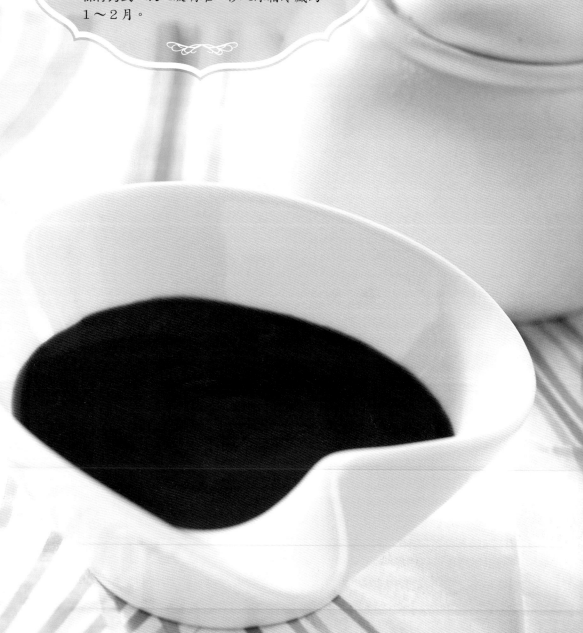

紅麴醬

製作時間：7天。

保存方式：放入玻璃罐，移入冰箱冷藏約
1～2月。

應用食譜

涼拌沾醬、水餃沾醬、拌麵、拌菜、蒸、煮、炒、燉湯、炸類等調味。

材料

熟的長糯米飯 1000公克
生的紅麴米 200公克

調味料

鹽 1大匙

作法

1 長糯米飯、紅麴米及鹽放入容器中攪拌均勻。

2 上面覆蓋保鮮膜，再覆蓋一層紗布，放在高溫處，待發酵，每隔三天打開一次並攪拌均勻。

3 大約經過一星期後，放入果汁機中，攪打成泥狀，倒入鍋中煮沸倒入容器中，然後依個人喜好加入糖或鹽拌勻，移入冰箱冷藏保存即可。

 大師傳授　製作小技巧

▶ **紅麴對人體的好處**：生的紅麴米即是紅麴醬發酵的酵母菌。紅麴醬具有天然濃郁的甘醇味，**含有優質的酵素**，是調理佳餚最稱手的調味品，也具有降血脂的作用。

▶ **紅麴發酵的季節差異**：製作紅麴醬要看季節氣候掌握好發酵的時間，例如紅麴靜置發酵期，因冬天的室溫較低，需要時間比較長；反之夏天氣候炎熱，所以發酵時間速度比較快。若是發酵時間太久，則會產生酒味變成酒釀。

▶ **紅麴製作的宜忌**：製作紅麴醬的過程中，除了要密封保存穩定發酵的狀況外，不能碰到任何的生水，例如**覆蓋的紗布要使用乾布不能用濕布**，否則生水浸入會影響發酵品質。

▶ **紅麴過度發酵不失敗撇步**：紅麴發酵後，米粒會呈現膨脹，發現有釀造的發酵味時，就要**放入果汁機攪打成泥狀**，再放入鍋煮熟，移入密封罐保存，即可停止紅麴繼續發酵。

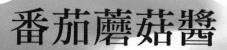

番茄蘑菇醬

製作時間：25 分鐘。

保存方式：放入玻璃罐，冰箱冷藏約 4 天；
放入密封塑膠袋，冰箱冷凍約 10 ～ 12 天。

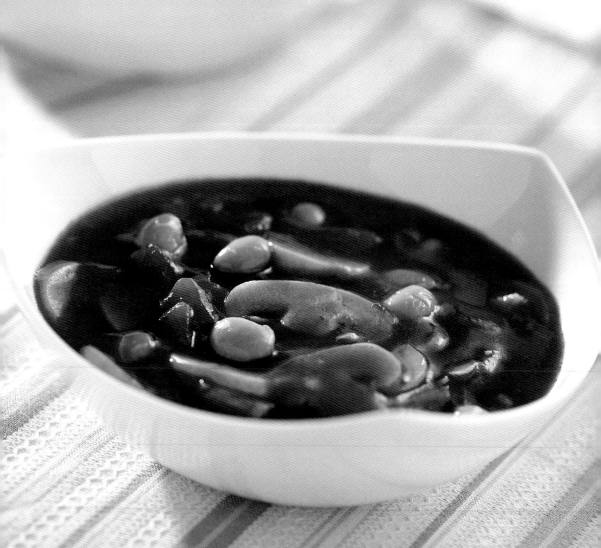

應用食譜

拌麵、拌飯、沾醬、燴飯、煮湯、焗飯、焗麵、各式點心餡料等。

材料

紅番茄	4顆
蘑菇	200公克
素火腿片	100公克
素高湯	5碗
冷凍青豆仁	50公克
芹菜末	100公克

調味料

俄力岡葉	1小匙
咖哩粉	1又1/2小匙
番茄糊	2大匙
香菇粉	1小匙
冰糖	1小匙
胡椒粉	1小匙

作法

1 紅番茄洗淨，切成丁狀；蘑菇洗淨，切成片狀。

2 炒鍋放入油2大匙燒熱，加入俄力岡葉爆香，續入咖哩粉拌炒至出味。

3 加入紅番茄丁、蘑菇片、素火腿片、番茄糊及素高湯煮沸。

4 放入其他的調味料，轉小火煮約15分鐘，加入青豆仁、芹菜末即可。

大師傳授　**製作小技巧**

▶ **番茄這樣煮更健康**：番茄是義大利料理最常用的原料之一，其濃郁酸甜的湯汁，吃起來爽口不油膩，經過熱油烹煮還會產生有益健康的茄紅素。**茄紅素是天然植物色素**，番茄愈鮮紅，其茄紅素的比例愈高。此道醬料的蘑菇不需汆燙，才能保持鮮甜味。

▶ 西式番茄糊 DIY　牛番茄1斤洗淨，放入滾水中汆燙去皮，移入乾淨的鍋中，倒入冷水1斤，加入西洋芹1根、俄力岡葉1小匙、鹽1大匙煮沸，轉小火煮約20分鐘，熄火撈除西洋芹後，放入果汁機攪打成泥狀，倒入鍋中煮沸，待涼裝入容器中，**冷凍可保存約 20 ～ 30 天**。

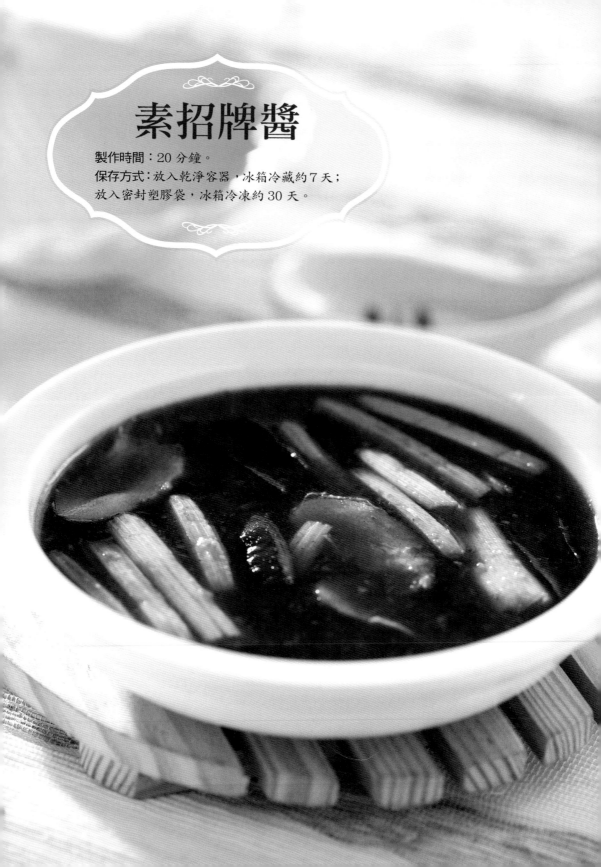

素招牌醬

製作時間：20 分鐘。

保存方式：放入乾淨容器，冰箱冷藏約 7 天；
放入密封塑膠袋，冰箱冷凍約 30 天。

應用食譜

沾醬、炒飯、紅燒、炒菜、湯汁、或羹類調味。

材料

碧玉筍	2支
辣椒	1條
芹菜	3支
薑片	3片
素高湯	5大匙

調味料

素蠔油	1大匙
素沙茶醬	1大匙
鹽	1小匙
冰糖	1大匙
番茄醬	少許
胡椒粉	少許
香油	1小匙

作法

1 碧玉筍洗淨，切段；辣椒洗淨，切段；芹菜洗淨，切段。

2 炒鍋放油2大匙燒熱，放入碧玉筍、辣椒、芹菜、薑片炒香，倒入素蠔油、素沙茶醬提味。

3 倒入素高湯及其他的調味料煮沸，轉小火煮約10分鐘即可。

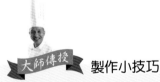 **製作小技巧**

▶ **醬汁的特色：**此道醬料是利用薑片及芹菜，以小火炒出的香氣融入調味料中，再利用素蠔油、素沙茶醬來提味，使湯汁味道更香醇甘美，**製作成品可以用來搭配很多素食料理調味**，即簡單又方便。

▶ **碧玉筍採買：**碧玉筍就是金針的嫩莖，具清熱降火氣等效益，選購時建議挑**選色澤如碧玉般柔嫩**，較為新鮮。

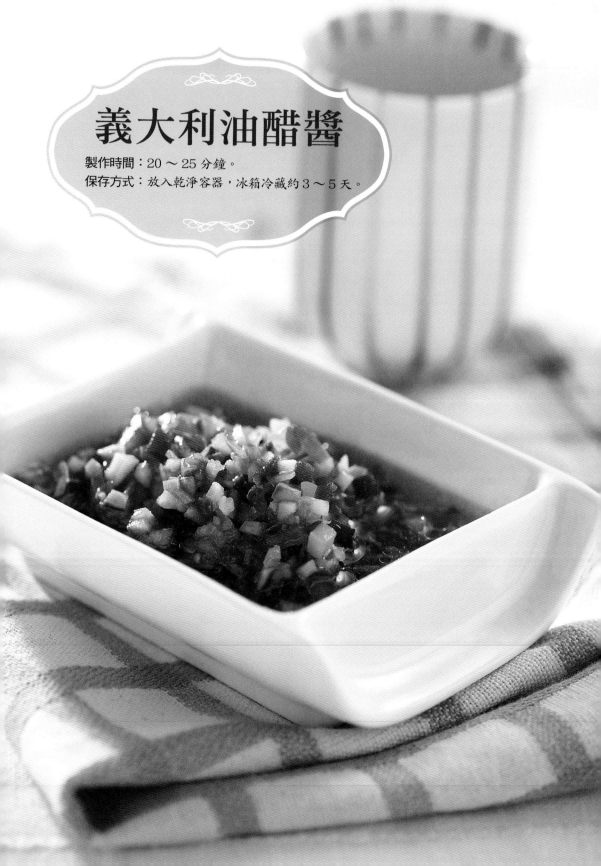

義大利油醋醬

製作時間：20～25分鐘。

保存方式：放入乾淨容器，冰箱冷藏約3～5天。

應用食譜

涼拌醬汁、沙拉醬汁、烤類醬汁、沾麵包、拌麵。

材料

青椒	半顆
紅椒	半顆
黃椒	半顆
紅番茄	1顆
小黃瓜	1條
俄力岡葉	1小匙

調味料

橄欖油	2大匙
紅醋	2大匙
鹽	1小匙
冷開水	5大匙

作法

1 青椒、紅椒、黃椒、紅番茄、小黃瓜全部洗淨，分別切成細末。

2 全部的材料放入容器中，加入全部的調味料拌勻。

3 移入冰箱冷藏3天，取出即可。

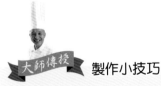

製作小技巧

▸ **選材重點及替換法**：製作此道的醬汁最好挑選**新鮮材料製作**，有助口感香脆，味道較鮮美。紅醋也可以改用**白醋**，或其他**果醋**替代。

▸ **前置處理的重點**：材料中的青椒、甜椒內梗白色部分、番茄籽、小黃瓜**籽囊建議去除**，因為調製在醬汁中容易腐壞變質，影響味道及縮短保存時間。切除青椒及甜椒，因為表面較滑，最好朝上，內部朝下，然後取一利刀方便切成細末狀。

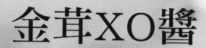

金茸XO醬

製作時間：25～30分鐘。

保存方式：放入乾淨容器，冰箱冷藏約 7 天；
　　　　　放入密封塑膠袋，冰箱冷凍約 30 天。

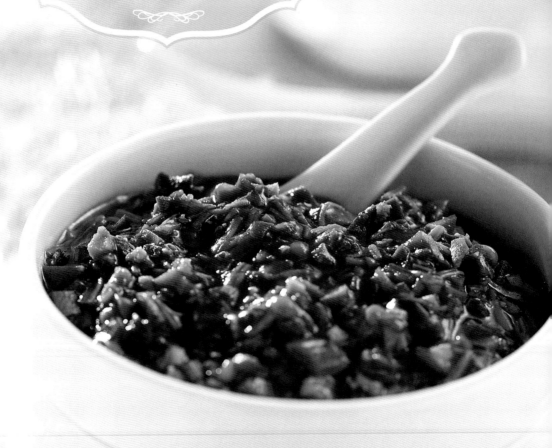

應用食譜

拌麵、拌飯、炒類、湯類、沾醬、拌青菜、紅燒、清蒸。

材料

金針菇	300公克
香菇頭	200公克
火腿末	100公克
芹菜末	1大匙

調味料

素蠔油	2大匙
陳年醬油	1大匙
冰糖	1大匙
海帶粉	2大匙
胡椒粉	1小匙
素高湯	1碗
五香粉	1小匙

作法

1 金針菇洗淨,切成細小段;香菇頭浸泡冷水約1小時至軟,用手剝成細絲狀。

2 炒鍋放油5大匙燒熱,加入金針菇、香菇頭炒成金黃色。

3 再加入火腿末略炒,倒入素蠔油提味,續入其他的調味料,轉小火煮約10分鐘,撒上芹菜末即可。

大師傳授　製作小技巧

▸ **陳年醬油增添美味**:此道調味料必須使用陳年醬油烹調,因為純豆麥釀造的醬油味道甘醇,可以提昇香氣。選購優質的陳年醬油**可以先拿起來搖一搖**,如果上面泡沫比較細緻綿密,則代表品質較好,而**泡沫顆粒較大**,則可能是利用化學製造的醬油,做出來的金茸XO醬口感較差。

▸ **菇類提香法**:金針菇、香菇頭要以**小火炒至水分乾**,香氣及甜味才會散發出來。

▸ **海帶粉味道佳**:海帶粉的味道比香菇粉味道甜,而且還帶有一股海味,可增加此道味覺的層次感,有鹹、香、微辣及香菇和金針菇的自然甘甜!

橙汁酸甜醬

製作時間：20～25 分鐘。
保存方式：放入乾淨容器，冰箱冷藏約 7 天；
　　　　　放入密封塑膠袋，冰箱冷凍約 30 天。

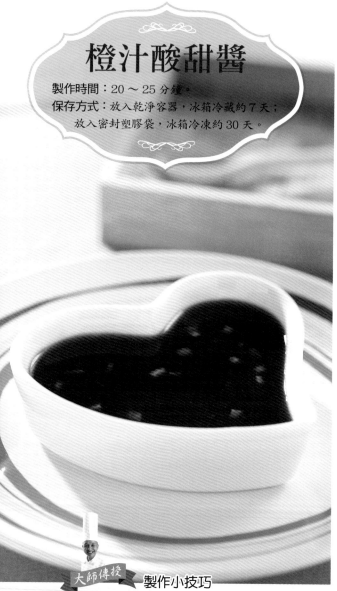

應用食譜

生菜沙拉、糖醋類、涼拌、沾醬、
沾麵包、三明治或壽司醬汁。

材料

柳橙	3顆
金桔	2顆
水	1碗
紫蘇梅醬	1大匙

調味料

鹽	少許
甜辣醬	3大匙
冰糖	1大匙

作法

1 柳橙、金桔分別洗淨，去皮，取
　汁備用。

2 全部的材料放入鍋中，轉小火邊
　煮邊攪拌，煮約10分鐘至熟透。
　倒入容器中，待涼即可。

大師傳授　製作小技巧

▶ **取材的重點**：金桔及柳橙的皮經過加熱容易產生苦味，若是做好的成品放置的時間
　久則會變味，建議製作此道醬汁取果肉或汁液使用便可。

▶ **材料替換法**：柳橙果肉也可以改用柳橙濃縮汁 3 大匙，或是取柳橙、百香果濃縮
　汁各一半，可讓味道產生多層次感，亦可加入少許的檸檬汁，延長保存時間，而且
　此道的酸甜度都可以依個人的喜好做調整。

▶ **慢火烹調味道升級**：料理此道醬汁建議轉小火邊煮邊攪拌，讓味道慢慢釋放出來，
　味道比較濃郁芳香。

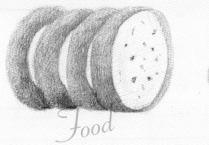

Food

天然美味・吃得安心

大師不傳的素材料 DIY 大公開

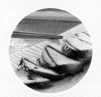

自製素雞

應用食譜
炒、烤、燉湯、炸、紅燒、滷、拌等。

自製素魚

應用食譜
炒、烤、燉湯、紅燒、滷、拌等。

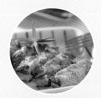

自製素豬排

應用食譜
炒、煎、煨、烤、燉湯、炸、紅燒、滷、拌等。

自製素火腿

應用食譜
炒、煎、烤、燉湯、紅燒、滷、拌等。

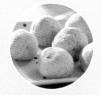

自製素丸

應用食譜
烤、燉湯、紅燒、滷、拌等。

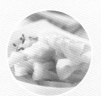

自製蒟蒻

應用食譜
炒、烤、燉湯、紅燒、滷、拌等。

自製素雞腿

應用食譜
炒、烤、燉湯、紅燒、滷、拌等。

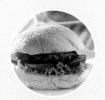

自製素漢堡

應用食譜
煎、烤、紅燒、滷等。

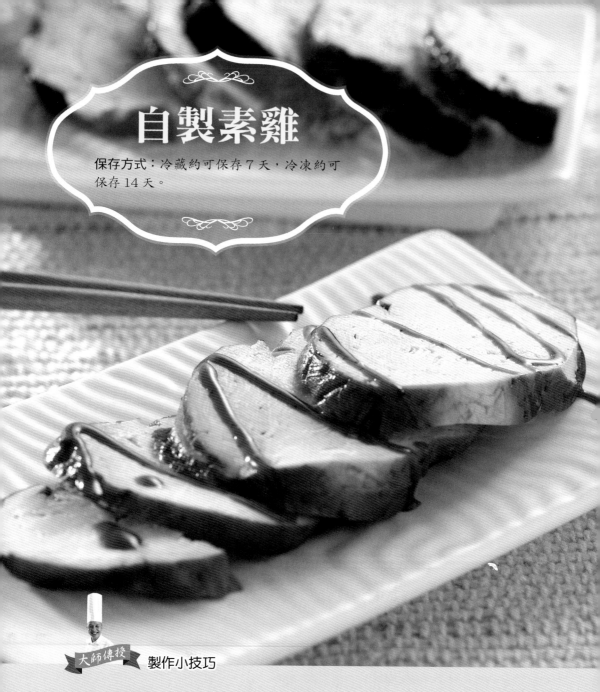

自製素雞

保存方式：冷藏約可保存 7 天，冷凍約可
保存 14 天。

大師傳授　製作小技巧

▶ **百頁不糊爛方法**：製作好吃的素雞，關鍵在於鹼粉比例及時間控制，鹼粉太多或浸
泡太久會呈現糊狀，所以百頁煮好**要用鹽水仔細沖淨**，才不容易變腐爛，又能使其
入味。

▶ **素雞造型處理法**：處理好的百頁可放置在各式的模型中，只要用**重物壓約 30 分鐘**
至出水，壓重物的時間若太久，會變厚實呈豆乾狀而影響口感。素雞固定好形狀後，
移入蒸鍋中蒸透，待冷卻後，形狀固定再拆開，即成完整的素雞造型。

應用食譜

炒、烤、燉湯、炸、紅燒、滷、拌等。

材料

百頁	200張
鹼粉	5公克
水	1500c.c.
鹽	2大匙
海苔	1張

作法

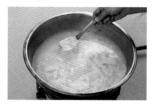

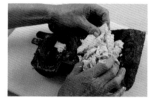

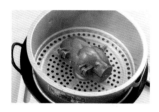

1 百頁切成六段，放入鍋中，加入鹼粉及水600c.c.煮沸，轉小火約5分鐘，撈起瀝乾水分，另準備一鍋水900c.c.，加入鹽，放入百頁沖洗乾淨，再瀝乾水分。

2 先在模型中放入一張海苔，再放入百頁（也可將百頁放入紗布中，但需用木板壓約30分鐘），待成型後，取出待涼。

3 移入蒸鍋中，以中火蒸約25分鐘，取出待涼。

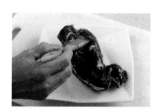

4 表面塗抹一層香油，即可。

醃醺素雞的作法

1 全部的醃料（茶葉1大匙、白米1大匙、黑糖1大匙）放入鍋底，擺入一層鐵網，放上素雞，加上蓋子，轉大火煙醺約5分鐘，轉小火續醺約10分鐘後，再燜約8分鐘。

2 取出素雞，表面用刷子塗抹一層香油，即可。

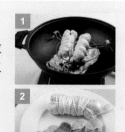

滷素雞的作法

　　將醬油1大匙、香菇粉1大匙、八角數粒、冰糖1小匙、胡椒粉少許、薑片2片、辣椒1條，放入素高湯1000c.c.中煮沸，再放入素雞以中火煮約10分鐘，轉小火煮約15鐘，撈起切片，淋入香菜及香油即可。

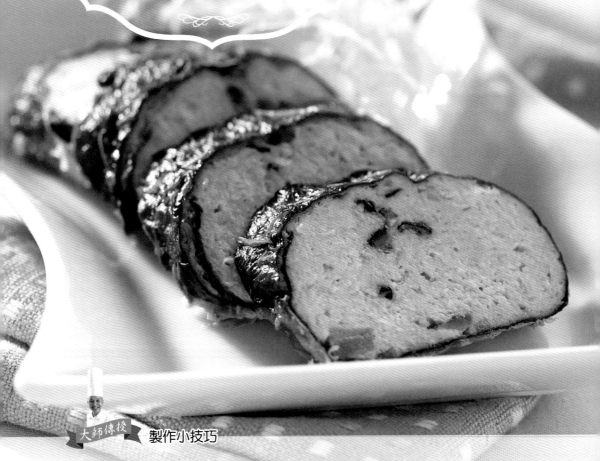

自製素魚

保存方式：冷藏約可保存 7 天；冷凍約可
保存 14 天。

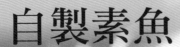 **製作小技巧**

▶ **素魚漿保鮮處理法**：素魚漿可以製成各式不同美味佳餚，採買時儘量購買冷凍完整
的形狀，才不易變質。素魚漿在使用的前一天，**依烹調量放入冰箱冷藏自然解凍**，
以免感染細菌，如果未使用完，不建議再放回冰箱冰凍，以免味道變質變味。

▶ **豆皮保鮮處理法**：豆皮拆開後，**可用濕布覆蓋**，以免吹風硬化及破掉。豆皮買回家
之後，建議**用塑膠袋封存**，大約可放置 30 天。

▶ 開胃海苔片DIY 先將海苔拆成一小塊，放入平底鍋以小火烘乾，再撒入適量的鹽、
香菇粉、胡椒粉調味，即成一道下飯佳餚。

應用食譜

炒、烤、燉湯、紅燒、滷、拌等。

🥕 **材料**

素魚漿	600公克
荸薺末	100公克
香菇末	50公克
薑末	1大匙
低筋麵粉	2大匙
半圓型豆皮	2張
紫菜	2張

🥤 **調味料**

鹽	1小匙
香菇粉	1小匙
香油	1大匙
胡椒粉	1小匙

🥄 **作法**

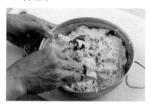
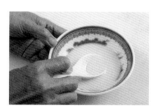
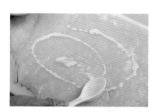

1 素魚漿、荸薺末、香菇末、薑末放入容器中,加入全部的調味料拌勻,即成餡料。

2 低筋麵粉放入容器中,加入水4大匙拌勻,即成麵糊。

3 取一張半圓型的豆皮,整張塗上一層麵糊。

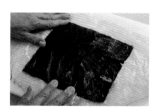
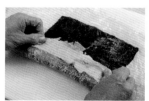
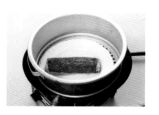

4 再放入1張的紫菜片。

5 再放入一半的餡料,再折疊成長條狀,依序完成之後。

6 移入蒸鍋中,以中火蒸約40分鐘,取出即可。

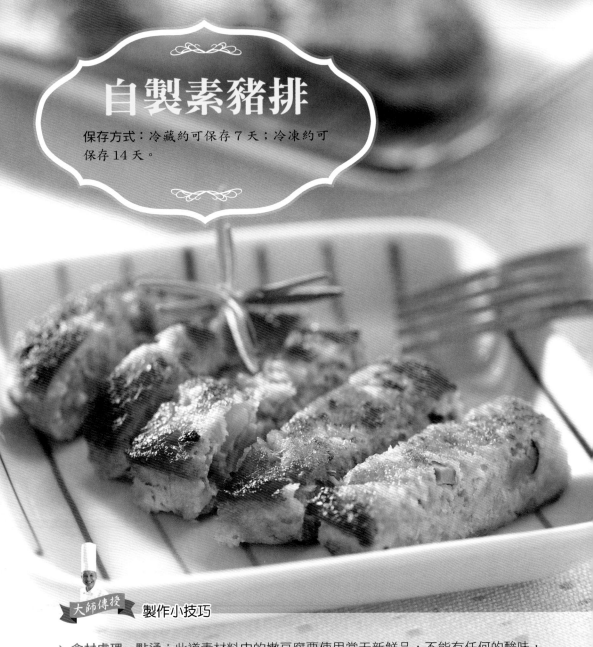

自製素豬排

保存方式：冷藏約可保存 7 天；冷凍約可保存 14 天。

大師傳授 製作小技巧

▶ 食材處理一點通：此道素材料中的嫩豆腐要使用當天新鮮品，不能有任何的酸味，可放入**加有少許鹽的滾水**氽燙一下，去除豆渣味。馬鈴薯必須煮透，才能輕鬆壓成泥狀而不呈塊狀，如此才能與素肉漿、豆腐完全融合在一起。

▶ 素豬排第二種作法：此道素豬排也可以先放入蒸鍋中，**以大火蒸約 15 分鐘至熟**，取出再放入平底鍋中煎成兩面呈金黃色，會呈現鮮嫩的口感。

▶ 素肉丸 DIY 素肉漿也可以加入適量荸薺丁、香菇丁、玉米粉，放入容器中攪拌均勻，擠成小丸狀，放入滾水氽燙，即成自製好吃的「素肉丸」。

炒、煎、煨、烤、燉湯、炸、紅燒、滷、拌等。

材料

馬鈴薯	3個（約450公克）
素肉漿	200公克
嫩豆腐	1塊
薑末	1小匙
荸薺末	100公克
芹菜末	100公克
紅蘿蔔末	100公克
玉米粉	2大匙

調味料

鹽	1小匙
香菇粉	1小匙
冰糖	少許
香油	1小匙
胡椒粉	少許

作法

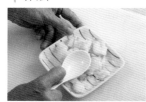
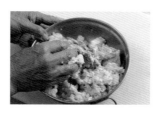
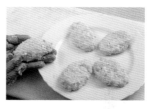

1 馬鈴薯洗淨削皮，移入蒸鍋中蒸熟，取出，壓成泥狀，放入容器中。

2 再加入素肉漿、嫩豆腐、薑末、荸薺末、芹菜末、紅蘿蔔末、玉米粉及全部的調味料攪拌均勻。

3 然後分成五等份，每一份先搓成圓型狀，再用手壓平，擺入盤中。

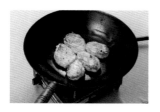

4 取一個平底鍋，加入少許的油燒熱，放入素豬排以中小火煎成金黃色，取出即可。

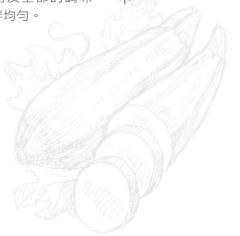

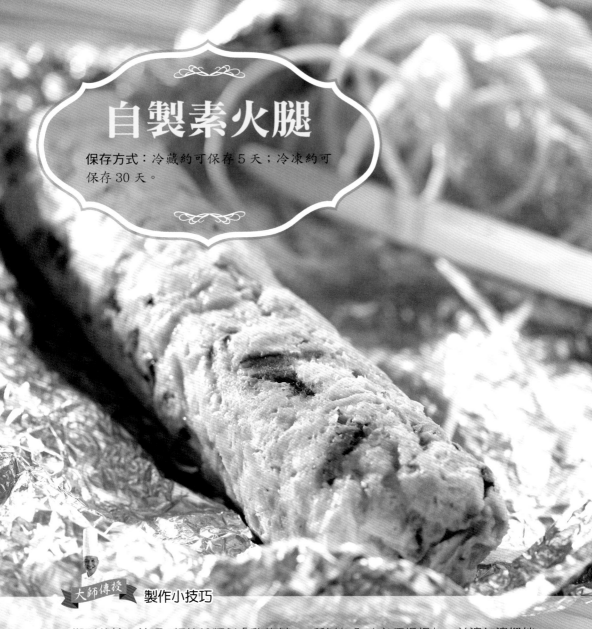

自製素火腿

保存方式：冷藏約可保存 5 天；冷凍約可保存 30 天。

大師傳授　製作小技巧

▶ **塑形的核心技巧：**麵筋粉類似「黏著劑」，所以加入時必須慢慢加，並**邊加邊攪拌**，不能一次將麵筋粉全部倒入，易成塊狀，無法產生黏性。此道素材料使用的鋁箔紙亦可改用紗布、年糕紙、模型替代。

▶ **荸薺去皮與不去皮差異：**荸薺最好是自行採買新鮮未削皮，**表面帶有少許的泥狀**，甜分較高，口感較好。若是購買削好的荸薺，通常都會因浸泡在**加有化學藥劑的水中保持色澤**，導致甜味及脆度較差。

▶ 豆皮火腿 DIY 將醬油 3 大匙、冰糖 2 大匙、五香粉 1 小匙、油 5 大匙，放入鍋中，以小火煮沸後，倒入裝有 1 斤乾碎豆皮的容器中拌勻，即成餡料。取 1 張年糕紙切成 4 份，放入餡料，用麻繩綁緊，以大火蒸約 15 分鐘，取出冷卻，即可切片食用。

應用食譜

炒、煎、烤、燉湯、紅燒、滷、拌等。

材料

素肉漿	600公克
豆包	100公克
傳統豆腐	1塊
金針菇末	50公克
荸薺末	50公克
香菇末	100公克
山藥粉	100公克
麵筋粉（或小麥蛋白粉）	100公克

調味料

鹽	1大匙
香菇粉	1大匙
香油	1大匙
五香粉	1大匙

作法

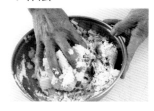

1 全部的材料放入容器中，加入全部的調味料攪拌均勻，即成餡料。

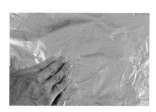

2 取一張鋁箔紙攤平。

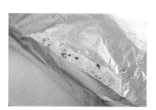

3 放入適量的餡料。

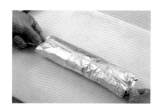

4 做成長條狀。

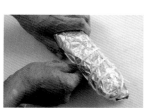

5 頭尾用麻繩綁起來。

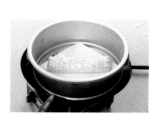

6 移入蒸鍋中，以中火蒸約1小時，取出即可。

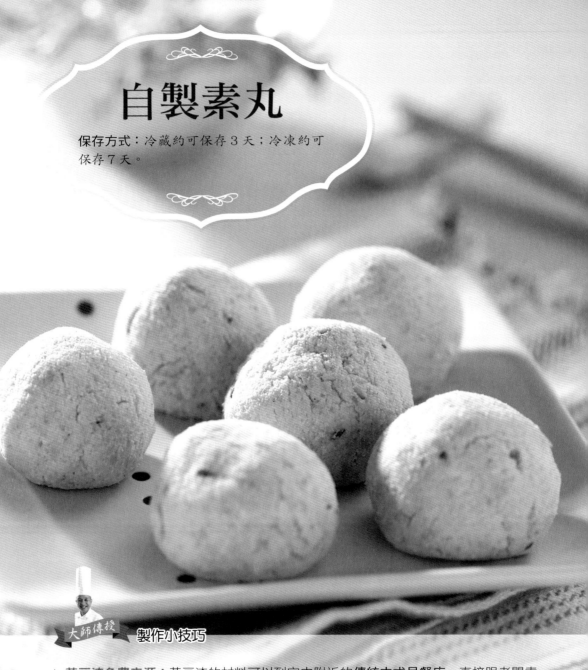

自製素丸

保存方式：冷藏約可保存 3 天；冷凍約可保存 7 天。

大師傳授 製作小技巧

▸ **黃豆渣免費來源**：黃豆渣的材料可以到家中附近的**傳統中式早餐店**，直接跟老闆索取，免費又新鮮，或是自己浸泡黃豆做豆漿，再取黃豆渣。

▸ **黃豆渣替換食材**：黃豆渣也可**改用傳統豆腐**，但是要加入適量的山藥粉拌勻使其凝固，才能揉成圓丸狀，若是使用素肉漿、素魚漿的材料，則不需要放入山藥粉。

▸ **手作素丸不沾黏**：自製素丸時，可在手心處沾少許的薄醋水，或是載上透明手套，再取餡料揉成圓狀，比較不沾黏。

應用食譜

烤、燉湯、紅燒、滷、拌等。

材料

黃豆渣	1斤
山藥泥	100公克
薑末	1小匙
芹菜末	1小匙
玉米粉	2大匙
山藥粉	4大匙
麵筋粉	1大匙

調味料

鹽	1小匙
海苔粉	1小匙
香油	1大匙
胡椒粉	1小匙
百草粉	1小匙
咖哩粉	1又1/2小匙

作法

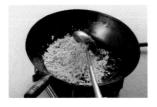

1 炒鍋加入油2大匙燒熱，放入黃豆渣，以中小火炒乾水分，變成鬆鬆乾乾的狀態備用。

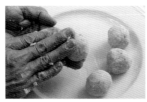

2 將**作法1**加入其他材料，及全部的調味料並攪拌均勻，擠成一個個小丸子狀。

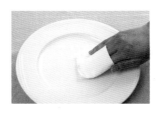

3 取一個盤子，用手包住紙布，沾少許的油塗抹盤面。

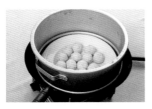

4 將已擠好的丸子，放在作法3的盤面上，移入蒸鍋中，以小火蒸約20～25分鐘，取出即可。

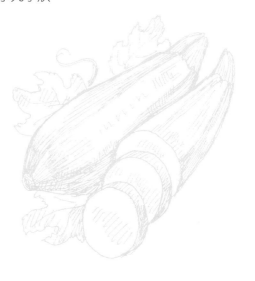

自製蒟蒻

保存方式：冷藏約可保存 10 天，但記得每天換乾淨的水浸泡保存。

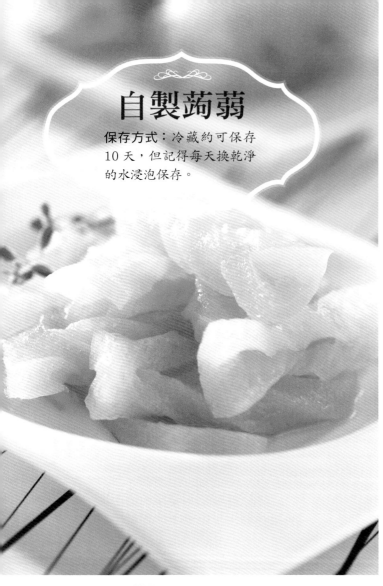

應用食譜

炒、烤、燉湯、紅燒、滷、拌等。

材料

白雪蒟蒻粉	1兩
水	3碗
鹼粉	2錢
白醋	1大匙
老薑	2片

作法

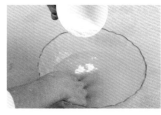

1 水、鹼粉放入容器中攪拌均勻，再慢慢加入白雪蒟蒻粉，攪拌呈泥狀。

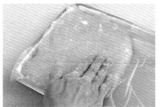

2 準備一個長方型托盤，鋪上一層保鮮膜，倒入**作法**1材料，靜置約1小時後，取出脫模。

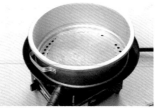

3 移入蒸鍋中，以中火蒸約25～30分鐘變硬，取出待涼，再浸泡水中，約1小時（**去除鹼粉**）呈白色，取出。

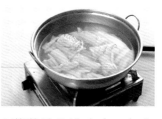

4 蒟蒻放入滾水中，加入白醋及老薑，以小火煮約20分鐘，呈硬塊狀，撈起，再另起鍋重覆動作共三次，再浸泡流動水約30分鐘，即可。

蒟蒻花樣變化切法 1　`蒟蒻麻花`

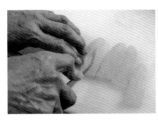 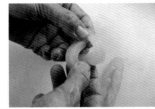 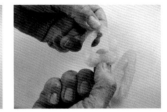

1 先切成長條塊狀，然後　　2 用手穿過中間的洞。　　3 取尾端的蒟蒻，由下往
　在中間劃一刀。　　　　　　　　　　　　　　　　　 上穿過中間劃開的洞，
　　　　　　　　　　　　　　　　　　　　　　　　　　 捲成小麻花狀即可。

蒟蒻花樣變化切法 2　`蒟蒻魷魚片`

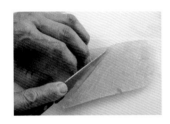 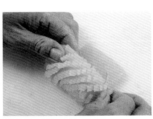 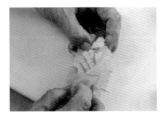

1 先切成長條塊狀，然後　　2 捲成圓狀。　　　　　　3 再用牙籤固定即可。
　在表面劃斜片的花紋。

大師傳授　製作小技巧

▸ **蒟蒻粉等級分辨**：蒟蒻粉在素食材料批發店及生機食品行均有販售。市面上蒟
　蒻粉的等級非常多，最大的營養價值在於葡甘露聚醣，所以採買蒟蒻粉，以**葡
　甘露聚醣的含量高**，色澤純白潔淨、無雜質、細密度高，出膠速度快，才是頂
　級蒟蒻粉。

▸ **蒟蒻粉百變食材**：攪拌好的蒟蒻粉可加入**胡蘿蔔**汁拌勻，凝固後，可捏塑成蝦
　仁、紅魷片等；若是加入**菠菜**汁拌勻，凝固後，可裁切成蒟蒻細麵、或是蒟蒻米；
　加入**黑木耳**汁拌勻，凝固後，可做成素海蔘，變化多元。

▸ **蒟蒻除「鹼」處理法**：蒸好的蒟蒻浸泡在水中，**可加入少許的鹽或白醋**，多更
　換幾次水，便能加速去除鹼味。當鹼被釋放出來，水會變成淡咖啡色，蒟蒻會
　愈來愈白，只要水呈清澈無味時，表示鹼味也完全去除。

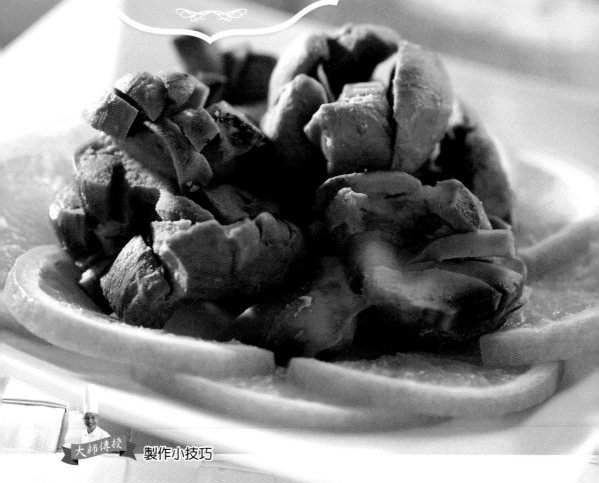

自製素雞腱

保存方式：冷藏約可保存 7 天；冷凍約可保存 30 天。

大師傳授 **製作小技巧**

▸ **乾包菇頭替代方案**：此道素材料中的乾包菇頭也可以用**杏鮑菇**、或大朵厚片的乾香菇替代。不吃蛋者，可將雞蛋改成**木瓜酵素** 2 大匙拌勻，可以破壞乾包菇頭的纖維質，不需再用水沖洗，也可**加入奶粉**，增加滑潤度以及奶香味。

▸ **乾包菇頭美味作法**：乾包菇頭浸泡冷水至脹發後，用刀切開時，**間隔不要太大**，大約 0.1 公分，可減少蒸煮的時間，還可充分吸收醬汁，切好後，需擠乾水分，可加入蛋液使纖維質軟化，使其入味，口感更細膩美味。

炒、烤、燉湯、紅燒、滷、拌等。

材料

乾包菇頭	1斤
雞蛋	5顆
薑末	1大匙

調味料

香菇粉	1小匙
鹽	1/2小匙
胡椒粉	少許
香油	1大匙

作法

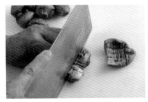 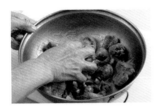 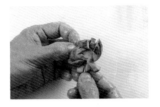

1 乾包菇頭洗淨，浸泡冷水約4小時，擠乾水分。取一個包菇頭用刀切約4/5的深度（底部不能切斷），再擺平，刻花紋狀，依序全部完成。

2 將全部處理好的包菇頭放入容器中，加入雞蛋、薑末、全部的調味料拌勻，移入冰箱冷藏保存，醃約6小時以上。

3 再用牙籤串成S彎狀，以固定型狀。

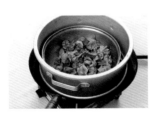

4 移入蒸鍋中，以中火蒸約1小時，取出即可。

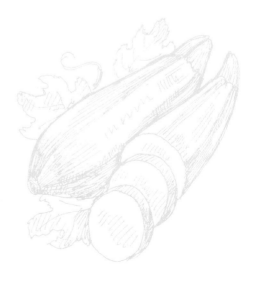

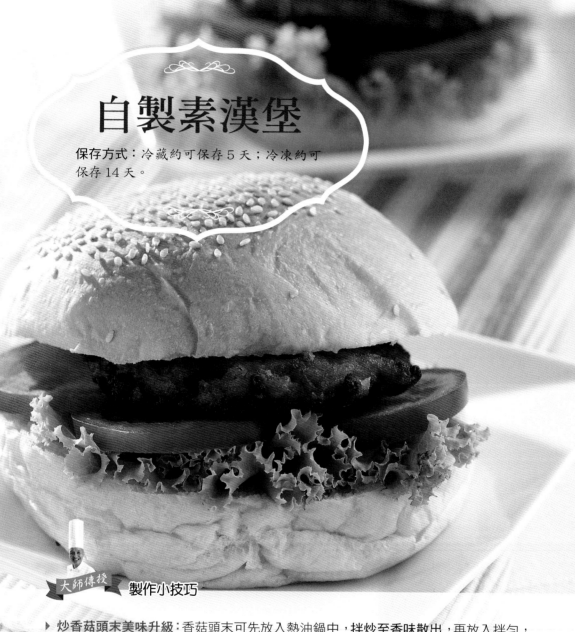

自製素漢堡

保存方式：冷藏約可保存 5 天；冷凍約可保存 14 天。

大師傳授　製作小技巧

▶ **炒香菇頭末美味升級**：香菇頭末可先放入熱油鍋中，**拌炒至香味散出**，再放入拌勻，整體的滋味更香濃美味。百草粉可至南北貨行購買。

▶ **餡料保存有一套**：調好的餡料，可用手揉成圓型，放在平底的托盤，**移入冰箱冷凍結塊**後，再用塑膠袋**分裝保存**，然後在使用的前一天移入冰箱冷藏解凍，衛生又方便。

▶ 清蒸素肉丸 DIY 此道素材料的餡料可以用手揉成肉丸狀，放在表面有塗抹一層薄油的盤子，放入**蒸鍋中蒸約 15 分鐘**，即成「素肉丸」。

▶ 芝香素漢堡 DIY 完成好的素漢堡肉也可放入烤箱烤至兩面呈金黃色，再塗抹醬汁（素蠔油及味醂），撒上烤香的**白芝麻**，搭配少許的**檸檬片**，味道更清香好吃。

煎、烤、紅燒、滷等。

材料

素肉漿	600公克
刈薯末	150公克
紅蘿蔔末	50公克
香菇頭末	100公克
芹菜末	50公克
玉米粉	100公克

調味料

鹽	1小匙
胡椒粉	1小匙
醬油	1又1/2大匙
香油	1大匙
糖	1小匙
百草粉	少許

作法

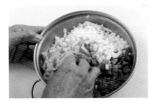

1 將全部的材料及全部的調味料放入容器中，攪拌均勻。

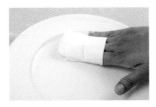

2 取一個盤子，表面抹上一層油，預防沾黏。

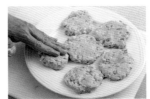

3 將**作法**1材料分成六等份，用手揉成圓型，放在已抹層油盤中，再壓成扁平狀。

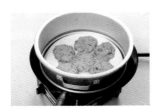

4 將盤子移入蒸籠中，以中火蒸約20分鐘，取出待涼即可，依每次的食用量分裝至密袋中，移入冰箱冷凍保存。

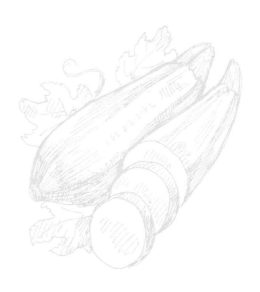

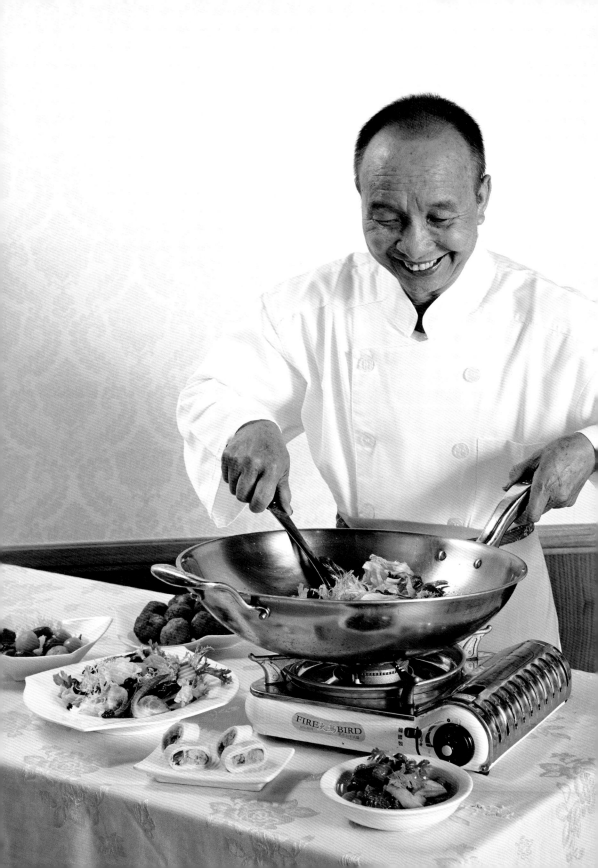

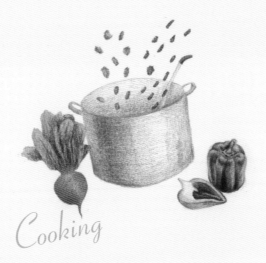

Cooking

不煎不炸 · 低油少鹽

大師不傳的健康烹調法大公開

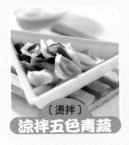

〔燙拌〕

涼拌五色青蔬

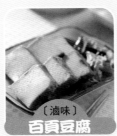

〔滷味〕

百頁豆腐

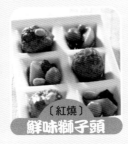

〔紅燒〕

鮮味獅子頭

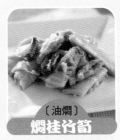

〔油燜〕

燜桂竹筍

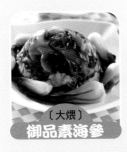

〔大煨〕

御品素海參

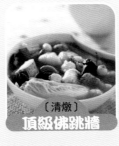

〔清燉〕

頂級佛跳牆

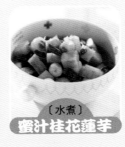

〔水煮〕

蜜汁桂花蓮芋

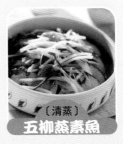

〔清蒸〕

五柳蒸素魚

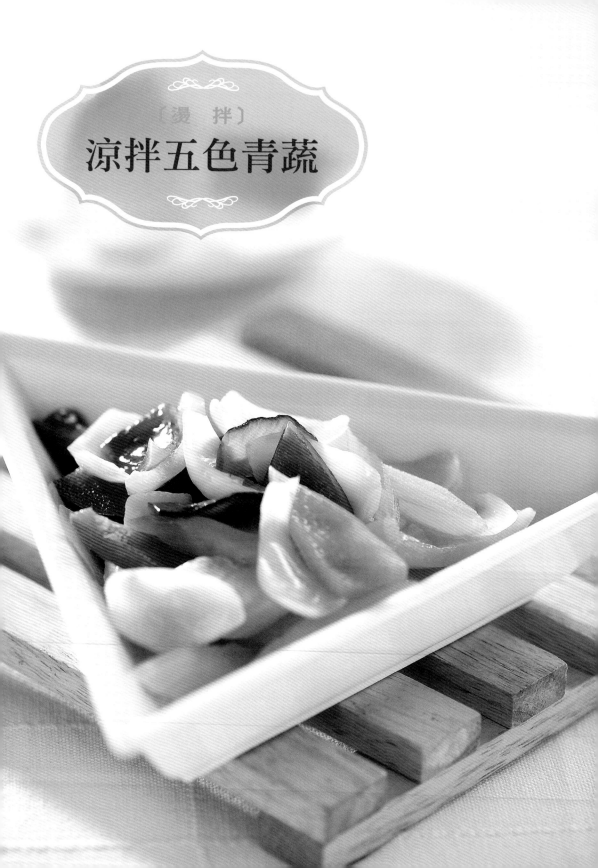

〔燙 拌〕
涼拌五色青蔬

材料

西洋芹	1根
鮮百合	1粒
紅、黃甜椒	各半顆
發好的黑木耳	2朵

調味料

鹽	1小匙
香菇粉	適量
橄欖油	1大匙
薑末	1大匙

作法

1 西洋芹撕除粗筋，洗淨切塊狀；百合剝開，洗淨；紅、黃甜椒洗淨去籽，切塊狀；黑木耳洗淨，切成塊狀。

2 準備一鍋煮熱的水，先放入西洋芹及紅、黃甜椒汆燙約1分鐘，撈起，續入百合及黑木耳汆燙約30秒，撈起。

3 全部的材料放入容器中，加入全部的調味料拌勻，裝入盤中，即可。

大師傳授　燙拌小技巧

▶ **蔬菜汆燙的水量**：最好是蔬菜的 8 ～ 10 倍，溫度不需滾沸，最好是鍋底開始冒出小泡泡，水溫約 80 度時最好，然後必須了解每種蔬菜的熟成時間，利用恰好的時間汆燙完成，撈起時瀝乾水分，並且快速降溫冷卻，才能保留蔬菜最原始的營養及美味。

▶ **汆燙水加料健康滿分**：汆燙水中可加入少許鹽及油，能夠減緩蔬菜中的可溶性營養素擴散在水中的速度，而「油」還能在蔬菜表面形成一層保護膜，減緩蔬菜的脫水性能及氧化變色。

▶ **天然醬汁取代加工味**：燙拌的醬汁可多利用天然的葡萄柚汁、柳丁汁、金桔汁、桑椹汁、檸檬汁等水果酸來調味，增加清香感，亦可使用蜂蜜、草莓醬、百香果醬等食材增加甜味，健康營養又美味。

▶ **台式涼拌醬 DIY** 薑末、素蠔油、冰糖、鹽、香菇粉、橄欖油或香油拌勻即成。

▶ **日式涼拌醬 DIY** 日式醬油、海帶粉、味噌、胡麻油、味醂、糖、芥末拌勻即成。

▶ **泰式涼拌醬 DIY** 檸檬汁、白醋、黑胡椒粒、冰糖、泰式甜辣醬、紅辣椒末、香菜、椰糖拌勻即成。

（以上三種醬汁使用的量，均可依個人喜好而調整。）

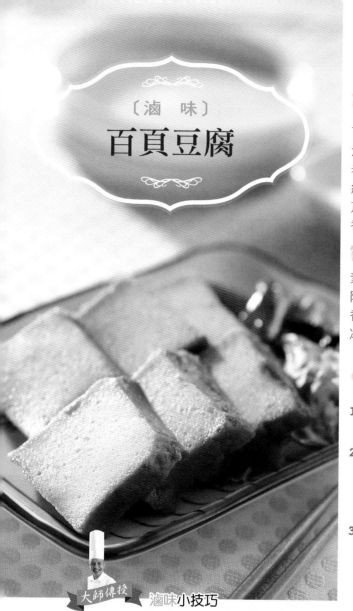

〔滷 味〕
百頁豆腐

材料

百頁豆腐	2塊
滷包	1包
老薑片	100公克
紅辣椒	1條
芹菜	2支
香菜	少許

調味料

素高湯	1000c.c.
陳年醬油	200c.c.
香菇粉	1大匙
冰糖	2大匙

作法

1 百頁豆腐先用清水沖淨；香菜洗淨，切段。

2 滷包用水沖淨，放入容器中，加入全部的調味料、老薑片、紅辣椒及芹菜煮沸，轉小火煮約5分鐘。

3 再放入百頁豆腐煮約15分鐘，熄火，浸泡約20分鐘。

大師傳授 滷味小技巧

▶ **滷製的程序**：滷味首重於滷製原汁的調配，在熬煮滷水過程中調整好味道，再將材料放入滷汁中，以微火慢慢烹調，使其滲透直至入味，適合熱食或冷卻時隨取隨吃。

▶ **滷包的材料**：至中藥房採買八角、花椒、小茴香等三種材料。然後先將八角剝開，其餘的材料放入棉布袋，再加入草果1顆，裝好綁緊後，即成素食用基本「滷包」。

▶ **加滷汁的方法**：保留原滷汁，撈除湯汁雜質，再重新按比例加入原滷汁約一半用料。首先倒入素高湯、陳年醬油拌勻，加入辛香料，如八角、花椒、老薑、辣椒、桂皮、陳皮、甘草等，放入薑片及冰糖以中火煮沸，轉小火續煮約 10～15 分鐘。

▶ **滷汁保存方法**：滷汁使用過後，再煮沸待涼，冷藏保存約7天；冷凍保存1～2個月。滷汁愈滷愈香，尤其陳年老滷汁因保存時間久，氣味香濃，做出來的滷味特別好吃。

各類食材滷製大廚煮法

▶ **根莖類滷味方法** 如白蘿蔔、胡蘿蔔、馬鈴薯、山藥、牛蒡、蓮藕、玉米等材料，必須和薑、辣椒、八角及醬油等調味料炒過入味後，再加入滷汁材料，以小火滷至熟透約 25 ～ 30 分鐘入味，撈起後淋入少許的香油。

▶ **豆製類滷味方法** 如豆腐、豆皮、豆干、素肚、豆腸、油豆腐、百頁結等豆製品要放入加有薑、鹽、辣椒、芹菜的滾水汆燙，去除豆腥味及酸味，再開始滷製，如果使用乾燥的素肉塊及干飄必須先用水浸泡至發脹。汆燙後撈起，擠乾水分，才可以開始滷製，滷煮約 15 分鐘後，浸泡 20 分鐘至入味。

▶ **菇類滷味方法** 如杏鮑菇、乾香菇、巴西蘑菇、洋菇等材料，先清洗，然後擠乾水分，利用素高湯、薑、辣椒、芹菜、醬油、八角、香菇粉、冰糖少許，完成滷汁，滷煮約 10 ～ 15 分鐘；若是乾燥的菇類則必須先浸泡冷水至脹發，擠乾水分，滷煮約 25 分鐘。

▶ **海帶類滷味方法** 如海帶結、海帶根等材料，洗淨後瀝乾水分，放入鍋中，加入滷汁材料（素高湯、薑、辣椒、芹菜、醬油、香菇粉、冰糖、八角、小茴香、羅勒葉少許），滷煮約 15 分鐘，浸泡約 20 分鐘。

▶ **素海鮮類滷味方法** 如素鮑魚、素干貝、素蝦、素魚板等材料，可先洗淨，瀝乾水分，放入鍋中，加入滷汁材料（素高湯、薑、辣椒、芹菜、醬油、香菇粉、冰糖、八角、小茴香、月桂葉及海帶粉），滷煮約 15 分鐘，浸泡約 10 分鐘。

▶ **豆類再製品滷味方法** 如素雞、素鴨、素魚、素丸、素豬排等材料，可先洗淨，瀝乾水分，放入鍋中，加入滷汁材料（素高湯、薑、辣椒、芹菜、醬油、香菇粉、冰糖、八角、小茴香、花椒、草果、肉桂、甘草片），滷煮約 15 分鐘，浸泡約 20 ～ 25 分鐘。

▶ **蒟蒻再製品滷味方法** 如素蹄筋、素魷魚、素腰花、素花枝丸等材料，可先洗淨，放入加有少許薑片及白醋的滾水中汆燙，瀝乾水分，放入鍋中，加入滷汁材料（素高湯、薑、辣椒、芹菜、醬油、香菇粉、冰糖、八角、小茴香、三奈片少許），滷煮約 20 分鐘。

▶ **乾燥豆製品滷味方法** 如黑輪、麵筋泡、皮絲等材料必須先洗淨，放入加有少許薑片、辣椒及芹菜的滾水煮軟，擠乾水分，放入鍋中，加入滷汁材料（素高湯、薑、辣椒、芹菜、醬油、香菇粉、冰糖、八角、小茴香、三奈片、丁香、胡椒粒少許），滷煮約 20 ～ 30 分鐘。

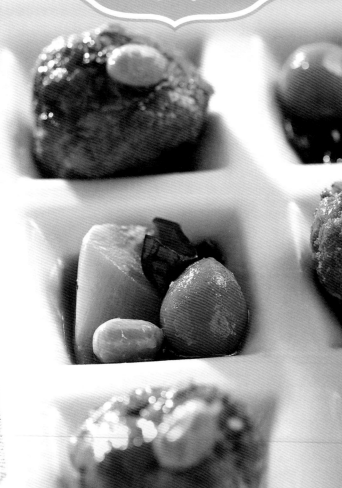

鮮味獅子頭

🥕 材料

素肉漿	200公克
荸薺末	20公克
嫩豆腐	半塊
薑末	1大匙
玉米粉	1大匙
熟筍片	半支
紅蘿蔔球	6顆
毛豆仁	1大匙
黑木耳	1朵
素高湯	800c.c.

🥛 調味料

醬油	1大匙
鹽	1/4小匙
胡椒粉	1/2小匙
冰糖	1小匙

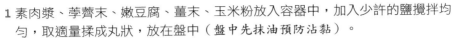

作法

1 素肉漿、荸薺末、嫩豆腐、薑末、玉米粉放入容器中，加入少許的鹽攪拌均勻，取適量揉成丸狀，放在盤中（盤中先抹油預防沾黏）。

2 再放入蒸鍋中，以中火蒸約20分鐘，轉小火續煮約5分鐘，即成素獅子頭。

3 將熟筍片、紅蘿蔔球、毛豆仁、黑木耳及素獅子頭放入鍋中，倒入素高湯及全部的調味料煮沸，轉小火續煮約5分鐘，煮至湯汁收乾熄火即可。

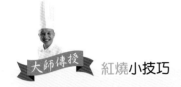

大師傳授 紅燒小技巧

紅燒食材的前處理重點

▸ **掌握食材熟成度美味加分**：食材最好是**依熟成度，切成適當大小的塊狀**，如根莖類中的竹筍、胡蘿蔔熟成度會比白蘿蔔慢熟，所以白蘿蔔可切大塊，而竹筍及胡蘿蔔切較小塊。算準相同的熟成時間，決定食材的大小塊；或是切成相同的大小，但放入烹調的時間不同，如此可保留較多的水分及養分，原汁原味又美味。

▸ **先「汆燙」或「煎」定型去味**：有腥味的食材，如蒟蒻製品或是豆製品，必須先汆燙，**去除異味**。紅燒的食材必須瀝乾水分，以免起油爆。而有些素食材適合先煎過，如豆腐、素魚排，比較**不易散掉**，還可維持食材嫩度。

紅燒美味的基本技法

▸ 熱油鍋，放入芹菜、辣椒、老薑片以中火爆香，加入素蠔油、醬油、素高湯、香菇粉或海帶粉，及紅燒主食材一起煮沸，以小火久煮入味，讓湯汁完全被食材充分吸收後即可。

紅燒美味的加分作法

▸ **三種燒法的料理特色**：「燒」煮最常見的烹調方式可分為：白燒、醬燒及紅燒等。其中以「紅燒」最常見，主要是利用糖、醬油、高湯燒至湯汁濃稠帶味，適合紅燒的材料，如：根莖類、百果類、豆製品等；而「**白燒**」與「**紅燒**」不同的地方是不加糖及有顏色調味料，色澤較清澈；而「**醬燒**」則是利用豆醬、甜麵醬或番茄醬為佐料，將主材料燒煮入味。

▸ **傳熱均勻更好吃入味**：紅燒烹調重點在於要記得加蓋，使熱氣上下傳熱均勻，讓食材充分入味，再加入香油保持食物的色澤，還有火候不要太大，以免食物變老、過熟，湯汁也會快速燒乾，而無法充分入味。

▸ **選用好醬油＋對中藥材**：紅燒要用 100%**純釀造醬油**料理，不要用便宜的醬油，因為便宜的醬油是用化學物發酵而成，沒有天然的甘醇味，還會影響到食材原有的味道。紅燒也可加入**糖黑、八角、草果、肉桂、胡椒粒、花椒、小茴香**等香料一起燒煮，味道更香醇。

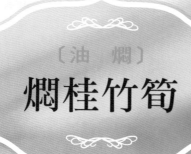

〔油　燜〕

燜桂竹筍

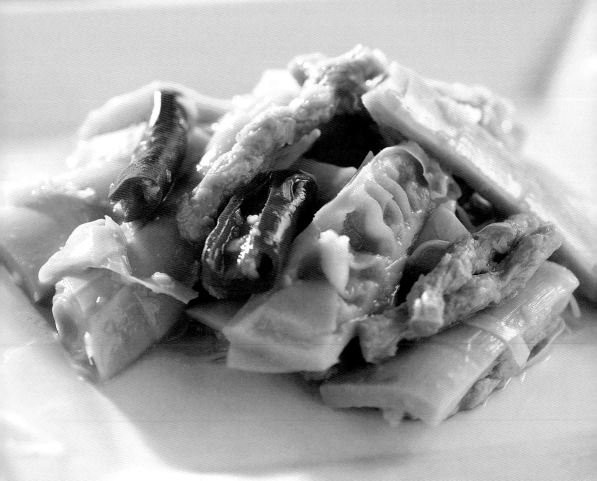

材料

熟桂竹筍	2支（約300公克）
辣椒	1條
素肉絲	10公克
薑末	1大匙
素高湯	100c.c.

調味料

素蠔油	1大匙
香菇粉	1小匙
冰糖	1/4小匙
胡椒粉	少許

作法

1 桂竹筍洗淨，切長段，放入滾水中汆燙約30分鐘，待去除酸味後撈起，瀝乾水分備用；辣椒洗淨，切片狀；素肉絲浸泡冷水至軟。

2 起油鍋，放入薑末、辣椒爆香，續入素肉絲及桂竹筍，以中火炒約15分鐘，轉小火煮約5分鐘。

3 再加入全部的調味料拌炒均勻，倒入素高湯煮沸，轉小火煮至湯汁收乾即可。

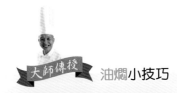

油燜小技巧

油燜美味的基本技法

▶ **油燜料理的特色**：「燜」與「燒」的方式相似，食材的前處理與紅燒料理方式相同。油燜的最大特點是**色澤油亮、香味飄逸，鮮嫩適口**。

▶ **選對好油更健康**：油燜煮食的時間較久，最好選擇耐高溫的油類，如花生油、沙拉油、葵花油，芝麻油、黃豆油、芥花油等，具耐高溫、油煙少、安定性高，不容易氧化變質，油質新鮮度高，食用較安全。

▶ **火候控制煮好味**：油燜烹調中爆香辛香料，要以**小火慢慢炒至出味**，火候不要太大，以免燒焦產生苦味。油燜至**最後階段收汁時**，以中小火為宜，並拿起鍋左右晃動，多旋轉鍋身，**少翻動**，可防止食材黏鍋。若是怕鍋子起油爆，可快速將鍋蓋蓋上，並轉小火。如果鍋子不小心冒起火苗，記得先關掉抽油煙機，迅速加蓋熄火，使其靜止不動，最安全。

油燜適合的食材

▶ 油燜烹調法盡量選擇耐煮的食材，如竹筍、苦瓜、冬瓜、南瓜等**根莖類食材**，過於鮮嫩食材，如小黃瓜、青椒、蘆筍、甜椒等食材，則不適合用來油燜煮食。其他如**筍類、酸菜、麵筋、花生、油豆腐及杏鮑菇**也適合油燜。但這些食材需先放入滾水中汆燙至半熟，再瀝乾水分，此外還有**梅干菜、雪裡紅**，但這兩種食材不需汆燙，只要洗淨擠乾水分即可。

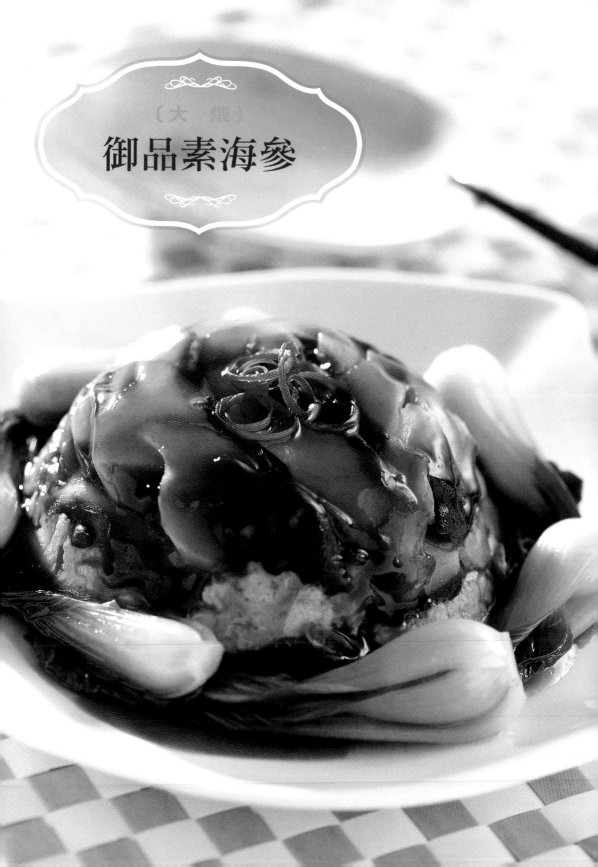

〔大 燴〕
御品素海參

材料

素海參	2條
青江菜	3顆
素肉漿	200公克
紅蘿蔔末	10公克
薑末	1大匙
香菇末	1大匙
白果	8粒
芹菜末	1大匙
辣椒絲	少許

調味料

素蠔油	1小匙
香菇粉	1小匙
素高湯	150c.c.

作法

1 素海參洗淨，切塊狀；青江菜洗淨備用。將全部的調味料放入鍋中，以小火煮滾，即成醬汁。

2 先將素肉漿、紅蘿蔔末、薑末、香菇末、白果、芹菜末，拌勻成內餡。素海參裝入碗中鋪平，再擺入內餡壓平，放入蒸鍋中蒸約30分鐘，取出。

3 青江菜放入加有少許鹽及油的滾水中，汆燙約1分鐘撈起，浸泡冰水。

4 將作法2材料放入鍋中，淋上煮好的醬汁，以大火速煮至湯汁快收乾時，轉小火煮至湯汁縮乾後，擺盤，放上辣椒絲裝飾即可。

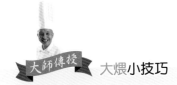

大師傳授 大煨小技巧

大煨食材的前處理重點

▶ 豆製類食材可先用清水洗淨，放入滾水中汆燙，可去除異味及雜質，並使其形狀固定，不易散開。根莖類食材可切好塊狀，放入電鍋中蒸熟，節省烹調時間。

大煨美味的基本技法

▶ **大煨的料理特色：**「煨」是可以把配料的味道融合主料內的一種廚藝烹調法。**煨的美味技巧在於水分和火候。**大煨是指湯汁用大火煮沸至快收乾時，再轉小火，利用搖晃鍋身煮至湯汁完全縮乾，使湯汁滲透食材入味，將食材鮮美的滋味呈現出，使其香鮮入味，滑潤爽口。

▶ **掌握水量好入味：**大煨要加入足量的水或素高湯，**中途不可再加入湯汁或冷水**，加蓋煨至食材熟透入味為止，使煨菜湯汁濃而少，煨透至入味。

▶ **添油增色更潤口：**煨煮湯汁**可加入適量的食用油**，使水油相融增加食材的滋潤度及光澤。煨煮因為蓋緊鍋蓋又使用大火煮食，湯汁容易溢出，所以烹調時最好不要離開現場，以免煮焦。

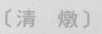

〔清 燉〕

頂級佛跳牆

材料

娃娃菜	3顆	栗子	6粒
竹笙	3支	芋頭塊	5塊
姬松茸	6朵	海中寶素丸	6粒
香菇	4朵	素肉塊	6塊
素魚翅	80公克	北海金剛	6塊
紅棗	6粒	薑片	2片
蓮子	6粒		

調味料

麻油	1小匙
鹽	1小匙
素高湯	1200c.c.

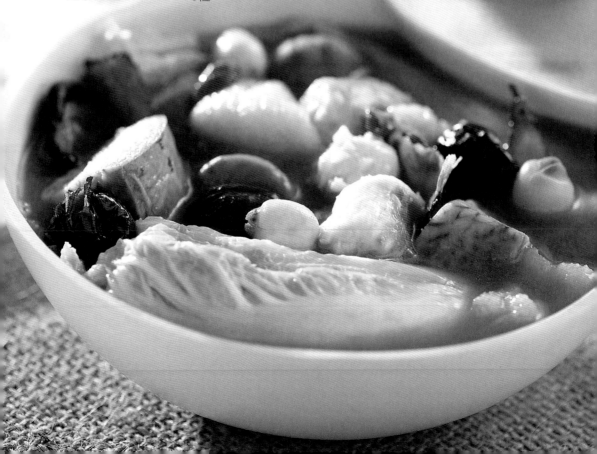

作法

1 娃娃菜洗淨；竹笙用冷水浸泡約15分鐘至脹發，放入加有少許白醋的滾水中汆燙，撈起去除頭尾端，用水漂洗乾淨，擠乾水分，再切成長段狀；姬松茸、香菇泡水至軟；素魚翅、紅棗、蓮子及栗子分別用水洗淨。

2 將全部的材料放入容器中，倒入素高湯及鹽。

3 移入蒸鍋，以中火蒸煮約30分鐘，改中火蒸約15分鐘取出，加入麻油即可。

大師傳授　清燉小技巧

清燉食材的前處理及採買

▶ **素材料汆燙湯味鮮**：海中寶素丸、素肉塊、北海金剛等材料，均可在素食材料行採買。素食豆製品，如素肉塊、素排骨、素魚排等食材，因**本身含有較多的油分，可先放入滾水中汆燙**，以確保原湯原汁的清醇。

▶ **食材蒸熟好口感**：馬鈴薯、芋頭、山藥、南瓜等食材用來燉煮，很容易煮得太爛，使湯汁黏稠不清，建議**可先將根莖類食材放入電鍋蒸熟**，再放入湯汁中，除了維持湯汁清澈，更能吃到食物本身的原味及營養素。

▶ **蓮子去芯除苦味**：清燉湯品若有使用乾蓮子，烹調前必須先浸泡冷水約30分鐘至膨脹後，再用牙籤剔掉蓮子芯，可使口感鬆軟無苦味。

清燉美味的基本技法

▶ **清燉的料理特色**：「燉」是將食材放入砂鍋中，加水或高湯及調味料，以大火燒開後，撈除表面的浮沫，再轉小火加蓋，以較長時間燜煮，其特點是湯汁清澈，喝起來醇厚鮮美，主要因為陶製鍋具的傳導熱量緩慢持久，溫度較穩定，可保持食材原汁原味的細膩感，軟嫩味濃。

▶ **食材熟成度置入順序**：清燉食材放入砂鍋內的先後順序，只要依食材的熟成度而定，如根莖類較**不易熟的食材**，放在砂鍋的最下層，**易熟的食材**則是擺在上層。「**提味的食材**」如香菇，可以放在最上層，使其味道由上往下滲入到底層；「**吸味的食材**」如竹笙，可以擺放在中間，以吸取綜合湯汁的味道。

▶ **清燉容器的選擇**：清燉湯品最好選擇鍋具容量大而深，以維持熱氣傳導的空間較大，使其受熱均勻，湯汁較原味鮮美。亦可使用隔水燉煮的方式，因為**封口使用加蓋**，可隔絕水蒸氣滲透，燉出來的湯汁清爽不濁，食材形狀鮮嫩又完整。

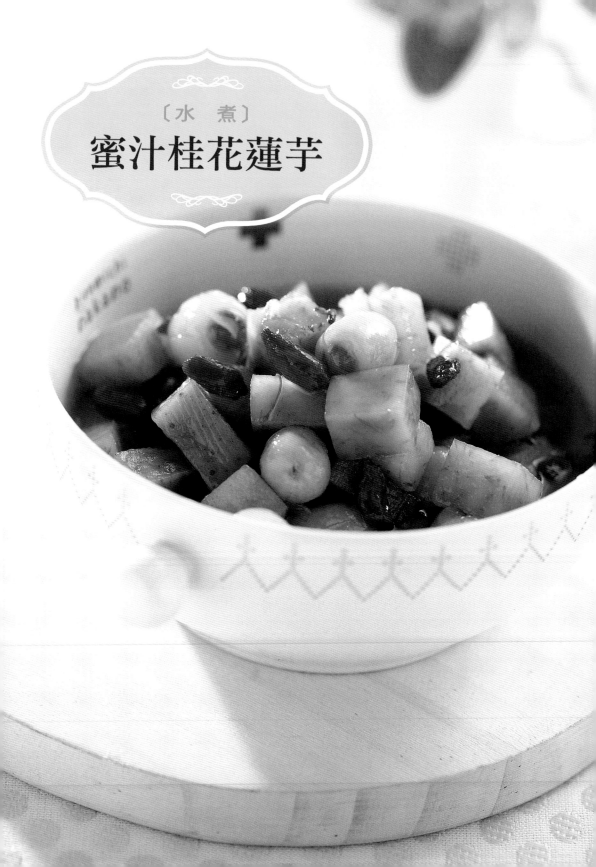

〔水　煮〕

蜜汁桂花蓮芋

材料

新鮮蓮子	150公克
芋頭	1個（約600公克）
枸杞	1大匙
水	800c.c.

調味料

桂花醬	1大匙
麥芽糖	1大匙
冰糖	1大匙
鹽	1/4小匙

作法

1 新鮮的蓮子洗淨；芋頭去皮，切丁狀；枸杞洗淨，泡水約10分鐘。

2 芋頭丁放入鍋中，加入新鮮蓮子、全部的調味料及水，以大火煮沸，轉小火續煮約15分鐘。

3 放入枸杞，以中小火煮約3分鐘，即可。

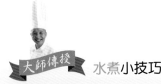

大師傳授 水煮小技巧

▶ **清燉的料理特色**：「煮」是食材放入湯鍋中，倒入適量的水以中火煮開，再開始擺入食材，水滾後轉小火，直至煮熟，一般**溫度約控制在 120℃左右，湯汁與食材大約是 2:1 左右**。

▶ **烹調與溫度重點**：水煮的過程中，**不要再追加水或原料，以免湯汁過多，失去食材鮮美的味道，火候不要太大**，以免食材未熟成，湯汁已燒乾。水煮烹調也可加蓋燜住熱氣，使食物在鍋中燜煮快熟，但是為了防止湯汁溢出，千萬不要離開料理台。

▶ **湯汁變化式法則**：水煮湯品可利用一些現成的佐料調配湯底，如咖哩粉、韓式泡菜、味噌、牛奶等材料變化不同的味道，或是**利用新鮮的蔬果提煉湯汁的鮮味**，如玉米、白蘿蔔、豆芽、胡蘿蔔，熬湯使味道更甘甜；或是利用少許的家常中藥提味，如當歸、肉桂、黃耆、紅棗、枸杞、甘草等材料來變化湯頭的味道。

▶ **香料好油添美味**：烹調完成時，**可撒入少許的鮮綠香料**，如香菜、九層塔或紫蘇葉，利用香味來刺激味蕾，可增添視覺上的享受；或是**滴入少許的香油或芝麻油**，利用其濃郁的香氣來增加食物的美味。

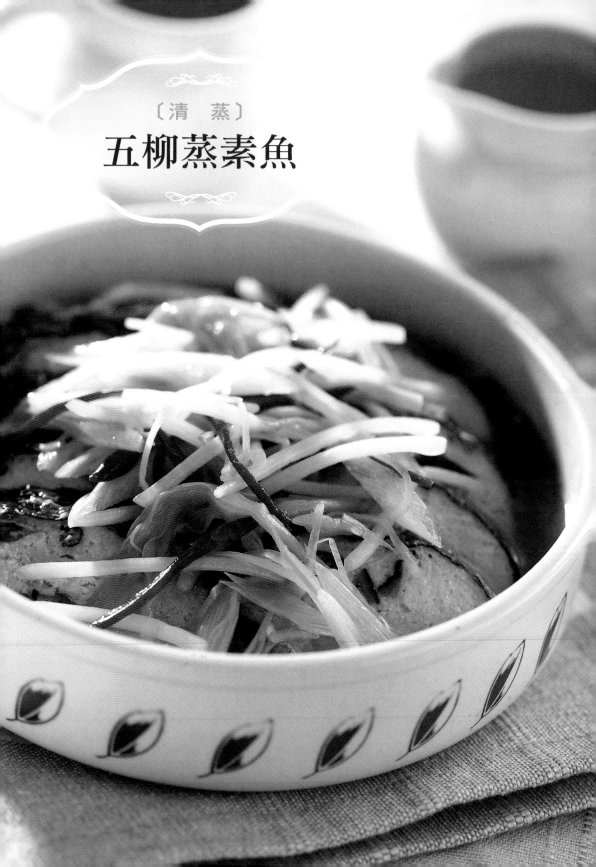

〔清　蒸〕
五柳蒸素魚

材料

素魚	1條
乾金針	10支
碧玉筍	2支
薑絲	10公克
辣椒絲	1條
銀芽	10公克

調味料

鹽	1大匙
海帶粉	1小匙
胡椒粉	少許
香油	1大匙
素高湯	4大匙

作法

1 素魚切片；乾金針泡水至軟；碧玉筍洗淨，切細斜段；銀芽洗淨。

2 素魚片放入盤中，擺放整齊，上面放入金針、碧玉筍、薑絲、辣椒絲及銀芽。

3 再加入全部的調味料，移入蒸鍋中，以大火蒸約20分鐘，取出即可。

大師傳授 清蒸小技巧

▶ **清燉的料理特色**：「蒸」是利用加溫的水蒸氣做為媒介點傳熱，將熱氣滲透至食材內部使其熟透軟爛，保持食材原狀不易散開，味道鮮嫩美味。清蒸烹調法要挑選新鮮食材，**不要添加太多的調味料及油**，以清淡、清爽為主，才能享受到新鮮食材的原味及營養。

▶ **食材與火候的關鍵**：清蒸的火候掌握很重要，可依食材的熟成度調整烹調時間及火候大小，蒸煮時間過久或太短都不行。一般而言，**蒸煮快熟鮮嫩的食物時，要用大火**；但是**精細的食材**，則要使用中火或小火慢蒸至熟，口感較細膩，還能保持原汁原味及色澤的美觀。

▶ **七分水與八分熟成的動作**：蒸鍋中的水以七分滿為原則，然後蓋上鍋蓋，以大火煮沸後，才能放入清蒸食材，並開始按下計時器算計完成時間，**待食材約八分熟後，打開鍋蓋**，可避免水蒸氣無法排出，掉落食材中，而影響口感。

▶ **留住食材原味加蓋煮**：蒸煮食物要加蓋密封，**可保持鍋中的水蒸氣溫度**不容易散熱，快速煮熟食物，還能**防止水蒸氣掉落鍋中**，造成味道變淡，也不會造成食材的營養流失。

▶ **水量不夠要加熱水**：蒸煮過程中，鍋中的熱水若是快燒乾時，請務必添加熱水，**以免水量太少造成鍋緣乾燒**。長時間蒸煮儘量避免中途打開鍋蓋，以免溫度下降減少蒸氣量。

PART 3

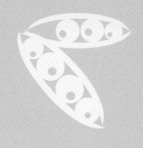

洪師傅的美味健康素

小菜篇 ────── 主食篇

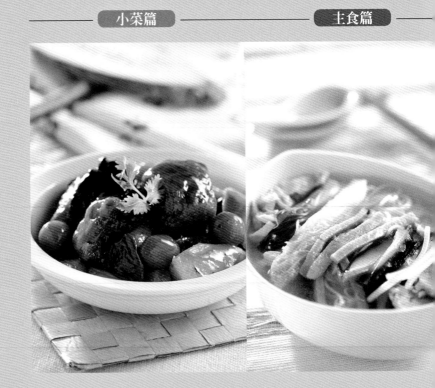

主菜篇　　　　　　　　湯羹篇　　　　　　　　點心篇

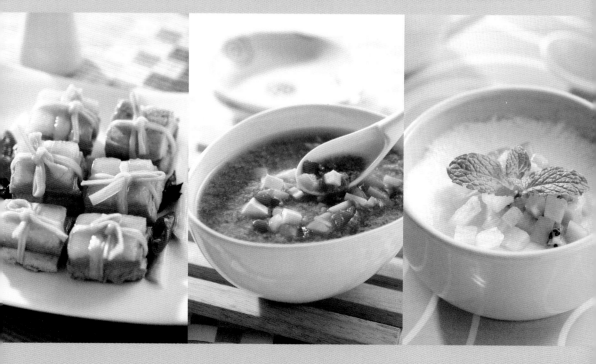

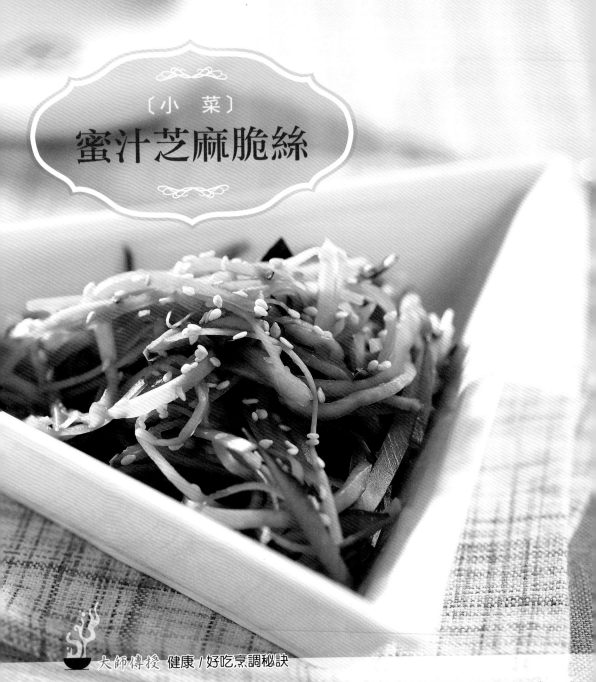

〔小 菜〕
蜜汁芝麻脆絲

🍲 **大師傳授** 健康 / 好吃烹調秘訣

▶ 牛蒡絲可以用刨刀，先刨成片，再用刀切成絲狀，或是直接用細洞的刨絲器處理成
細絲狀，簡單又方便。汆燙牛蒡時，最好使用不鏽鋼鍋，以免牛蒡色澤變質發黑。

此道汆燙好的牛蒡絲、南瓜絲及杏鮑菇絲，也可以用涼拌方式處理，只要加入適量
的白醋、糖、香油、香菜、辣椒拌勻，即成一道美味好吃的涼拌菜。

此道煮至融化的糖漿調味料，也可用來沾各式蔬果，如蒸熟的地瓜、番茄、草莓、
蘋果等材料。

🥕 材料

牛蒡絲······100公克
南瓜絲······100公克
杏鮑菇絲······100公克
烤香白芝麻······1大匙

🫙 調味料

麥芽糖······3大匙
紅砂糖······2大匙
鹽······1/4小匙

🥄 作法

1 牛蒡絲放入容器中，注滿水及少許白醋浸泡約5分鐘。

2 準備水600c.c.倒入鍋中，加入牛蒡絲煮約15分鐘，續入南瓜絲煮約5分鐘，再放入杏鮑菇絲汆燙一下，全部撈起，瀝乾水分，放入容器中。

3 將全部的調味料放入鍋中，以小火邊煮邊攪動，煮至融化，放入牛蒡絲、南瓜絲、杏鮑菇絲拌勻，撈起擺盤，撒上烤香的白芝麻，即可食用。

大師傳授　挑選 / 處理 / 保存方法

牛　蒡

▸ **採買**：以直徑小於 2 公分，根莖筆直幼嫩，粗細均勻，堅硬不枯萎，表皮呈淡褐色，沒有鬚根及蟲蛀，蒂頭的頂端平直，具有彈性及重量感較佳。

▸ **處理**：先用水清洗表面泥砂，再用塑膠刀或刀背刮除外皮，切好適當大小，再浸泡在加有少許醋的清水或洗米水中，可減緩氧化變色。

▸ **保存**：牛蒡容易失去水分，因此可用濕報紙包裹，放置陰涼處，約可保存 25 ～ 30 天，若是清洗過的牛蒡，則放入密封的塑膠袋，冷藏約可保存 7 ～ 10 天。

白芝麻

▸ **採買**：以色澤均勻，顆粒飽滿，品質乾燥，聞起來有香氣，沒有受潮或油膩的現象。

▸ **處理**：先洗淨，用紙巾擦乾水分，放入乾鍋中，以小火慢慢乾炒，或放入烤箱烘烤至散出香味為止。

▸ **保存**：放入密封罐，移至陰涼通風處，避免陽光直接照射，以免芝麻變質，產生異味。

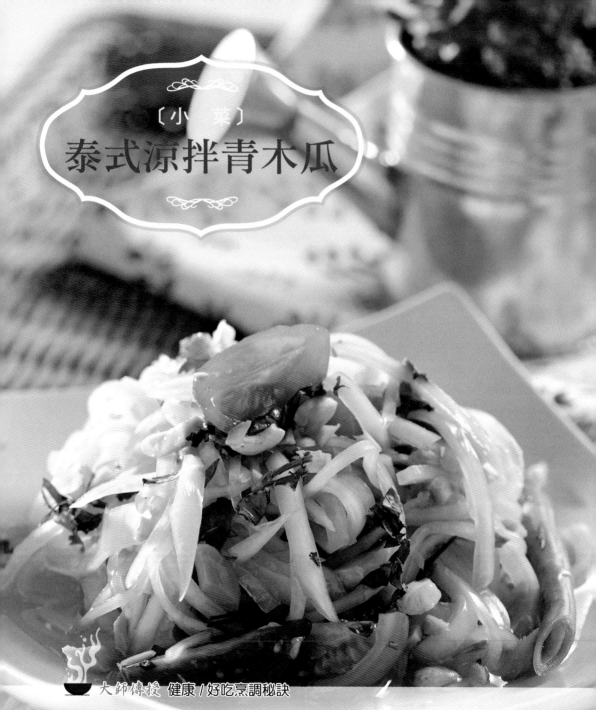

〔小 / 菜〕

泰式涼拌青木瓜

大師傳授 健康 / 好吃烹調秘訣

青木瓜加入鹽拌勻醃漬完成時，必須要先擠乾水分，比較容易吸收調味料醬汁。青木瓜除了可以醃漬涼拌食用，也能用來拌炒或煮湯等食用。

木瓜乳狀的汁液即是木瓜酵素，對人體有幫助消化的作用，所以千萬不要洗掉。

此道的腰果末及花生末可以裝入塑膠袋中，用酒瓶壓碎味道更香，等食用時，再放入一起拌勻，口感酥脆，而不會快速軟化。

材料

青木瓜	300公克
紅、黃番茄	各2粒
四季豆	20公克
腰果末	50公克
花生末	50公克
香菜末	少許
辣椒絲	1條

調味料

鹽	1大匙
檸檬汁	1大匙
海帶粉	1大匙
金桔汁	1大匙
椰糖	1大匙

作法

1 青木瓜洗淨去皮及籽，切絲；紅、黃番茄洗淨，每顆切成四等份；四季豆洗淨，切長段。

2 青木瓜絲加鹽1大匙拌勻，醃約10分鐘，擠乾水分，放入容器中。

3 加入其餘的材料及調味料拌勻，醃約8～10分鐘待入味後，即可食用。

大師傳授　挑選 / 處理 / 保存方法

青木瓜

▶ **採買**：以瓜果色澤呈青綠色，尚未成熟，表皮光滑，無受損及色斑，果肚肥大結實，蒂頭維持新鮮狀較佳；若是表皮稍微變黃的青木瓜，口感則不會爽脆！

▶ **處理**：先去除外皮後，用長一點的不鏽鋼勺把木瓜籽掏出，然後由外而內取80% 的果肉，因為內層的果肉帶有苦味，建議不要食用。

▶ **保存**：可用白報紙包起來，放置在陰涼通風處，約可存放 10 ～ 12 天。

檸　檬

▶ **採買**：以皮薄細緻有光澤，色澤深綠，沒有乾癟及受損，聞起來有芳香氣味較佳。

▶ **處理**：先將檸檬放在砧板上，用手來回滾動，再洗淨，對半切，用刀叉從中間搓擠，即可輕易取出檸檬汁。

▶ **保存**：放入陰涼通風處約可保存 14 天；裝入塑膠袋，冰箱冷藏約可保存 1 個月。

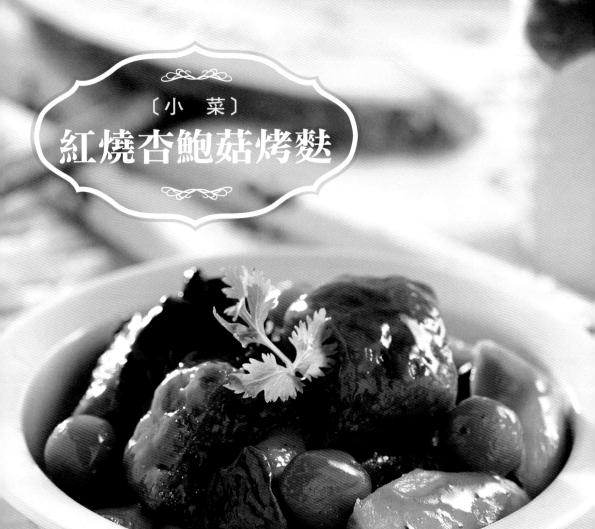

〔小 菜〕
紅燒杏鮑菇烤麩

🍵 **大師傳授** 健康 / 好吃烹調秘訣

> 烤麩的成分是由麵筋加入蘇打粉拌勻之後，再用手揉成糰狀，放入蒸鍋中蒸約 30 分鐘製成，所以烤麩食用前處理，必須經過汆燙才能去除蘇打粉的味道。

> 烤麩汆燙後，切成條狀還可做成涼拌菜，只要拌入鹽、香菇粉、香油、胡椒粉、香菜末，再放入燙熟的紫菜，捲成春捲狀，切成數段，搭配素蠔油或梅子醬食用。

> 新鮮的杏鮑菇味道最甜美，也可以搭配羅勒醬、橄欖油、黑胡椒粒、鹽拌炒，即成一道好吃的法式涼拌美食。

材料

杏鮑菇	200公克
烤麩	5個
鮮筍	10公克
鮮香菇	2朵
紅蘿蔔球	30公克
薑片	2片
素高湯	600c.c.
香菜末	少許

調味料

素蠔油	1大匙
香菇粉	1小匙
冰糖	1小匙

作法

1 杏鮑菇洗淨，切塊；烤麩切成四等份，放入滾水中汆燙約5分鐘後撈起；鮮筍去皮，切成塊狀，放入滾水中汆燙約5分鐘後撈起；鮮香菇洗淨，切塊。

2 起油鍋，加入薑片爆香，續入杏鮑菇、鮮筍、香菇、紅蘿蔔球炒香。

3 加入素蠔油提味，倒入素高湯、香菇粉、冰糖煮沸，放入烤麩，轉小火煮約20分鐘至湯汁快收乾，撒入香菜末即可食用。

 大師傳授　挑選 / 處理 / 保存方法

杏鮑菇

▸ **採買**：杏鮑菇有分 ABC 等三級，等級愈大愈貴，以當天現採最為新鮮。蕈摺按壓硬度高且紮實，肉質色澤白皙堅硬，菇柄肥大，表面無壓痕、斑點，蕈柄無滲水較佳。

▸ **處理**：用流動水清洗，切除根部，並挑除雜質，輕輕搓洗乾淨，瀝乾水分。

▸ **保存**：若不是當天烹調，建議先不要拆開包裝，也不要用水清洗。直接移入冰箱冷藏約可保存 5～6 天，每次只要取出所需量清洗。

竹筍

▸ **採買**：以體型呈牛角型的駝背狀，底部切口用手觸摸愈光滑，肉質硬實不粗糙，且細筍尖無綠色，表面沾有少許的泥土，以當天現採的肉質纖維比較鮮嫩好吃。

▸ **處理**：當天採買最好先洗淨，裝入鍋中，倒入冷水覆蓋過竹筍、白米 1 杯（米可封住竹筍的甜味），加蓋，以大火煮沸約 10 分鐘，轉小火再煮約 30 分鐘至熟，待自然冷卻，再剝除外殼，切成適合的塊狀。

▸ **保存**：新鮮的竹筍直接放入冰箱冷藏約可保存 3 天，若是汆燙好的竹筍可剝除外殼，裝入有水的密封盒中，冷藏約可保存 3～5 天。

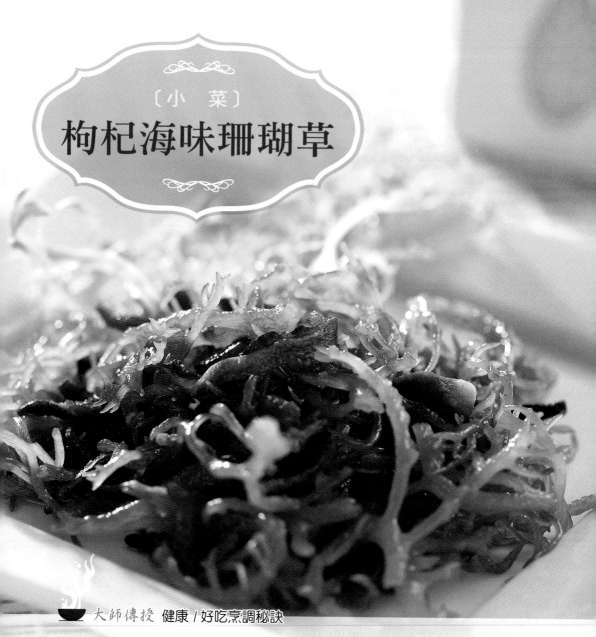

〔小 菜〕
枸杞海味珊瑚草

🍲 **大師傳授** 健康 / 好吃烹調秘訣

▶ 珊瑚草在日本被當成健康長壽的最佳食物，營養價值很高，含豐富礦物質及酵素，是屬於高鈣、高鐵及高纖的天然有機食物。對於宿便、高血壓及肥胖者有益，亦是素食者最佳養生食材，其膠質濃似燕窩，可煮成冰糖燕窩，也適合涼拌、煮湯，果凍或打成汁當養生飲料。

▶ 珊瑚草浸泡時，一定要使用冷水使其吸收水分脹發至軟，千萬不要用溫水或熱水浸泡，容易使珊瑚草中的膠質融化，失去彈性，影響口感！

▶ 可使用珊瑚草、銀耳泡軟，加入枸杞、紅棗肉一起放入果汁機攪打成泥狀，再放入玫瑰水中煮沸，加入野生的蜂蜜拌勻待涼，裝入容器移入冰箱冷藏，隨時飲用。

材料

珊瑚草	100公克
枸杞	5公克
香菇絲	2朵
綠鬚捲	少許

調味料

紅醋	1大匙
細糖	1大匙
香油	1大匙
鹽	少許
醬油	少許

作法

1. 珊瑚草洗淨,浸泡冷水約2小時至脹發,瀝乾水分,切小段;枸杞洗淨,用溫水浸泡至軟;綠鬚捲洗淨備用。

2. 起油鍋,放入香菇絲略炒,續入少許的醬油拌炒入味,盛起。

3. 全部的調味料放入容器中,混合均勻,加入珊瑚草、枸杞、香菇絲拌勻,盛入盤中,擺上綠鬚捲裝飾,即可食用。

大師傳授　挑選 / 處理 / 保存方法

珊瑚草

▶ **採買**:乾品以枯葉粗大,色澤呈自然曬乾的淺咖啡色,浸泡好的珊瑚草枝葉肥厚飽滿,肉質彈性十足,色澤晶瑩剔透,無腥臭海水味較佳。

▶ **處理**:乾燥的珊瑚草,烹調前必須先用水沖淨 2 ～ 3 次,然後浸泡冷水約 2 小時至脹發,浸泡期間須更換 2 次水,用剪刀剪成小段狀。

▶ **保存**:乾燥珊瑚草放入密封袋,移入陰涼通風處保存;浸泡好的珊瑚草,可放入保鮮盒,冷藏約可保存 30 天。

枸　杞

▶ **採買**:分袋裝及散裝等兩種,挑選以果粒碩大飽滿,色澤呈自然曬乾的鮮紅色,外型無破損乾癟,並注意包裝袋標明的有效期限,無潮濕及發霉現象較佳。

▶ **處理**:先將枸杞放入過濾網中,用清水仔細沖洗 2 ～ 3 次,再浸泡冷水至脹發,撈起,不要泡太久,以免失去甜味。

▶ **保存**:未開封請放置陰涼處,避免陽光直接照射,大約可保存一年。若是開封之後,一定要放入密封袋中,冰箱冷凍約可存放半年。

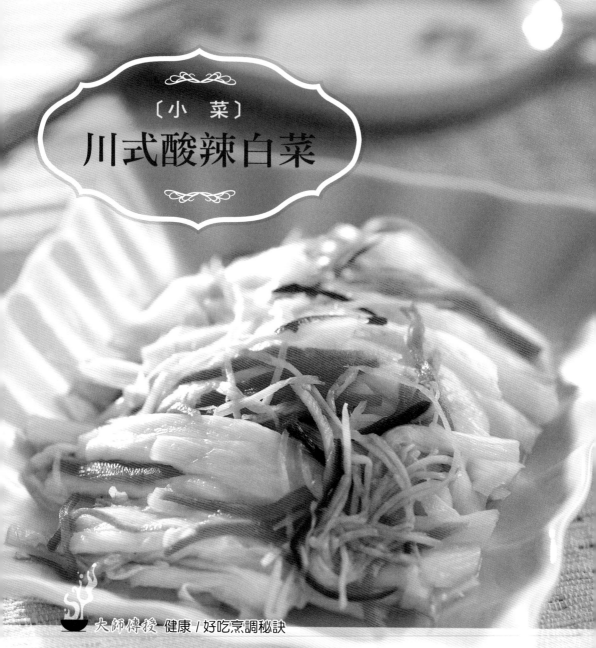

〔小 菜〕
川式酸辣白菜

![大師傳授] 健康 / 好吃烹調秘訣

> 此道製作必須挑選品質較佳的高山白菜，味道較甜美，汁多，口感較細嫩，因為高山白菜種植在高海拔，氣候較寒冷，而平地種植的大白菜甜味較差。此道的高山大白菜也可以改用高山的高麗菜替代。

> 川式酸辣白菜因為加入了糖調味，所以放置的時間愈久，白菜容易出水縮小，造成湯汁愈來愈多，所以建議在 7 天內食用完畢。成品最好用鋁箔紙覆蓋，可以隔離冰箱中的水氣滲入食物中，若使用保鮮膜效果較差。夾取時，需用乾淨的筷子，以免變質。

> 製作好的川式酸辣白菜，也可以加入汆燙好的菇類、豆皮一起拌勻食用。

材料

高山白菜	1顆
紅蘿蔔絲	半條量
薑絲	2大匙
香油	5大匙
花椒粒	1大匙
辣椒絲	1條量
鹽	1大匙

調味料

白醋	200公克
糖	200公克
鹽	1小匙

作法

1 高山白菜洗淨，對切，去根部，直切成粗條狀，擺入托盤，撒入鹽1大匙，上面再壓一個托盤，待2小時沖水乾淨，瀝乾水分，擺放整齊。

2 香油倒入鍋中，以大火加熱約150℃，放入花椒粒炸至出味，即成「花椒香油」。

3 全部的調味料放入鍋中，以中小火煮至融化。

4 將紅蘿蔔絲、薑絲、辣椒絲，均勻擺入作法2，再淋入作法3及花椒香油，上面用鋁箔紙覆蓋住，移入冰箱冷藏一個晚上，取出後即可食用。

大師傳授　挑選 / 處理 / 保存方法

大白菜

▶ 採買：先用手輕壓尾部，堅硬厚實，表示葉球結實密實，葉片前端不散開，色澤鮮綠，表面沒有蟲蛀、黑斑的現象，口感比較甘甜細嫩。

▶ 處理：先剝除外面較粗老的葉片，再一層層剝開，放入清水中浸泡約 10～15 分鐘，再用流動水沖淨。

▶ 保存：整顆可用白報紙包起來，放入塑膠袋中，冰箱冷藏約可保存 5～7 天，若是切開，則用保鮮膜密封冷藏保存，儘早食用完畢。

辣　椒

▶ 採買：小辣椒的辛辣味較重，若是搭配菜色可選用大辣椒，比較沒有辣味。採買辣椒以表皮光滑飽滿，蒂根結實新鮮，不枯萎發黑較佳。

▶ 處理：先洗淨，用刀片輕拍辣椒，再從中間劃一刀，取出辣椒籽，再切成適當大小。

▶ 保存：取一個保鮮盒，底層鋪上紙巾，再用紙巾擦乾辣椒表面的水分，放入保鮮盒中，冰箱冷藏約可保存 15～20 天。

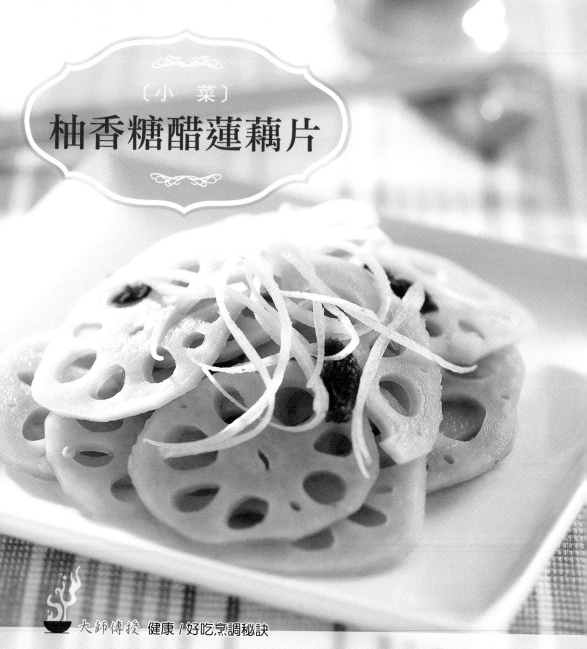

〔小 菜〕
柚香糖醋蓮藕片

🔥 **大師傳授** 健康 / 好吃烹調秘訣

▶ 用白醋滾水汆燙蓮藕，能預防氧化，還能去除蓮藕的黏液，使口感更爽脆。汆燙蓮藕記得使用不鏽鋼鍋，以免蓮藕煮熟會變成紫褐色。

▶ 在炎熱的夏天，可以利用汆燙好的蓮藕，搭配單種味道的果汁用來醃漬，變換不同的風味，例如芒果汁、柳橙汁、檸檬汁、番茄汁或葡萄汁，再放入水果醋、果糖拌勻，移入冰箱醃漬約 1 天，即可取出食用。

▶ 涼拌蓮藕 DIY 取甘話梅 6 顆、葡萄柚汁 3 大匙、冰糖 3 大匙、鹽少許放入鍋中煮約 10～15 分鐘待涼，再放入汆燙好的蓮藕浸泡入味，即成一道簡單好吃的開胃菜。

材料

蓮藕	600公克
甘話梅	3顆
葡萄柚皮絲	5公克

調味料

白醋	少許
葡萄柚汁	3大匙
冰糖	3大匙
鹽	1小匙

作法

1 蓮藕洗淨，切片，放入加有白醋的滾水中汆燙約5分鐘，撈起後瀝乾水分，倒入容器中備用。

2 加入甘話梅、葡萄柚皮絲、葡萄柚汁、冰糖及鹽拌勻，移入冰箱冷藏醃約4小時，取出即可食用。

 大師傳授　挑選 / 處理 / 保存方法

蓮　藕

▶ **採買**：以節與節的間距適中，藕節肥壯飽滿，細長筆直肥厚，表皮新鮮未漂白，呈現光澤的黃褐色，無斑點、病蟲害及異味，而且表面略帶有少許的泥土較佳。

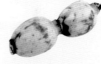

▶ **處理**：先切除藕節頭尾兩端，再削皮，切除適當大小後，放入加有少許醋水中浸泡，或是直接將切好的蓮藕，放入滾沸的醋水中汆燙，可以維持色澤白，避免其酚質氧化變黑。

▶ **保存**：先不要用水清洗，直接用保鮮膜包起來，移入冰箱底層冷藏室約可保存 5 天。

葡萄柚

▶ **採買**：以果皮較薄，整顆光亮平滑，代表果實較成熟，拿起來具有重量感則水分較多，果蒂新鮮無皺褶，表面無受損壓傷或褐色斑點較佳。

▶ **處理**：用軟刷沖洗乾淨，再切對半，擠汁或挖取果肉食用。

▶ **保存**：裝入網狀袋，放置於通風陰涼處保存；或是放入塑膠袋中，移入冰箱冷藏約可保存 25 ～ 30 天。

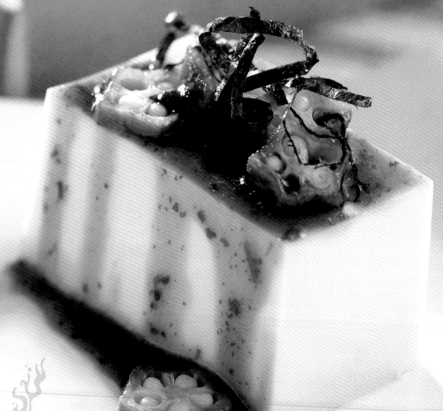

〔小 菜〕
香椿醬白玉秋葵

![大師傳授] 健康 / 好吃烹調秘訣

▸ 秋葵清洗前先不要切除蒂頭，等到燙好涼透，再撈起切除，可以避免黏液流失掉，保留完整的黏液蛋白，對腸胃有極好保護作用。

▸ 紫菜放置時間若是太久，容易變軟，可放入平底鍋或烤箱中，藉由熱氣烘烤約 1～2 分鐘，即可恢復原味的香脆度。

▸ 香椿醬 DIY 新鮮香椿葉片洗淨，去除老梗，擦乾水分，放入果汁機，加入可以覆蓋菜片的高級橄欖油，攪打成泥狀，分裝至小瓶罐中，冰箱冷凍約可存放半年。

🥕 材料

蛋豆腐	1塊
秋葵	3支
紫菜絲	少許

🥤 調味料1

油	少許
鹽	少許
小蘇打	少許

🥤 調味料2

香椿醬	1小匙
素蠔油	1小匙
海帶粉	1小匙
素高湯	1大匙

🥄 作法

1 蛋豆腐切成六塊狀，放入蒸鍋中，以中火蒸約10分鐘至熱，取出。

2 秋葵洗淨，放入加有調味料1的滾水，以中火汆燙約2分鐘至熟，撈起後浸泡冰開水，待冷卻，切片狀。

3 將調味料2放入容器中拌勻，即成醬汁。

4 蛋豆腐、秋葵放入盤中，淋上醬汁，加上紫菜絲，即可食用。

大師傳授 挑選 / 處理 / 保存方法

秋 葵

▶ **採買**：長度不超過 10 公分，蒂頭新鮮，種子嫩白，無乾瘪變黑，表面絨毛無脫落較佳。

▶ **處理**：先在砧板上撒上少許的鹽，逐根放在砧板上來回搓滾，既能去除表面絨毛，再放入加有少許鹽、油及小蘇打的滾水汆燙至熟，撈起浸泡冰水，可以保持翠綠變軟，再切除蒂頭。

▶ **保存**：放入塑膠袋，冰箱冷藏約可保存 3 天。

紫 菜

▶ **採買**：以澎湖出產的紫菜，味道較香，較沒有雜質，挑選以色澤深紫接近烏黑，皮薄有光澤，質嫩而輕，大小均勻，無受潮現象較佳。

▶ **處理**：放入濾網中，用大量的清水沖洗表面細沙，再浸泡約 10 分鐘，撈起，用流 水洗淨，瀝乾水分。

▶ **保存**：拆封後保持乾燥，最好是放入密 袋，移入冰箱冷藏保存。

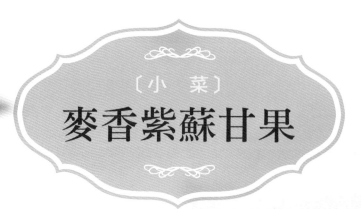

〔小 菜〕
麥香紫蘇甘果

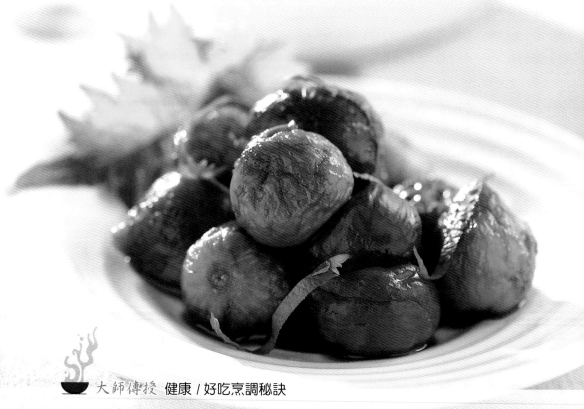

大師傳授 健康／好吃烹調秘訣

▸ 綠紫蘇適合生吃、涼拌沙拉、搭配素生魚片，或是取一片綠紫蘇葉包入米飯直接食用，清香撲鼻開胃又健康；而紅紫蘇葉片，適合做成醃漬；中藥店販賣的乾燥紫蘇葉，可加入老薑片熬煮成紫蘇薑湯，有預防傷風感冒，幫助發汗，止咳等功效。

▸ 氣味清新的紫蘇葉，亦可搭配薄荷、甜菊與洋甘菊，放入滾水中沖泡成香草茶，其香氣宜人，可補氣、止咳化痰，還有提神醒腦的作用。製作好的麥香紫蘇甘果也可加入椰肉、椰漿、水梨、蘋果等材料變化口味。

▸ 糖黑 DIY　紅糖 3 大匙放入鍋中，以小火邊煮邊攪拌至完全融化變成咖啡色，倒入熱水 1 杯攪拌均勻後，煮沸，轉小火續煮約 15 ～ 20 分鐘至色澤變黑即成。

🥕 材料

罐頭栗子	100公克
乾無花果	100公克
綠紫蘇葉絲	少許

🥛 調味料

糖黑	1大匙
麥芽糖	1大匙

🥄 作法

1. 栗子洗淨，放入滾水中汆燙約5分鐘；無花果用水沖淨，浸泡冷開水約30分鐘，瀝乾水分備用。

2. 將無花果、水1000c.c.放入鍋中煮沸，轉小火煮約40分鐘，再加入栗子煮約5分鐘後，熄火裝盤。

3. 糖黑、麥芽糖放入容器中，攪拌均勻，淋入**作法**2材料，擺上綠紫蘇葉絲，即可食用。

 大師傳授　挑選 / 處理 / 保存方法

栗 子

▶ **採買**：以外殼堅硬完整圓胖，表面乾燥具光澤，無蟲蛀、受損及皺紋，聞起來有甜味較佳。

▶ **處理**：帶殼的栗子必須泡水24小時，待膨脹後在表面劃一刀，用牙籤即能輕鬆取出果肉；去殼栗子則用手輕輕搓洗，去除雜質，瀝乾水分即可。

▶ **保存**：乾栗子放進密閉容器中，冰箱冷藏保鮮約可存放7天；或放入滾水中煮熟，加入適量的砂糖、味醂調味，直接待涼，連湯汁一起移入密封容器中，可長期保存。

新鮮紫蘇葉

▶ **採買**：綠紫蘇以質地細軟，味道清新較佳；而紅紫蘇的葉片稍硬，香氣比較濃郁品質較好。

▶ **處理**：紫蘇葉一片片稍微沖洗瀝乾，用紙巾壓乾水分。

▶ **保存**：依葉片大小重疊，再用棉線綁住葉柄，掛在通風處陰乾；或是放置在太陽底下曬乾，偶爾翻動，曬到葉片用手可自然捏碎的程度；或是將新鮮紫蘇葉直接洗淨，用保鮮膜密封，冰箱冷凍約可保存半年。

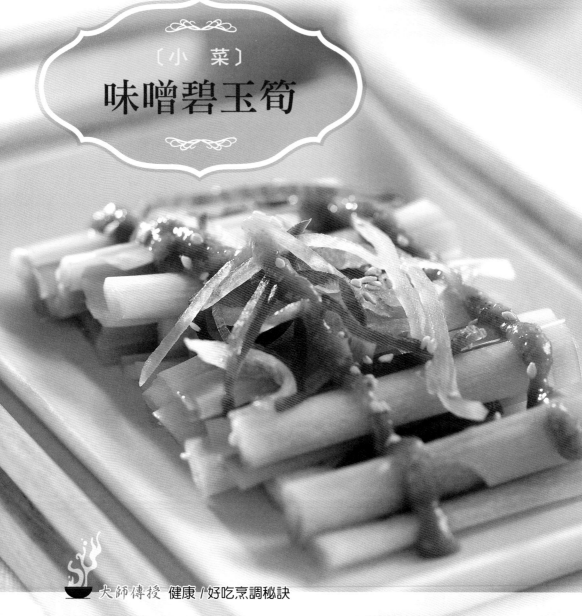

〔小　菜〕
味噌碧玉筍

大師傳授　健康 / 好吃烹調秘訣

▶ 碧玉筍及甜椒放入滾水汆燙時間不宜過久，以免失去鮮甜味，汆燙後要放入冰開水浸泡快速降溫，可保持蔬菜色澤的鮮艷度及香脆的口感。

▶ 此道作法除了可以使用碧玉筍之外，也可以改用茭白筍、小黃瓜、蘆筍、竹筍、西洋芹等材料替換。

▶ 味噌黃瓜 DIY 取適量的味噌加入糖拌勻，小黃瓜用鹽搓至表皮變軟，去其苦味，洗淨，瀝乾水分，放入味噌醃一個晚上，即可食用（也可將小黃瓜改用紅、白蘿蔔乾製作；使用味噌醃漬食材加入少許的糖，能使味道更甘醇甜美）。

材料

碧玉筍	200公克
紅、黃甜椒絲	各半顆
白芝麻	1大匙

調味料

白味噌	1大匙
紅味噌	1/4小匙
味醂	2大匙
素高湯	1大匙
花生粉	1小匙

作法

1 碧玉筍洗淨，放入滾水中汆燙約3分鐘，取出浸泡冰水，待涼，去頭尾並切對半，擺入盤中。

2 將全部的調味料放入容器中，攪拌均勻，即成醬汁。

3 將紅、黃甜椒絲，放在**作法**1的材料上，再淋上醬汁，撒上白芝麻，即可食用。

挑選 / 處理 / 保存方法

碧玉筍

▸ **採買**：應選擇包裝完整，枝莖青翠鮮嫩挺直，色澤如碧玉般細緻柔嫩，沒有腐爛或變質。

▸ **處理**：碧玉筍是經過遮光處理而長出來幼嫩莖葉，用水一根根清洗即可。

▸ **保存**：放入塑膠保鮮袋，冰箱冷藏約可保存 10 天。

甜 椒

▸ **採買**：以果蒂切口鮮嫩，果肉豐滿厚實有彈性，外表明亮滑潤，無脫水、黑斑或乾癟狀較佳。

▸ **處理**：放入薄鹽水中浸泡約 5 分鐘，再用軟質菜瓜布或軟刷仔細清洗乾淨，才能剖對半，去籽及蒂頭。可以放入滾水中汆燙，不但容易熟透軟化，去除澀味，還能保持色澤鮮麗及清脆的口感。

▸ **保存**：不要清洗維持乾燥狀，放入有洞的保鮮袋，避免水氣凝結，移入冰箱底層的冷藏室約可存放 5～6 天。

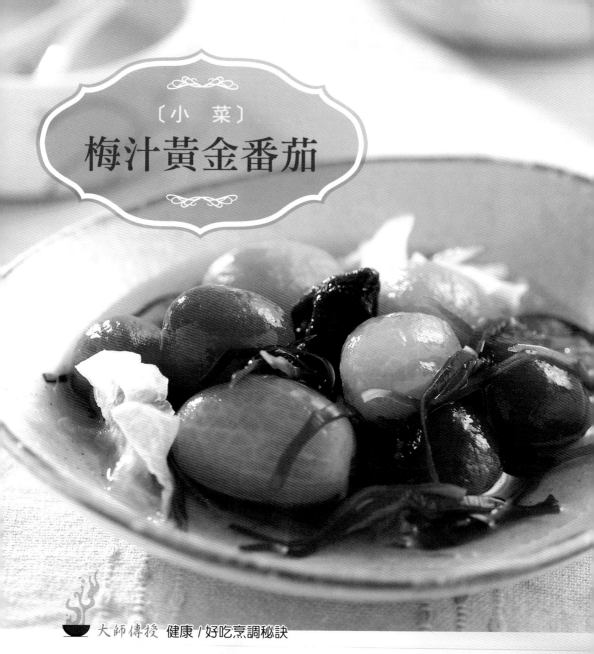

〔小　菜〕
梅汁黃金番茄

🍵 **大師傳授** *健康 / 好吃烹調秘訣*

▶ 海藻不要用熱水浸泡至脹發，才能保持 Q 脆的口感，使用熱水容易失去彈性及養分，使其變成果凍狀。此道食譜也可以選用其他的蔬菜製作，例如黃甜椒、紅甜椒、青椒或山藥等材料。

▶ 浸泡處理好的海藻也可以利用此道調味料拌勻，再放入汆燙熟的高麗菜或春捲皮包捲成條狀，再切成段狀，搭配法式芥末醬油食用。

▶ 檸檬是屬於強鹼的食物，含有豐富的的維生素 C，有很好的解毒功能，每天早上使用檸檬汁 1 顆量，加入溫水 500c.c. 調合，空腹飲用，可清腸胃、消除疲勞、改善酸鹼體質，做好體內環保有助瘦身！

材料

黃番茄	12顆
紅番茄	12顆
綜合海藻	100公克
甘話梅	5粒

調味料

梅子粉	1大匙
梅子汁	3大匙
檸檬汁	1大匙
冰糖	1大匙

作法

1. 黃番茄、紅番茄洗淨，放入滾水中氽燙約3分鐘，撈起，剝除外皮。

2. 綜合海藻浸泡冷水約10分鐘至脹發，撈起，用冷開水沖淨。

3. 全部的材料放入容器中，加入全部的調味料拌勻，醃約10分鐘，即可食用。

大師傳授　挑選 / 處理 / 保存方法

海　藻

▶ **採買**：大部分都是真空包裝，以包裝膨鬆，不會塌陷，沒有潮濕現象，色澤新鮮明亮，海藻上面有一層白色粉狀較佳。

▶ **處理**：用水先沖洗表面鹽分，再浸泡冷水約 10 分鐘即成。

▶ **保存**：浸泡好的海藻，可以放入保鮮袋中，冰箱冷藏約可保存 3 天。

小番茄

▶ **採買**：外型圓潤飽滿，表面光滑，色澤鮮艷均勻，果肉結實皮薄肉脆，蒂頭顏色鮮綠，無壓傷或過於柔軟，吃起來比較汁多甜美。

▶ **處理**：取軟毛刷輕輕用水刷洗番茄表面，即能有效去除殘餘的農藥，再拔掉蒂頭。

▶ **保存**：放入密封保鮮袋中，冰箱冷藏約可保存 3 ～ 4 天。

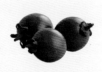

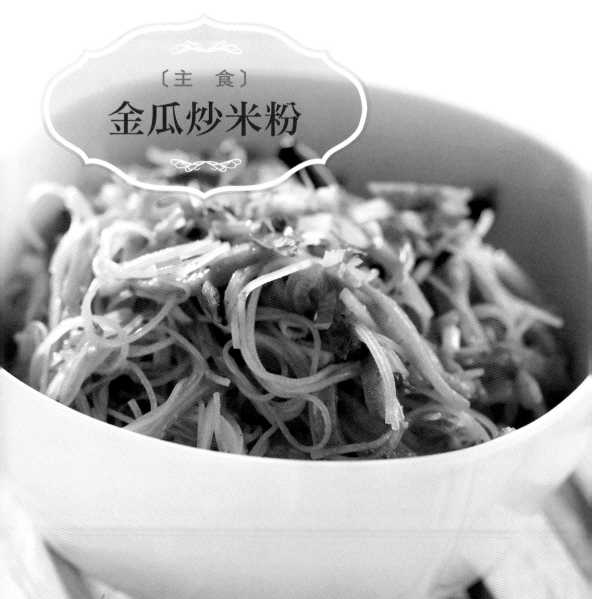

〔主　食〕
金瓜炒米粉

大師傳授 健康 / 好吃烹調秘訣

傳統炒米粉的烹調都是先將米粉用冷水或熱水浸泡至軟，這種作法會使米粉吸收水分，失去彈性。正確的作法應該是放入滾水中快速汆燙，撈起，待米粉冷卻之後，會產生蓬鬆狀，吃起來比較有彈性。

乾燥的米粉是經過長期日曬，自然烘乾製作而成，所以曬好的米粉比較容易有酸味，但是只要經過熱水汆燙即能去除！

材料

南瓜	300公克
米粉	200公克
香菇	3朵
芹菜末	20公克
香菜末	10公克

調味料

鹽	少許
素蠔油	1大匙
香菇粉	1小匙
素沙茶醬	1小匙
胡椒粉	少許

作法

1 南瓜洗淨去皮，刨成細絲後，放入滾水中汆燙一下，撈起，瀝乾水分；米粉直接放入滾水中汆燙至散開，撈起，瀝乾水分，用筷子攪拌冷卻或用電風扇吹乾；香菇泡水至軟，切絲。

2 起油鍋，放入香菇絲、芹菜末爆香。

3 再加入南瓜絲拌炒，放入米粉、全部的調味料拌炒均勻，撒入香菜末，即可食用。

 大師傳授

挑選 / 處理 / 保存方法

南 瓜

▶ **採買**：以瓜體表面帶有果粉，光滑圓大無黑點，具有重量感，瓜梗新鮮堅硬，剖開則挑選果肉呈深金黃色，肉質厚實，切口鮮嫩無乾燥現象，則是上等貨。

▶ **處理**：先用清水沖洗，削除外皮，用湯匙挖去籽囊，切成適當大小。

▶ **保存**：整顆放在通風乾燥處，若是切開時，則要挖除瓜瓤，再用保鮮膜密封保存，冰箱冷藏約可存放8天。

芹 菜

▶ **採買**：以整根色澤勻稱，翠綠潔淨，具有彈性，莖梗鮮脆細緻，葉片沒有枯黃現象，無蟲蛀的現象較佳。

▶ **處理**：拔除葉片，先用清水洗淨，切除根部鬚根，再用水沖洗乾淨，切成適當大小。

▶ **保存**：芹菜先不要拔除葉片，用保鮮膜包覆或放入塑膠袋，冰箱冷藏約可保存5～6天。

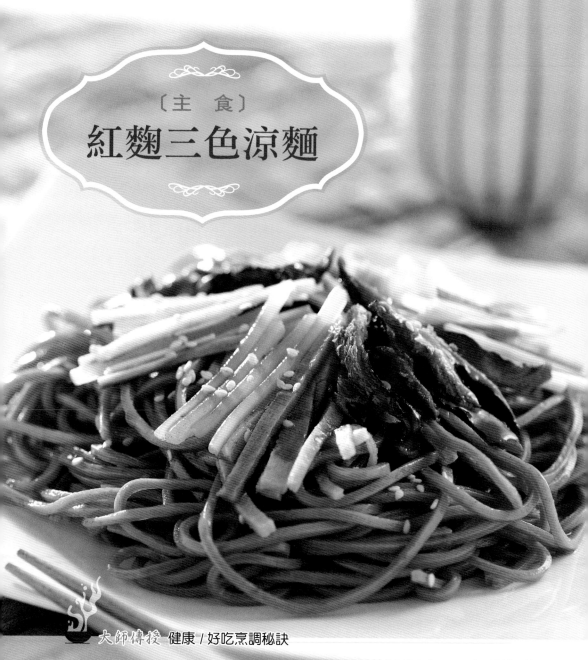

〔主　食〕
紅麴三色涼麵

![大師傳授圖示] **大師傳授** 健康 / 好吃烹調秘訣

紅麴麵可用綠藻麵、菠菜麵、蕎麥麵、紅蘿蔔麵等替代。煮麵時，可加少許鹽增加
麵條的 Q 度，煮好的麵條可放入冰塊水浸泡，快速冷卻，瀝乾水分後撈起，放入
盤中，用電風扇吹涼，再加少許橄欖油拌勻，則可避免麵條結塊或沾黏，口感更佳。

紅麴與紅糟的差異性：紅麴是加入食鹽醃漬約 5 天，再放入果汁機攪打，經過烹
煮後再冷藏成品，尚未發酵，味道比較純正，沒有酒味；而紅糟是有加紅麴、白麴
拌勻之後，放在室溫中保存經過發酵約一個月以上而製成。

炒香的白芝麻，可以放入研砵中，磨成細粉狀，即成香味濃郁的芝麻粉。

🥕 材料

紅麴麵	150公克
小黃瓜	1條
香菇	4朵
素火腿	1小塊（約50公克）
烤香白芝麻	1小匙

🥤 調味料

紅麴汁	2大匙
香菇粉	1小匙
素高湯	1大匙

🥄 作法

1. 小黃瓜洗淨，切絲；香菇泡水至軟，切絲；素火腿放入平底鍋煎熟，取出切成絲。

2. 起油鍋，放入香菇絲炒香，撈起；全部的調味料放入容器中拌勻即成醬汁。

3. 紅麴麵放入滾水中煮熟，撈起後瀝乾水分，裝入盤中。

4. 擺入小黃瓜絲、香菇絲、素火腿絲，淋入醬汁，撒入白芝麻即可食用。

大師傳授　挑選 / 處理 / 保存方法

紅麴麵

▶ **採買**：紅麴麵主要材料是麵粉、紅麴、鹽及水。採買以麵條乾燥，色澤微紅，密封包裝紮實，無受潮、斷裂，內容物沒有添加任何色素、人工香料及防腐劑較佳。

▶ **處理**：將水煮至沸騰後，將麵條散放於沸水中，約煮 7～8 分鐘至熟，即可撈起做成涼麵、乾麵或湯麵。

▶ **保存**：乾麵條可放置於室溫中保存 6 個月，開封之後必須放入冰箱冷藏，以保持最佳風味，並在有效期限食用完畢。

小黃瓜

▶ **採買**：小黃瓜一般分為五吋及七吋等品種，通常瓜體嬌小，則風味較佳。採買時，以體形直長，粗細均勻，瓜身堅硬有彈性，瓜蒂未脫落，表面有疣狀突起，色澤呈深綠色，按壓瓜身不萎軟較佳。

▶ **處理**：生食小黃瓜，必須先在砧板上撒入少許的鹽，將小黃瓜來回滾動，可去除表面的毛刺及青澀味，色澤也會比較翠綠。

▶ **保存**：在常溫下保存約 3 天，如果要延長保存時間，可先用紙巾擦乾表面的水分，再用報紙包起來，放入密封的塑膠袋中，冷藏約可保存 10 天。

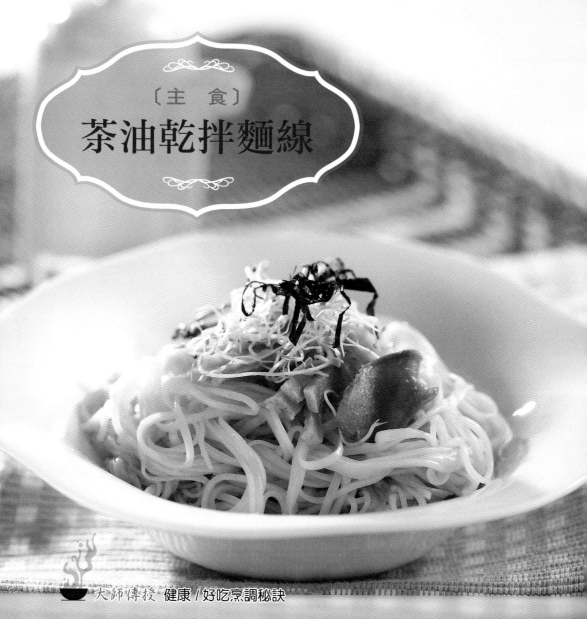

〔主 食〕
茶油乾拌麵線

大師傳授 健康 / 好吃烹調秘訣

麵線本身已有鹹味，建議汆燙的水量要多，大約是 10 比 1，或是烹調麵線前，先
用水沖洗一次，等水沸再放入，煮約 3 ～ 5 分鐘至熟，迅速撈起瀝乾水分，趁熱
加入茶油攪拌，味道才會均勻不沾黏。

手工麵線無添加任何防腐劑，而是利用鹽增加麵筋的韌度與彈性，呈現平滑的現
象，並賦予麵條鹹味，還可預防發霉的現象產生，因此手工麵線乾燥度高且容易脆
掉，但是吸水性卻優於一般的麵線，比較不容易煮至爛糊。

▶ 麻油薑 DIY 炒鍋中加入黑麻油 3 大匙，燒熱至 160℃，再放入老薑片（不去皮），
以小火慢慢炸至金黃色即可。冰箱冷藏約可存放 30 天，適合用來做涼拌、煮湯、
麻油素雞或是燉煮湯品。

材料

麵線	半把
火腿絲	100公克
苜宿芽	50公克
紫菜絲	少許

調味料

苦茶油	2大匙
香菇粉	1大匙
麻油薑	4片

作法

1. 苜宿芽洗淨，濾乾水分；起油鍋，放入火腿絲炒香，撈起備用。

2. 麵線放入滾水中煮熟，撈起，放入盤中，加入全部的調味料拌勻。

3. 擺上火腿絲、苜宿芽、紫菜絲，即可食用。

大師傳授 挑選 / 處理 / 保存方法

麵 線

▶ **採買**：手工麵線的口感最紮實好吃，可到傳統雜貨店採買。選購前先將麵線攤開，麵線的頭尾端線條會略粗，而中間線條較細緻，聞起來會有一股淡淡的麵線香味較佳。

▶ **處理**：手工麵線是加鹽製成，烹煮前必須先放入滾水汆燙至熟，吃起來才不會太鹹。麵線如用來烹煮羹湯，建議先剪成約 10 公分長度，再用水沖洗汆燙，以免煮熟結成團狀。

▶ **保存**：未拆封的麵線放在冰箱底層冷藏室約可保存 5 ～ 6 個月。麵線若是經過拆封，建議放於冰箱冷藏儲存，並儘早食用完畢。

苜蓿芽

▶ **採買**：分為盒裝及散裝包裝，盒裝要注意新鮮度，可檢視標示區的製造及保存期限。散裝外觀不要含有水分，沒有腐爛、乾癟或是產生黏液、異味的現象較佳。

▶ **處理**：食用前，可放在濾網中用水多沖洗 2 ～ 3 次，再用冷開水沖淨，即可生食。

▶ **保存**：如果一次未使用完畢，可放入密封保鮮袋中，冰箱冷藏約可保存 2 ～ 3 天。

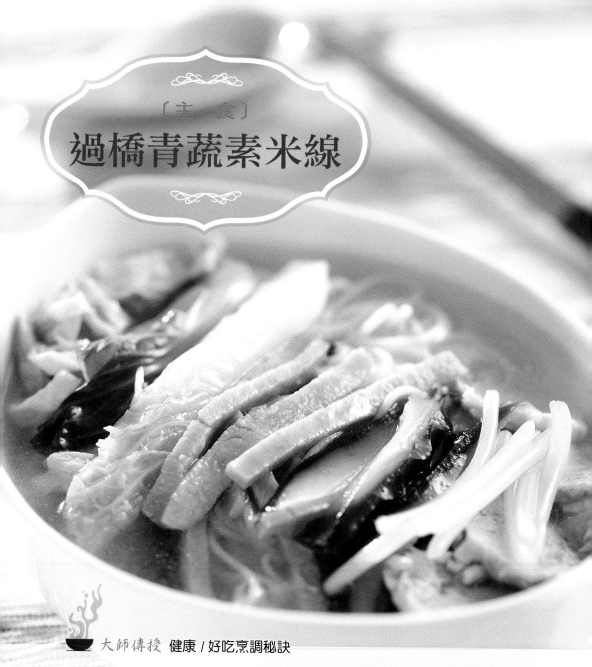

〔主食〕
過橋青蔬素米線

🍲 **大師傳授** 健康 / 好吃烹調秘訣

過橋米線是雲南著名的傳統小吃,特色在於湯汁清澈透亮,味道鮮甜清香,米線軟滑細爽,完全保持原汁原味,而且佐料及味道都可任意調配,口味取向十分迎合現代人對健康素的標準。

▶ 中式素高湯DIY 大白菜 1 顆、白紅蘿蔔各 1 條、香菇 3 兩、紅棗 10 粒、老薑 1 塊,加入水 10 公升煮沸,轉小火煮約 1 小時,過濾湯汁即可。

▶ 日式素高湯DIY 高麗菜半顆、昆布 1 條、玉米 3 支、黃豆芽 1 斤、老薑 1 塊,加入水 10 公升煮沸,轉小火煮約 1 小時,過濾湯汁即可。

材料

青江菜	1棵
娃娃菜	1棵
銀芽	50公克
素海參	1條
素丸	1粒
豆包	1片
素火腿絲	30公克
米線	半包
素高湯	600c.c.

調味料

鹽	1/2大匙
香菇粉	1小匙

作法

1 青江菜、娃娃菜、銀芽洗淨；素海參洗淨，切長條；素丸洗淨，切對半；豆包，切塊備用。

2 米線放入滾水中，煮熟後撈起。

3 素高湯倒入鍋中，轉大火煮沸，加入素海參、素丸、豆包、素火腿絲煮沸。

4 再加入青江菜、娃娃菜、銀芽煮熟，放入全部的調味料拌勻，續入**作法2**的米線即可食用。

大師傳授　挑選 / 處理 / 保存方法

青江菜

▸ **採買**：以整顆葉片新鮮翠綠，葉柄肥厚結實，莖部色白乾淨脆嫩，沒有枯黃現象，拿起來有重量感較佳。

▸ **處理**：先切除根部，將葉子一瓣瓣剝開，用流動水直立仔細沖洗乾淨，再浸泡冷水約 5 分鐘。

▸ **保存**：放入塑膠袋，冰箱冷藏約可保存 3 ～ 5 天。

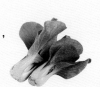

娃娃菜

▸ **採買**：以株型較小葉片多，葉球勻稱結實，質地柔嫩，色澤鮮脆明亮，捏起來不會鬆鬆垮垮較佳。各大超市均有販售。

▸ **處理**：先用水沖淨，切去蒂頭，縱向剖開，分成兩半，再剝開葉片沖洗乾淨。

▸ **保存**：放入密封保鮮袋中，冰箱冷藏約可保存 5 天。

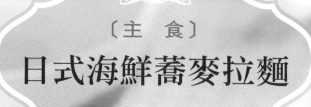

〔主　食〕
日式海鮮蕎麥拉麵

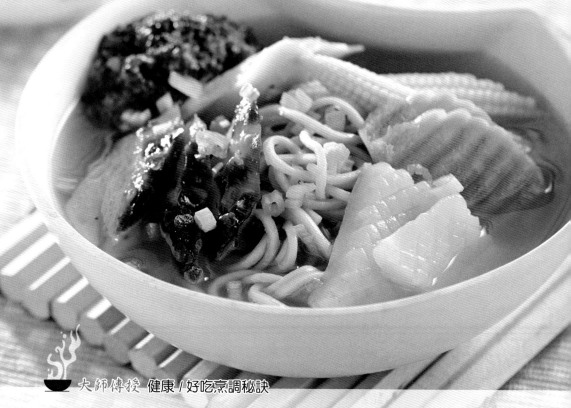

🍲 大師傳授 健康／好吃烹調秘訣

▶ 蕎麥拉麵有新鮮現做或乾燥包裝等二種。新鮮麵條烹煮時間較快，養分較高，價格較貴，料理時都必須加入少許的鹽，然後再過濾冰水，經過熱脹冷縮，能增加麵條的彈性及Q度。

▶ 此道食譜可以加入自己喜歡的食材、素料或改變其他種類的麵條，例如鍋燒麵、米苔目或菠菜麵等，而湯汁也可加入少許的味噌、醬油變化湯汁的味道。

▶ 綠花椰汆燙時，可在滾水中加一小撮鹽或油，可預防綠花椰變色，還能去除殘留的農藥，汆燙的動作要迅速，避免養分流失，還有綠花椰的根莖含有豐富的養分，可去除外面硬皮食用。

材料

蕎麥拉麵	200公克
素蝦	3條
素海參	1條
素鮑魚	1/4個
綠花椰	2朵
香菇	1朵
芹菜末	1大匙
素高湯	600c.c.

調味料

鹽	1小匙
海苔粉	1又1/2大匙
味醂	少許

作法

1 素蝦、素海參、素鮑魚洗淨,全部切塊;綠花椰洗淨,切小朵;香菇泡水至軟,切對半。

2 蕎麥拉麵放入滾水中,煮熟後撈起,濾乾水分。

3 素高湯倒入鍋中,以中火煮沸,加入素蝦、素海參、素鮑魚煮沸。

4 放入綠花椰、香菇煮沸,再加入**作法2**的蕎麥拉麵、全部的調味料,撒入芹菜末即可食用。

大師傳授　挑選 / 處理 / 保存方法

素海參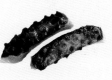

▶ **採買**:外型光滑、鮮軟Q度佳,用手按壓彈性十足,聞起來無異味較佳。

▶ **處理**:每條對半剖開,切塊,再放入滾水中汆燙去味,撈出,瀝乾水分。

▶ **保存**:裝入透明的塑膠袋,放置在冰箱冷凍,約可貯存1個月。

綠花椰

▶ **採買**:以花蕾球體緊密細緻,色澤鮮麗,表面無瑕疵,根莖短小無空心,切口無乾癟,品質較好。

▶ **處理**:先放入加有少許鹽的水中整顆浸泡約10分鐘,然後一朵朵取下,剝除梗的硬皮,再用流動水沖洗乾淨,如果擔心有菜蟲,可先在花蕾上撒入少許的鹽,浸泡在水中。

▶ **保存**:放入塑膠袋密封或是保鮮膜包覆,冰箱冷藏約可保存3天。

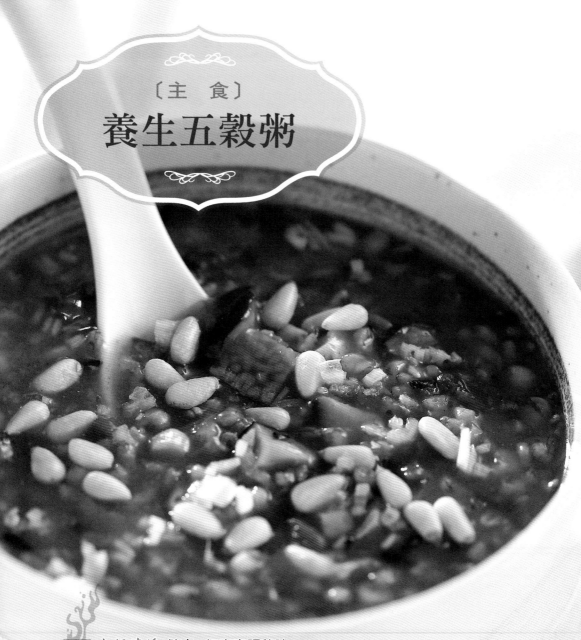

〔主 食〕
養生五穀粥

🍲 **大師傳授** 健康／好吃烹調秘訣

▸ 此道的五穀米也可以改用十穀米、糙米、胚芽米等材料替代變換不同的口味。枸杞煮食的時間不要太久，以免失掉養分及甜味；松子必須等食用時再加入，以免軟化失去口感。

▸ 山藥丁、玉米粒、香菇丁等三種材料，可先經過油炒，再放入煮粥，味道較香濃。

▸ 桂花五穀松子甜粥 DIY 將素高湯改成水，去掉香菇丁、芹菜末、玉米粒，改放入桂圓烹調，即能煮成桂圓五穀松子甜粥。

材料

熟五穀米飯	1碗
山藥丁	50公克
玉米粒	30公克
香菇丁	1朵量
枸杞	1小匙
芹菜末	1小匙
松子	1大匙
素高湯	800c.c.

調味料

鹽	1小匙
香菇粉	1小匙
胡椒粉	少許

作法

1 將五穀米飯、山藥丁、玉米粒、香菇丁一起放入鍋中,倒入素高湯,以小火煮約12分鐘。

2 加入枸杞煮約3分鐘,放入全部的調味料拌勻。

3 放入芹菜末及松子,即可食用。

大師傳授 挑選 / 處理 / 保存方法

山藥

▶ **採買**:台灣山藥分為塊狀及長條狀,挑選以形體壯碩,無鬚根,表皮不乾皺,無濃色斑點;日本山藥則水分及黏液較多,挑選以表皮乾燥,無褐色斑點,肉質肥厚、白皙細嫩較佳。

▶ **處理**:削除外皮最好使用竹片,或直接浸泡水中刮除表皮。切割山藥不要使用金屬類的刀具,以免氧化變黃;切好的山藥可放入醋水或檸檬水中浸泡一下,避免變色。

▶ **保存**:山藥若是沒有用完,可用少許的鹽塗抹在剖開面,預防氧化,覆上保鮮膜,移入冰箱底層的冷藏室保存。

松子

▶ **採買**:堅果類最容易氧化受潮,使整個顆粒軟化,建議選擇一家商品流動率較高的店面選購,採買以顆粒果肉飽滿,色澤白淨無瑕,無異味,帶有一股清香的氣味品質較佳。

▶ **處理**:松子用手輕輕搓洗乾淨,用紙巾擦乾水分,放入平底鍋以小火乾煎或是放入烤箱烤至金黃色。

▶ **保存**:烤熟的松子必須放入密封罐中,置放於陰涼處,避免受潮產生怪油味,並儘早食用完畢。

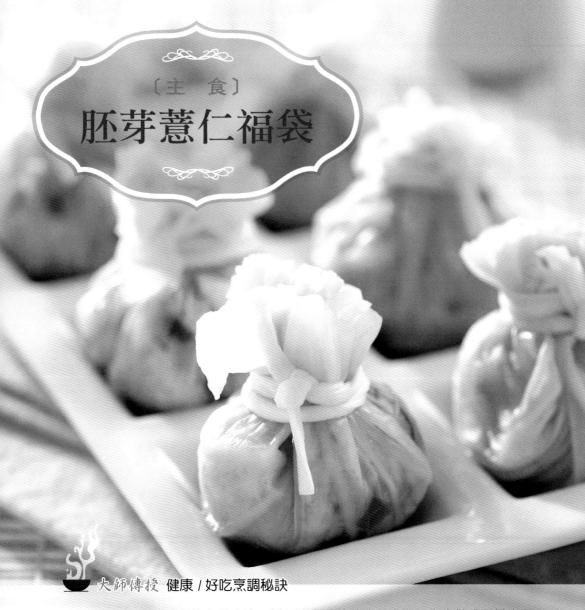

〔主 食〕
胚芽薏仁福袋

大師傳授 健康 / 好吃烹調秘訣

▶ 此道炒好的米飯可變換多種吃法，例如將高麗菜葉改用壽司豆腐皮做成軍艦壽司；或直接將炒好的米飯放在美生菜上面食用；也可將炒好的米飯壓成三角型，放入平底鍋乾煎到兩面呈金黃色，做成烤飯糰。

▶ 冷凍青豆仁是經過高溫快速汆燙後急速冷凍，可直接烹調，不需解凍，否則會變軟。自製冷凍青豆仁，可放入加有少許的鹽及油汆燙後，撈起放入冰水中急速降溫，再分裝至冰箱冷凍室保存。

▶ 干瓢（曬乾的葫蘆瓜乾）也可以改用芹菜替代，作法是放入滾水中汆燙一下，撈起浸泡冰開水，再撕成對半即成。干瓢更可以當成壽司的內餡，先用醬油、糖、味醂、水煮至入味，收乾水分，放入冰箱冷藏約可保存 7 天。

132

🥕 材料

胚芽米	180公克
小薏仁	100公克
高麗菜葉	6片
乾香菇	2朵
冷凍青豆仁	5公克
紅甜椒末	1大匙
干瓢（或芹菜1根）	1條

🪣 調味料

鹽	1小匙
香菇粉	1大匙
胡椒粉	少許

🥄 作法

1. 胚芽米、小薏仁分別洗淨，放入電鍋中煮熟；高麗菜葉洗淨，放入滾水中汆燙至熟，撈起，浸泡冰水備用。

2. 乾香菇泡水至軟，切小丁；青豆仁用水沖淨；干瓢泡水至軟，放入滾水中汆燙一下，撈起備用。

3. 起油鍋，放入香菇丁、青豆仁、紅甜椒末炒香，續入胚芽米、小薏仁，再加入全部的調味料拌勻。

4. 取一片高麗菜包入適量的**作法3**材料，再用干瓢綁成福袋狀，裝入盤中，即可食用。

大師傳授　挑選 / 處理 / 保存方法

薏 仁

▶ **採買**：泰國進口的薏仁顆粒較大，無光澤，因長時間運送配發，容易有蟲蛀、臭霉味產生，建議採買本地的薏仁，顆粒比較新鮮完整，口感較 Q，而且營養價值高，煮熟後也不容易糊濁。

▶ **處理**：以清水沖洗一次，再倒入滿水浸泡約 3 ～ 4 小時，直到整顆薏仁充分吸收水分。

▶ **保存**：倒入真空密封的保鮮罐中，移入陰涼處，不要接觸到陽光，或是改放在冰箱冷藏室，因為穀物容易受潮或產生蟲蛀的現象，還是趁早食用完畢。

高麗菜

▶ **採買**：以球體扁平紮實，蒂頭新鮮，葉片完整沒有枯黃現象，整顆乾爽，無損傷，拿起來有沉重厚實感較佳。

▶ **處理**：去除深色的外葉，再一層層剝開葉片，浸泡清水約 10 ～ 15 分鐘，再用流動水沖洗乾淨。

▶ **保存**：用刀片切除芯部，可延長保存期限，再用報紙包起來，放入密封保鮮袋中，冷藏約可保存 7 ～ 10 天。

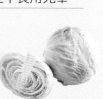

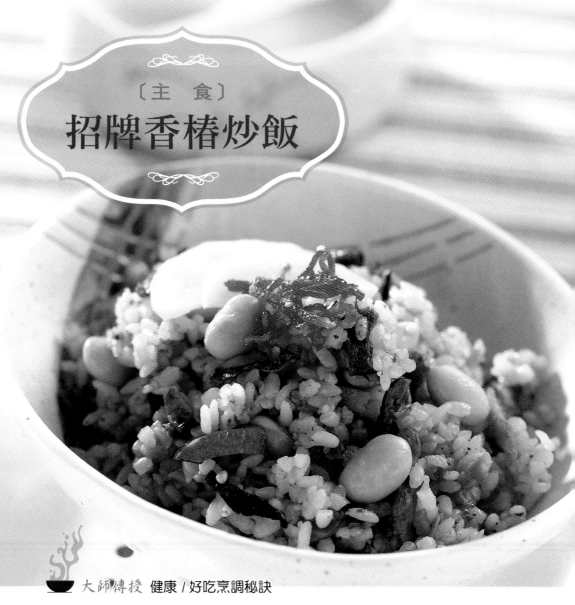

〔主　食〕
招牌香椿炒飯

![] 大師傳授 健康 / 好吃烹調秘訣

▶ 此道炒飯的技巧在於選擇優質的蓬來米，煮米飯的水量是 1：0.9（米：水）。然後把鍋子燒熱，再放入油，用手取鍋搖晃，使鍋面潤滑，再放入佐料拌炒，米飯才不會黏鍋，而且粒粒分明入味，吃起來 Q 又香。

▶ 炒飯時，鍋子的溫熱度掌控非常重要，例如放入濕性食材時要轉大火，加入乾性食材則要轉小火，然後加入飯拌炒時要輕輕壓炒。

▶ 醃蘿蔔 DIY 白蘿蔔 5 斤切小塊，撒入鹽 1 大匙，用石頭重壓 1 天 1 夜，取出擠乾水分，放入砂糖 1 斤拌勻，放入玻璃罐存放約 7 天，即可食用。

▶ 素肉絲 DIY 麵腸先剝成片狀，再撕成絲狀，放入炒鍋中用油煎成金黃色，加入少許醬油、胡椒粉、香菇粉調味，待涼裝入容器中，冷藏約可存放 7 天。

材料

白飯	1碗
冷凍青豆仁	5公克
素火腿絲	10公克
素肉絲	10公克
香菇絲	10公克
芹菜末	1大匙
黃蘿蔔	2片
紅豆支	1小匙
菜酥	1大匙

調味料

香椿醬	1小匙
香菇粉	1小匙
陳年醬油	1大匙
胡椒粉	少許

作法

1 素肉絲浸泡冷水約10分鐘至軟，擠乾水分備用。

2 起油鍋，加入香椿醬、芹菜末炒香，再放入素火腿絲、素肉絲、香菇絲炒香。

3 加入白飯、青豆仁、其他的調味料拌炒勻勻，盛入容器中。

4 搭配黃蘿蔔、紅豆支及菜酥，即可食用。

大師傳授　挑選 / 處理 / 保存方法

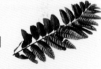

香椿

▶ **採買**：全株具有特異香氣，以現採最為新鮮，其葉片纖維細嫩者較佳。

▶ **處理**：將香椿洗淨，去除中間的葉脈梗，完全瀝乾水分後，剪成小片備用。

▶ **保存**：將葉片洗淨後，放入果汁機，再加入少許鹽及油攪拌均勻，裝入密封罐移入冰箱冷凍保存，隨時取用非常方便。

白米

▶ **採買**：以米粒飽滿、外表晶瑩剔透、型狀大小相同，無變黃、破碎、蟲害品質較佳，然後一次不要購買太多的量，以半個月的食用量為準。

▶ **處理**：將白米放入容器中，注入滿水，用手快速輕輕攪拌，瀝乾水分，再重覆清洗約 3 次至水質白淨。

▶ **保存**：放入密封容器中，置放在通風陰涼處，避免濕氣進入及陽光直射，才能保存原味。存放米的容器中，放入 5 ～ 6 支的辣椒，可以發揮驅蟲功效。

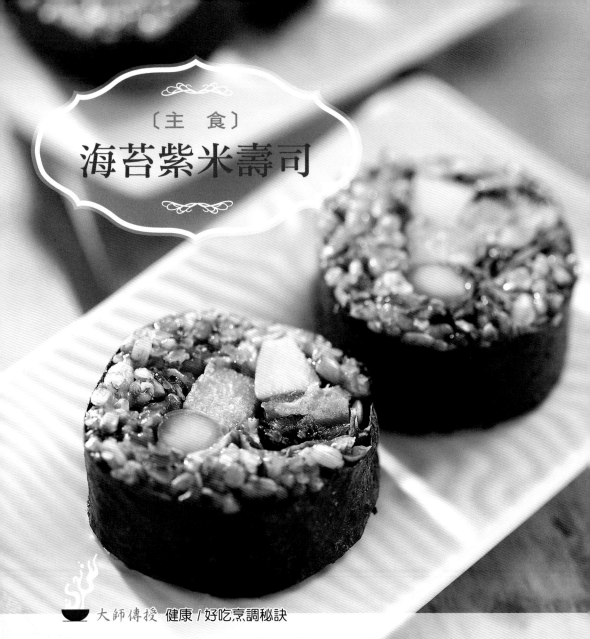

〔主 食〕
海苔紫米壽司

🍚 **大師傳授** 健康 / 好吃烹調秘訣

▶ 蘆筍削皮後最好馬上烹調，不要接觸空氣超過 20 分鐘以上，以免氧化，口感變 糙。

▶ 製作此壽司有二個重要技巧：壽司飯，須等到涼透，才可用來包捲，否則海苔片接觸到熱氣會軟化，口感較差；海苔片包捲前，可利用平底鍋中的餘溫烘烤恢復其香脆度。

▶ 壽司切成塊狀，可一前一後，用拉的方式，即可輕鬆切開完整，然後刀片可沾少許的醋水或檸檬水避免沾黏。

▶ 壽司飯 DIY 將白醋、砂糖、鹽（1：1：1/3），放入容器中調勻，以小火煮至融化，待涼，即成「壽司醋」。然後取壽司醋 200 公克，倒入煮熟的熱米飯 800 公克中拌勻，並以電扇吹涼，使其入味即可。

136

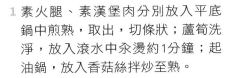

材料

紫米	1杯
海苔片	1張
素火腿	1小條
素漢堡肉	半塊
蘆筍	1小條
香菇絲	1大匙
廣東A菜	1片

調味料

壽司醋	1杯
白糖	1杯
鹽	適量
香菇粉	少許

作法

1. 素火腿、素漢堡肉分別放入平底鍋中煎熟，取出，切條狀；蘆筍洗淨，放入滾水中汆燙約1分鐘；起油鍋，放入香菇絲拌炒至熟。

2. 將紫米放入電鍋中煮熟，取出趁熱，加入全部的調味料拌勻，移入托盤中，攤平，並用電風扇吹涼，即成「紫米壽司飯」。

3. 取一張竹簾攤平，擺上一張海苔片，盛入適量的紫米壽司飯鋪平（最上端要預留2公分），然後在2/5處，開始放入素火腿、素漢堡肉、蘆筍、香菇絲、廣東A菜。

4. 提起竹簾，在接近縫口處往下壓緊，並將縫口部分的海苔片，沾上少許的水或米飯後，摺起後固定，再用竹簾緊握，定型成壽司狀。

5. 打開竹簾，用利刃切成寬片狀，排盤即可食用。

大師傳授　挑選 / 處理 / 保存方法

紫 米

▸ **採買**：以米粒飽滿完整，色澤均勻帶有光澤，無雜質、破損及蟲蛀為較佳。

▸ **處理**：將紫米放入容器中，注入滿水，用手快速輕輕攪拌，瀝乾水分，去除雜質及灰塵，反覆清洗約3次至水質白淨。

▸ **保存**：放入密封的米桶中，放在乾燥通風處，避免濕氣進入及陽光直射，才能保存原味。存放密封容器中，可放5～6支的辣椒，達到發揮驅蟲的功效。

蘆 筍

▸ **採買**：根莖細小，香味比較濃郁有嚼勁；根莖粗肥，質感較爽脆，味道較淡，纖維細緻脆嫩。採買宜選筍尖花穗緊密，根莖新鮮濃綠有彈性，無腐爛、水傷及腐臭味，底部切口無脫水的現象，質感比較脆嫩好吃。

▸ **處理**：削除根部外皮，馬上用清水沖淨乾淨，放入加有少許鹽及油的滾水中，汆燙約2分鐘後撈起，時間不要太久，以免失去養分。

▸ **保存**：紙巾擦乾水分，用白報紙包起來，放入保鮮袋，冷藏約可保存4～5天。

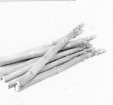

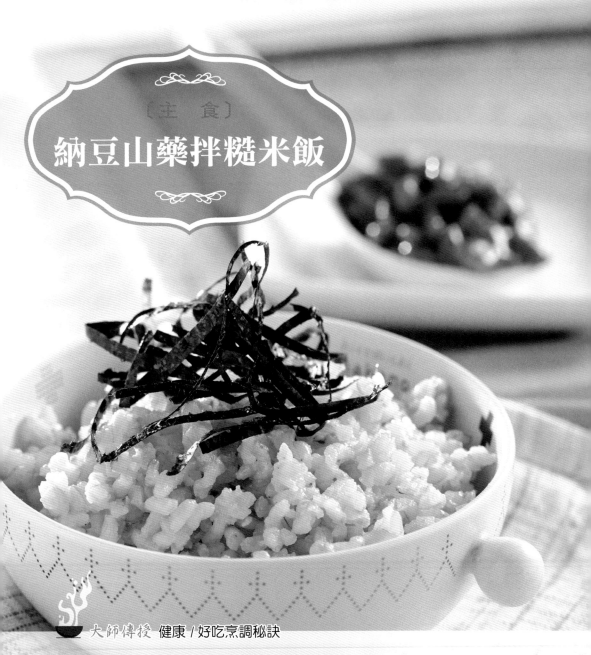

[主　食]
納豆山藥拌糙米飯

大師傳授 健康 / 好吃烹調秘訣

糙米烹調前，須浸泡冷水約 2 小時，然後加入少許的鹽及油，能使米飯提味產生甜味，可多煮一些，再依食用量分裝冷藏，取出之後可以煮成甜、鹹粥或炒飯，非常方便。糙米可加入白米、小薏仁、紫米或其他的五穀雜糧混合煮食，可獲得多種不同的營養素。

🥕 材料

熟糙米飯⋯⋯⋯⋯⋯⋯⋯⋯⋯1碗
納豆⋯⋯⋯⋯⋯⋯⋯⋯⋯⋯1小包
白色山藥泥⋯⋯⋯⋯⋯⋯100公克
芹菜末⋯⋯⋯⋯⋯⋯⋯⋯⋯1小匙
海苔絲⋯⋯⋯⋯⋯⋯⋯⋯⋯少許

🥛 調味料

香菇粉⋯⋯⋯⋯⋯⋯⋯⋯⋯少許
鹽⋯⋯⋯⋯⋯⋯⋯⋯⋯⋯⋯適量
素蠔油⋯⋯⋯⋯⋯⋯⋯⋯⋯1小匙

🥄 作法

1 納豆、白色山藥泥、芹菜末放入容器中，加入全部的調味料拌勻。

2 在熟糙米飯上，撒上海苔絲。

3 搭配**作法**1即可食用。

 大師傳授

挑選 / 處理 / 保存方法

納 豆

▸ **採買**：納豆是採用黃豆煮熟發酵後製成，因此有一股獨特的發酵味，必須冷藏保持鮮度。所以採買時，要注意銷售地方的冷凍設備是否完善，還有密閉包裝完整，產品有符合食品 GMP 認證較佳。

▸ **處理**：納豆可直接食用，或是取細蔥、醬油、芥末拌白飯。

▸ **保存**：必須以冷凍或冷藏方式保存，並在保存期限前食用完畢。

糙 米

▸ **採買**：選擇口碑信用好的商家，以包裝完整，顆粒飽滿渾厚，表面有光澤，呈黃褐色且散發堅果味比較新鮮，並注意包裝上註明的有效期限。

▸ **處理**：放入容器中，加入適量的清水，用水輕輕攪動瀝乾水分，去除雜質，反覆數次直至水清澈為止。

▸ **保存**：未拆封可放在陰涼、乾燥的通風處約可保存 30 天；開封後，如果擔心變質可移入冰箱冷藏保鮮，以免滋生蟲害，約可保存 5 個月。

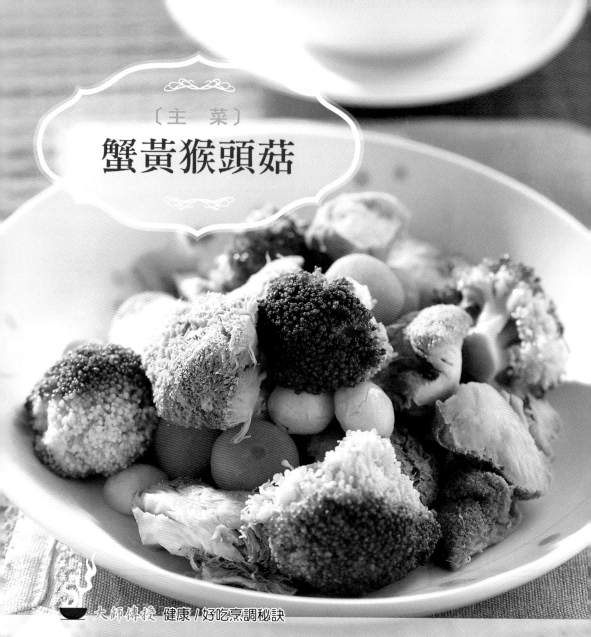

〔主　菜〕
蟹黃猴頭菇

🍚 **大師傳授** 健康／好吃烹調秘訣

▸ 此食譜中的罐頭猴頭菇汆燙時，也可加入鹽、薑片、辣椒及香菇粉先煮至入味，再烹調料理，若改用乾猴頭菇，則需泡水約 3 小時至軟，放入滾水中汆燙 3 次（要換 3 次水），再擠乾水分使用。

　處理完成的猴頭菇 1 斤，可加入雞蛋 10 顆拌勻，冰箱冷藏浸泡一晚，再移入蒸鍋中蒸約 30 分鐘，取出分裝成每次食用量，移入冰箱冷凍可保存約 1 個月，適合煮湯、紅燒或快炒。

▸ 素蟹黃 DIY 將紅蘿蔔 1 條放入果汁機打成泥狀，炒鍋加入油 1 大匙，放入薑末 1 小匙，倒入紅蘿蔔泥煮沸，加入香菇粉、鹽各 1 小匙，胡椒粉少許即成。可冷凍保存 1 個月。

🥕 材料

素蟹黃	2大匙
罐頭猴頭菇	200公克
白果	10顆
紅蘿蔔球	5顆
綠花椰	30公克
薑末	1大匙
素高湯	1碗

🫙 調味料

鹽	1小匙
香菇粉	1小匙
胡椒粉	少許

🥄 作法

1　罐頭猴頭菇切塊，放入滾水中汆燙約5分鐘，撈起，續入白果、紅蘿蔔球汆燙約5分鐘，撈起；放入綠花椰汆燙約3分鐘，撈起。

2　起油鍋，放入薑末爆香，續入素蟹黃、素高湯、猴頭菇、白果、紅蘿蔔球，以小火煮約10分鐘。

3　加入全部的調味料拌勻，放入綠花椰，盛入盤中，即可食用。

大師傳授　### 挑選 / 處理 / 保存方法

猴頭菇

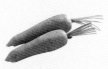

▶ **採買：**新鮮的猴頭菇為白色；乾燥猴頭菇為淡褐色，拿起來質地輕，不含水分，以菇體結實飽滿圓潤，蕈髮緊實不脫落，聞起來沒有異味較佳。

▶ **處理：**新鮮猴頭菇洗淨，切成適當大小；乾燥猴頭菇浸泡冷水約 4 小時；罐頭猴頭菇必須經過滾水汆燙，去除異味，再擠乾水分。

▶ **保存：**新鮮猴頭菇放入密封保鮮袋中，冰箱冷藏約可保存 7 ～ 10 天，而乾燥猴頭菇及罐頭猴頭菇則放置在通風陰涼處。

紅蘿蔔

▶ **採買：**以體型圓直，表面光滑無鬚根，色澤鮮亮橙紅，無突起粒狀，根莖新鮮脆綠較佳。

▶ **處理：**可先用軟刷清洗表面，再用刨刀去皮，洗淨，切成適當大小。

▶ **保存：**未削皮整根可放置在陰涼處，約可存放 20 天，若已去皮，則用保鮮膜包裹，冰箱冷藏約可存放 3 ～ 5 天。

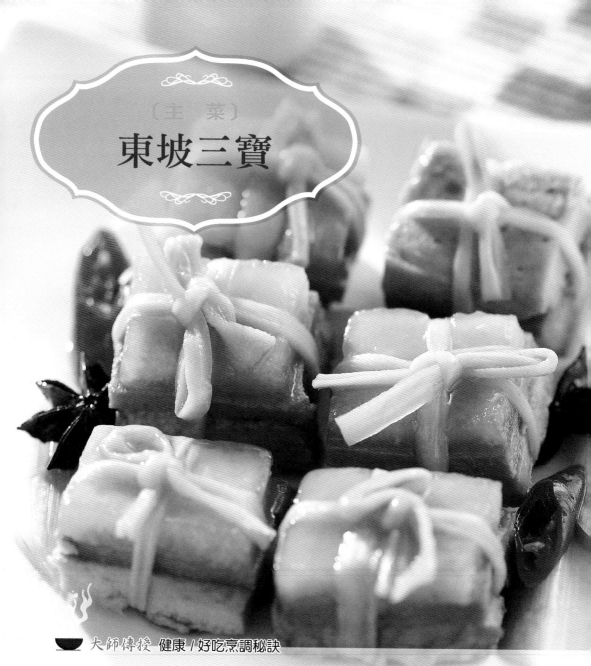

〔主　菜〕
東坡三寶

🍵 **大師傳授** 健康 / 好吃烹調秘訣

▶ 浸泡干瓢不要使用熱水，容易造成沒有彈　，而斷裂。干瓢也可以改用貢菜或芹菜替代，但是芹菜必須經過汆燙動作，而貢菜則要浸泡冷水約 20 分鐘。

▶ 素火腿片買回家後，可先切成每次的食用量，或是先切成丁、條、塊、片等形狀，分裝至塑膠袋中，待食用的前一天晚上取出，移入冰箱的冷藏室退冰，非常方便使用。

▶ 冬瓜切塊狀時，必須先將冬　果肉靠近籽囊處去除約 1 公分，因為其部位的味道比較酸，會減少冬瓜煮熟的放置時間。

🥕 材料

冬瓜片	6片
素火腿片	6片
百頁豆腐	6片
干瓢	1條
八角	3粒
辣椒片	少許

🥤 調味料

素蠔油	1大匙
香菇粉	少許
醬油	少許
糖	1小匙
胡椒粉	適量

🥄 作法

1 干瓢洗淨,浸泡冷水約2分鐘至軟。

2 取一片百頁豆腐,疊上一片素火腿片、及一片冬瓜片,再用干瓢綁緊,剪斷多餘干瓢,變成塊狀,然後依序全部完成,放入鍋中,加入八角、辣椒片。

3 再放入全部的調味料,以中火煮沸,轉小火續煮約25分鐘後,裝盤即可食用。

挑選 / 處理 / 保存方法

冬 瓜

▶ **採買**:外皮堅硬厚實呈深綠色,果身表面帶有白色粉末,瓜肉雪白。瓜瓤空間大是老瓜,口感較爽脆,拿起來具有重量感,烹調時多選用老瓜。

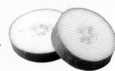

▶ **處理**:先切除表面的外皮,去除中間的籽囊,再切成適合的大小。

▶ **保存**:夏天採收盛產的冬瓜,可整條完整貯放通風良好的陰涼處,最長可以保存至冬天。若是已切片的冬瓜,可去除瓜瓤,再用保鮮膜密封,冰箱冷藏約可保存 3 ～ 5 天。

百頁豆腐

▶ **採買**:以外型方正紮實,Q 軟有彈性,飽水度較佳,檢視色澤白無變黃現象,聞起來無異味品質較好。

▶ **處理**:用清水沖淨,瀝去多餘的水分,再用紙巾擦乾,切成適當大小。

▶ **保存**:可分裝入塑膠袋中,冰箱冷凍約可保存 1 個月。

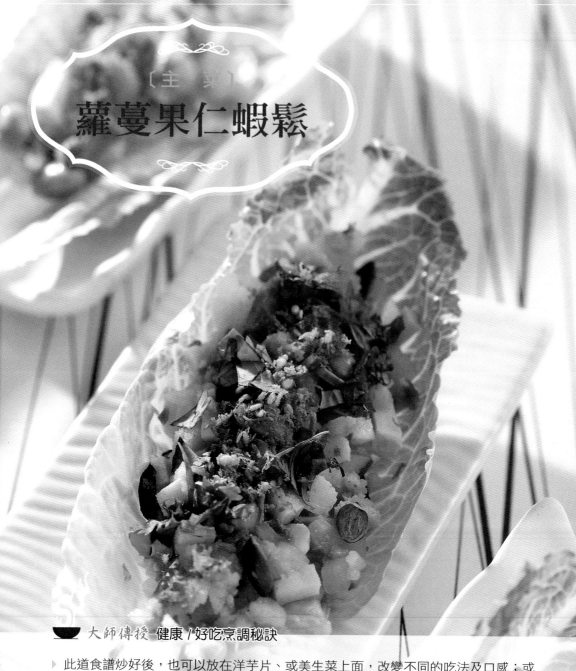

蘿蔓果仁蝦鬆

🍚 大師傳授 健康 / 好吃烹調秘訣

▸ 此道食譜炒好後,也可以放在洋芋片、或美生菜上面,改變不同的吃法及口感;或是用春捲皮包起來,各具有不同的特色和新奇的感受。

▸ 香菜是相當細緻的蔬菜,若要增長保存期限及味道,千萬不要切除根部或浸泡到水,裝入塑膠袋,移入冰箱冷藏室保鮮,可以維持其香味。

▸ 西洋芹有分為白色品種及青色品種:白色品種適合涼拌、熱炒;而青色的品種適合拿來煮湯。

材料

百頁豆腐	半塊
蘿蔓生菜	3片
洋芹丁	2支量
素蝦丁	4條量
荸薺丁	2顆量
青豆仁	少許
香菇丁	4朵量
香菜末	少許
南瓜子、素肉鬆	各1大匙

調味料

醬油	少許
香菇粉、胡椒粉	各少許
香油	適量
鹽	少許

作法

1 百頁豆腐切細丁；蘿蔓生菜洗淨，浸泡冰塊水備用。起油鍋，放入百頁豆腐及少許的醬油炒香後，撈起。

2 再另起油鍋，放入洋芹丁爆香，加入素蝦丁、荸薺丁、青豆仁、香菇丁炒熟，再放入其他調味料及百頁豆腐拌勻。

3 蘿蔓生菜放入盤中，加入適量的**作法2**材料，再擺入南瓜子、香菜末及素肉鬆，即可食用。

大師傳授　挑選 / 處理 / 保存方法

荸薺

▶ **採買**：若是採買時已削好皮，選購以形狀完整，果實堅硬，浸泡在水中無漂白現象，外層沒有變軟者品質較佳；若要保存多天，則選擇未削皮，外表無乾癟，且表面略帶有泥土比較新鮮。

▶ **處理**：食用前再洗淨泥土，削除外皮，可以保留香脆如水梨般的口感。

▶ **保存**：未削皮的荸薺可放入密封保鮮袋，移入冰箱底層的冷藏處，約可保存7天，削好皮的荸薺，不建議久放，容易變質，最好是當天使用完畢。

西洋芹

▶ **採買**：以葉莖新鮮翠綠，結實肥厚寬大，內側凹溝狹小，無發黃、乾萎及受損較佳，若是根部有突出則表示已採收一段時間，不宜採買。

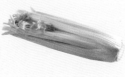

▶ **處理**：先剝開一根根洗淨，莖部朝內，尾端朝外，再從尾端往上反折，露出粗纖維再往上輕輕拉，再用刨刀削整齊，切成適當大小。

▶ **保存**：使用紙巾包裹，再用保鮮膜密封（可杜絕空氣，保持濕度），冰箱冷藏約可保存5～6天。

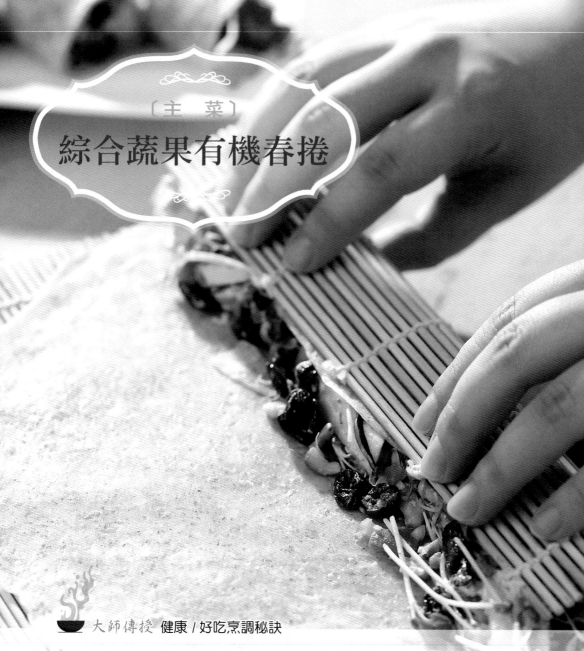

〔主　菜〕

綜合蔬果有機春捲

🍵 **大師傳授** **健康／好吃烹調秘訣**

▸ 製作春捲的材料變化萬千，如山藥餅皮可改用春捲皮、全麥餅皮替代；核果類也可改用松子、花生粉、葵花子等果仁替代；水果類可改用酪梨、香蕉替代，或是撒入素肉鬆、芝麻粉皆可。

▸ 無蛋美乃滋 DIY 豆漿1杯、橄欖油1/2杯、檸檬汁1湯匙、醋1湯匙、芥末醬1湯匙、糖1茶匙、鹽1/2茶匙、黑胡椒粉（根據口味加入）。在攪拌碗中將豆漿、橄欖油、檸檬汁和醋混合在一起，再加入芥末醬、糖和鹽，攪拌均勻，最後加入黑胡椒粉，攪拌均勻即可。放入密封罐後再放入冰箱冷藏，可保存1～2個星期。

材料

山藥餅皮	2張
紫高麗菜絲	50公克
苜宿芽	100公克
蘿蔔嬰	20公克
蘋果、酪梨	各半顆
葡萄乾	50公克
蔓越莓乾	30公克
杏仁粉、核桃	各1大匙

調味料

美乃滋	5大匙
柳橙汁	1大匙

作法

1 蘿蔔嬰洗淨；蘋果、酪梨洗淨，去皮及籽，切長條；美乃滋、柳橙汁放入容器中拌勻，即成柳橙美乃滋。

2 山藥餅皮攤平，放入紫高麗菜絲、苜宿芽、蘿蔔嬰、蘋果及酪梨。

3 撒入杏仁粉，再放入葡萄乾、蔓越莓乾及核桃，擠入柳橙美乃滋，捲成春捲狀，即可食用。

挑選 / 處理 / 保存方法

酪　梨

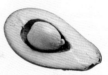

▸ **採買**：挑選未成熟的酪梨，以果皮具有光澤，梗部新鮮，果肉結實飽滿較佳；成熟的酪梨，建議挑選果皮呈深褐色，用手按壓有柔軟感，無受損或蟲蛀較佳。

▸ **處理**：未成熟酪梨不能放在冰箱冷藏，否則無法成熟食用。因此必須放在室溫中，等待約 5 ～ 6 天慢慢發紫變黑待軟熟，才能移入冰箱冷藏保存。酪梨切開後，接觸到空氣容易氧化變色，可以剖面滴入少許的檸檬汁，就能保持新鮮果肉的色澤。

▸ **保存**：未成熟酪梨必須放在陰涼通風處，靜置約 5 ～ 6 天待熟；成熟酪梨可放入保鮮袋，冰箱冷藏約可保存 3 天。

蘋　果

▸ **採買**：以頂端硬梗未脫落，果臍寬大，外表果皮色澤鮮明，無斑點、無碰傷及脫水現象，具有重量感，用手輕彈聲音輕脆，比較鮮甜。

▸ **處理**：先洗淨，削皮去籽，切成適當大小，浸泡薄鹽水或檸檬水約 5 分鐘，便可防止變色。

▸ **保存**：放置在室溫中約可存放 7 天；或放入保鮮袋中，冰箱冷藏約可保存 10 天，但是建議儘早食用完畢，以免蘋果產生脫水的現象。

五味柚香果盅

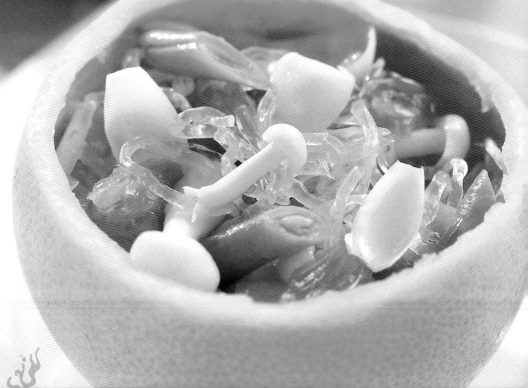

![大師傳授] 健康 / 好吃烹調秘訣

▶ 美白菇汆燙的時間約 2 分鐘，時間不可太久，以免菇體縮小養分流失，若是沒燙熟，
食用之後容易造成腹瀉。此道食譜的美白菇也可換成其他的菇類。

▶ 汆燙菇類及蔬菜也可以加入一些佐料提昇味道，例如汆燙美白菇可加入少許的鹽及
薑，可以提味及去掉菇腥味；四季豆汆燙可加入少許的鹽及小蘇打，再用冷開水沖
淨，幫助豆筋軟化，使色澤更翠綠；百合汆燙可加入少許的鹽來提昇百合的甜味，
但撈起來後，要馬上泡冰塊水，以免色澤發黑！

材料

脆藻	50公克
美白菇	30公克
四季豆	3支
百合	半顆
葡萄柚	1顆

調味料

鹽	1小匙
香菇粉	1小匙
香油	1大匙

作法

1 脆藻浸泡冷開水約10分鐘至脹發；美白菇洗淨；四季豆洗淨，切成段狀；百合洗淨；葡萄柚洗淨，橫切1/3處，挖取果肉，保留果盅備用。

2 四季豆放入滾水中汆燙約3分鐘，撈起；續入美白菇及百合汆燙約2分鐘，撈起。

3 將脆藻、美白菇、四季豆、百合放入容器中，加入葡萄柚果肉。

4 續入全部的調味料攪拌均勻至入味，倒入挖空的葡萄柚果盅中，即可食用。

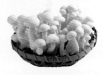

大師傳授 挑選 / 處理 / 保存方法

美白菇

▸ 採買：菇體以豐潤乾燥，完美白皙，無受損、水漬、變色及異味較佳。

▸ 處理：切除根部，分成小朵用流動水清洗，並挑除雜質，擦乾水分。

▸ 保存：先不要拆開包裝，直接移入冰箱冷藏室保鮮，約可保存 5～6 天，每次只要取出當天所需量略沖洗便可。

四季豆

▸ 採買：以豆莢色澤翠綠飽滿，豆仁顆粒大小均勻，長度不要超過 15 公分，用手容易折斷，聲音清脆較佳。

▸ 處理：去除頭端的硬蒂，延著中間鬚絲撕下，再摘除尾端，用水洗淨後，再切成適當大小。

▸ 保存：先用白報紙包起來，放入塑膠袋中，冰箱冷藏約可保存 8～10 天，或放入滾水中汆燙後，用冷開水漂涼，移入冰箱冷凍收藏。

洪師傅美味健康素　主菜　五味柚香果盅

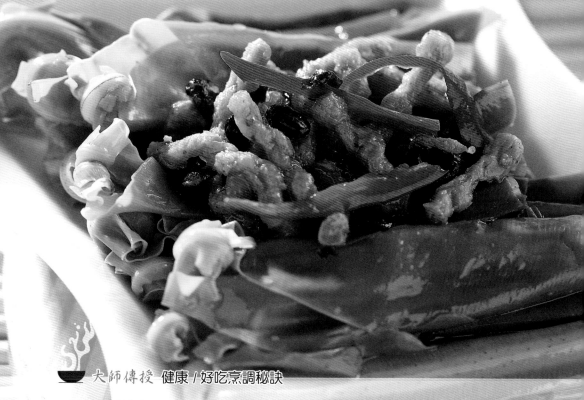

辣味豆豉山蘇

[蔬 菜]

🥢 **大師傳授** 健康 / 好吃烹調秘訣

▶ 爆香辛香料的食材,例如薑、辣椒、香菇等,不宜用太旺的火,應使油溫慢慢上升, 讓辛香料的香氣與油脂互相結合後,再放入主料拌炒,加入配料翻炒,即可增香提 味。

辣椒可用手來回搓滾,切除蒂頭,剖半,再用刀背刮去辣椒籽,即能輕鬆切成各種 形狀,例如細絲、菱形片、長條狀或末狀,可以增添色彩,讓食物看起來更美味。

一般的蔬菜炒食,應採用熱鍋熱油,先放青菜梗,以大火快速翻炒,再放入青菜葉, 拌炒的時間不超過 5 分鐘為宜,才能保持蔬菜的養分及色澤,鮮脆又美味。

材料

山蘇	300公克
黑豆豉	1大匙
素肉絲	50公克
辣椒絲	1支量

調味料

香椿油	1/2小匙
細冰糖	1/2小匙
香菇粉	1小匙

作法

1 山蘇摘取嫩葉，洗淨，切成段；素肉絲泡水約10分鐘至軟。

2 黑豆豉加入香椿油、細冰糖放入蒸鍋中，蒸約30分鐘。

3 起油鍋，放入蒸過的黑豆豉爆香，加入山蘇、素肉絲、辣椒絲拌炒均勻。

4 再加入香菇粉拌炒入味，即可食用。

大師傳授　挑選 / 處理 / 保存方法

山　蘇

▶ **採買**：以整株長度不超過 12 公分，尖部捲曲，色澤呈淡綠色，纖維較細緻，口感比較鮮脆細嫩。

▶ **處理**：直接用手摘除山蘇老化的厚葉，只留下尖端捲捲的嫩葉約 7 ～ 8 公分的部分，洗淨切段，放入滾水快速汆燙，撈起，瀝乾水分。

▶ **保存**：用報紙包起來，放入密封保鮮袋中，冰箱冷藏約可保存 2 ～ 3 天，但是建議儘早食用完畢，避免纖維老化。

豆　豉

▶ **採買**：豆豉也稱為蔭豉，分為乾及濕等二種，挑選以果粒完整，沒有脫皮現象較佳。

▶ **處理**：濕豆豉洗淨，可以直接用來烹調，但是乾豆豉則必須加入冰糖及少許的油，蒸約 30 分鐘。

▶ **保存**：放入塑膠袋，移入冰箱冷藏室，約可保存 3 個月。

茄汁白果燴豆腐

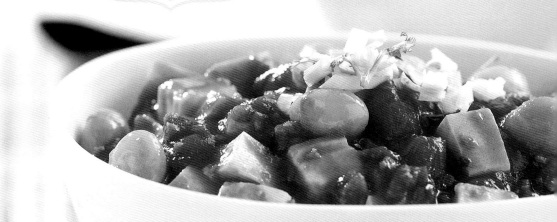

大師傳授 健康 / 好吃烹調秘訣

快炒蔬菜，不宜太早加入鹽，以免造成蔬菜軟化，產生過多湯汁，還有拌炒蔬菜，若是要添加少許的水，千萬不要使用冷水，而是要用煮沸的熱水，以免蔬菜突然降溫，影響熟成的速度，流失更多的營養素。

番茄糊 DIY 牛番茄 1 斤洗淨，放入滾水中汆燙去皮，移入乾淨的鍋中，倒入冷水 1 斤，加入西洋芹 1 根、俄力岡葉 1 小匙、鹽 1 大匙煮沸後，轉小火煮約 20 分鐘，熄火撈除西洋芹，再放入果汁機攪打成泥狀，倒入鍋中煮沸，待涼裝入容器中，冷凍可保存約 20 ～ 30 天。

材料

素碎肉	100公克
芹菜末	2大匙
番茄丁	2顆量
蛋豆腐丁	1塊量
白果	40公克
碧玉筍末	1大匙
香菜末	1大匙

調味料

醬油	1小匙
番茄糊	1大匙
鹽	1/2大匙

作法

1 素碎肉浸泡冷水約10分鐘至軟，擠乾水分；白果洗淨，放入滾水中汆燙約1分鐘後，撈起備用。

2 起油鍋，加入芹菜末1大匙爆香，放入素碎肉炒香，倒入醬油拌炒均勻。

3 再放入番茄丁、蛋豆腐丁、白果、番茄糊拌炒均勻，轉小火燜煮約10～15分鐘。

4 加入碧玉筍末、鹽拌炒，最後撒上剩下的芹菜末、香菜末，即可食用。

大師傳授 挑選 / 處理 / 保存方法

白 果

▶ **採買**：挑選新鮮白果，建議以顆粒大小均勻、色澤呈亮黃色，表面圓潤沒有破損較佳。

▶ **處理**：新鮮的白果輕敲出隙縫，放入微波爐加熱 2 分鐘，取出，去除外殼取出果肉，剔除青色的心，洗淨；若是使用白果罐頭，則取出用清水沖洗一下，烹調前，放入糖水中稍微煮一下，即能完全去除白果中的苦澀味。

▶ **保存**：新鮮的白果去除外殼之後，可放入密封袋中，冰箱冷凍約可保存 25 ～ 30 天；罐頭白果則放置在通風陰涼處保存。

香 菜

▶ **採買**：葉片翠綠茂密，葉莖新鮮細短，無枯黃萎爛及折斷，香味較濃郁。

▶ **處理**：先用清水沖洗根部泥沙，再浸泡水約 10 分鐘，切除根部，仔細沖洗。

▶ **保存**：若不是馬上烹調，不要去除根部及用水清洗，直接用紙巾包起來，放入密封保鮮袋中，冰箱冷藏約可保存 2 ～ 3 星期。

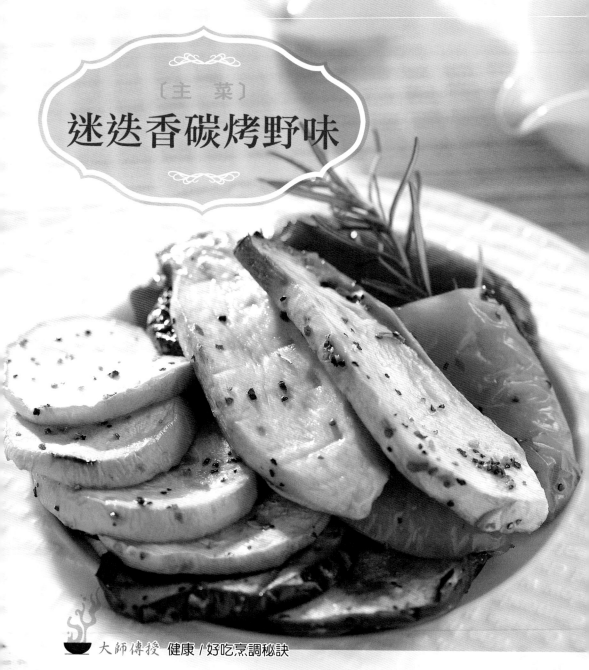

〔主 菜〕
迷迭香碳烤野味

🍲 **大師傳授** 健康 / 好吃烹調秘訣

▶ 果瓜類的蔬菜必須連皮一起食用，如甜椒、青椒、苦瓜等食材，建議最好是用軟毛刷仔細刷洗，尤其是凹陷的地方容易沉積農藥，應該先刷洗乾淨，再做切的動作。

迷迭香油 DIY 新鮮迷迭香 150 公克（乾燥的迷迭香約 100 公克）洗淨，擦乾水分，放入玻璃罐中，倒入加熱至 60℃的橄欖油 300c.c.，浸泡約 15 天待味道互相融合即可。適合涼拌、煎鐵板類、烤、炒或湯品提味。也可將迷迭香改成松露、辣椒、花椒粒、百里香等材料做變化。

154

材料

杏鮑菇	1支
紅甜椒	半顆
黃甜椒	半顆
黃節瓜	1條
大茄子	半條
新鮮迷迭香	少許

調味料

迷迭香粉	1大匙
橄欖油	1大匙
鹽	1/2小匙
黑胡椒粒	少許

作法

1 杏鮑菇洗淨，切長條；紅甜椒、黃甜椒洗淨，去籽；黃節瓜、大茄子洗淨，切橫片狀；新鮮迷迭香洗淨備用。

2 取一個平底鍋，加入橄欖油燒熱，放入杏鮑菇、紅甜椒、黃甜椒、黃節瓜、大茄子，以中火煎熟。

3 再放入迷迭香粉、鹽、黑胡椒粒拌勻調味，取出盛盤，再搭配新鮮迷迭香裝飾，即可食用。

 大師傳授 挑選 / 處理 / 保存方法

節　瓜

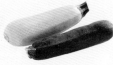

▶ **採買**：瓜體結實飽滿，色澤光滑明亮，粗細均勻，瓜蒂未脫落，外表無受損、萎軟皺紋，並無斑點較佳，尤其是以長度約 5 ～ 7 英吋味道最為清甜鮮嫩。

▶ **處理**：以軟刷清洗乾淨，用水浸泡約 10 分鐘，再用流動水沖淨，去除瓜蒂，切成適當大小。

▶ **保存**：可用白報紙包裹，或是放入密封保鮮袋中，冰箱冷藏約可保存 7 天。

大茄子

▶ **採買**：果粒結實飽滿有彈性，瓜體色澤光滑，無受損，用手按壓有彈性，瓜蒂無乾萎現象較佳。

▶ **處理**：以軟刷清洗乾淨，用水浸泡約 10 分鐘，再用流動水沖淨，去除瓜蒂，切成適當大小。

▶ **保存**：用保鮮膜包裹，冰箱冷藏約可保存 3 ～ 5 天。

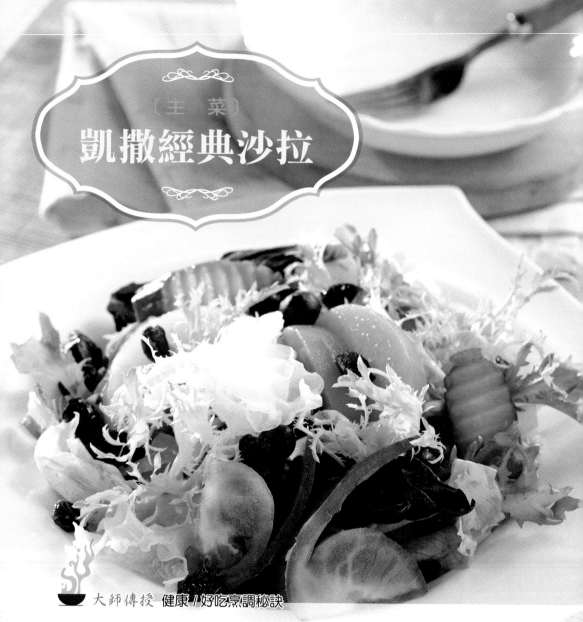

凱撒經典沙拉

〔主 菜〕

🍲 大師傳授 健康/好吃烹調秘訣

▸ 美生菜要輕鬆取出其根部的硬蒂，除了可用刀在硬蒂處切割成四方型取出外，也可用手往硬蒂處用力一拍，使其振動，即能輕鬆取下葉片。

▸ 番茄在底端劃上十字，放入微波爐加熱約 30 秒或滾水中汆燙取出，浸泡冰水，即能輕鬆剝除外皮。

▸ 此道沙拉美食可依個人的喜好更換材料，例如蔓越莓、水煮蛋、紫高麗菜、玉米粒、蘿蔓生菜、蘋果、奇異果等食材，讓口感更滿足。

▸ 全素凱撒沙拉醬 DIY　生腰果 1/2 杯、水 1/4 杯、橄欖油 1 湯匙、檸檬汁 2 湯匙、酵母粉 1 茶匙、海鹽 1/2 茶匙、黑胡椒粉 1/4 茶匙。將生腰果泡在熱水中浸泡 30 分鐘後瀝乾，再將所有材料放入攪拌機中混合至光滑，並根據需要調整口味即可。

材料

綠捲鬚菜	少許
紫捲鬚菜	少許
美生菜	半顆
大番茄	1顆
小黃瓜	1條
芒果肉	半顆量
水蜜桃罐頭	1片
腰果末	1大匙
葡萄乾	1大匙
奶油麵包丁	30公克

調味料

凱撒沙拉醬	3大匙

作法

1 綠捲鬚菜、紫捲鬚菜、美生菜分別洗淨,剝成片狀;大番茄洗淨,切成六等份;小黃瓜洗淨,切成片狀;芒果肉、水蜜桃,切塊。

2 取一個盤子,先放入綠捲鬚菜、紫捲鬚菜,再加入美生菜、大番茄、小黃瓜片、芒果及水蜜桃。

3 再撒入腰果末、葡萄乾1大匙、奶油麵包丁,加入凱撒沙拉醬,即可食用。

挑選 / 處理 / 保存方法

美生菜

▶ **採買**:以球體密實不鬆軟,葉片新鮮完整,色澤翠綠,無枯黃、斑點及受損較佳。

▶ **處理**:先切除蒂頭,一片片剝開,用清水仔細沖洗乾淨。

▶ **保存**:用保鮮膜包裹,或是放入密封保鮮袋中,冰箱冷藏約可保存 3 ～ 4 天。

大番茄

▶ **採買**:以果蒂新鮮呈綠色,沒有脫落現象,果形圓潤飽滿,色澤愈鮮紅,代表甜度較佳,不要挑選摸起來果粒有軟化,或裂痕,代表果實已過熟。

▶ **處理**:先洗淨,浸泡鹽水約 10 ～ 15 分鐘,再用清水沖洗,去除蒂頭,切成適當大小。

▶ **保存**:每顆直接分裝至密封袋中,避免因重疊或擠壓受損,然後移入冰箱冷藏室,蒂頭朝下方,約可保存 5 天。

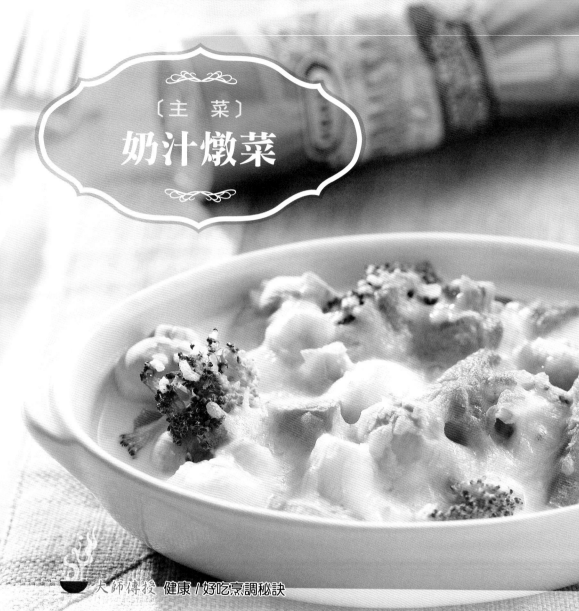

〔主 菜〕
奶汁燉菜

🍚 **大師傳授** 健康 / 好吃烹調秘訣

▸ 蘑菇放入滾水中汆燙時間愈久縮得愈小，養分同時跟著流失，建議汆燙時間不要太久，大約 30 秒，馬上撈起，若是蘑菇色澤會變黑，可在水中倒入少許的醋，即能保持白皙的色澤。

▸ 高麗菜的外圍菜葉最容易殘留農藥，建議丟棄外葉，然後再剝開一片片菜葉，仔細用水沖洗乾淨，再進行切的動作。

▸ 白醬 DIY 取植物鮮奶油 4 大匙放入鍋中，以小火煮融，加入中筋麵粉 4 大匙攪拌均勻，倒入腰果奶 2 杯（約 400c.c.）調成糊狀即成。可以加入碗豆泥及素高湯，撒入鮮奶油、酥麵包丁即成「法式青豆濃湯」；若是加入南瓜泥及素高湯即成好喝的「南瓜濃湯」。濃湯可倒入蘇菲烤碗的容器中，上面放一片冷凍酥皮，移入 200℃ 烤箱烤約 8 ～ 10 分鐘，則成「酥皮濃湯」。

材料

綠花椰	4朵
紅蘿蔔	半條
高麗菜	100公克
蘑菇	8朵
素花枝	1塊
豆漿	240c.c.
植物性奶油	50c.c.
水	100c.c.

調味料

日式年糕	100公克
鹽	1小匙
香菇粉	1小匙
黑胡椒鹽	少許

作法

1 綠花椰洗淨，切小朵；紅蘿蔔洗淨，去皮，切塊狀；高麗菜洗淨，剝成塊狀；蘑菇、素花枝洗淨。

2 紅蘿蔔放入滾水中煮至半熟，撈起，續入綠花椰、蘑菇汆燙約1分鐘，撈起。

3 將豆漿、植物性奶油、水倒入鍋中，以中火煮沸，加入紅蘿蔔、高麗菜煮熟。

4 續入綠花椰、蘑菇及素花枝煮沸，放入鹽、香菇粉、黑胡椒鹽調味，移入烤盤中。

5 日式年糕刨絲，放進烤箱，以上下火200℃，烤約15～20分鐘，取出即可食用。

大師傳授　挑選 / 處理 / 保存方法

蘑　菇

▶ **採買**：以肉質肥厚，表面無壓痕或斑點，未受到水漬，菌柄不過長，菇傘色澤帶有略淡黃色，沒有變黑現象較佳。可用手擠壓菇柄，若浸泡過水會有出水的現象。

▶ **處理**：切除根部，用流動水輕輕搓洗乾淨，瀝乾水分。蘑菇洗淨，切成適當大小，放入加有少許鹽的滾水中汆燙一下，撈起。

▶ **保存**：趁早食用，若是採買當天無法食用完畢，可先洗淨，放入薄鹽水汆燙一下，撈起，放入保鮮盒倒入冷開水，冰箱冷藏約可保存3天。

素花枝

▶ **採買**：一般商家販賣素花枝，均是浸泡在水中保持鮮度，採買以表面光滑，用手按壓有彈性，無異味，而且浸泡的水無混濁現象較佳。

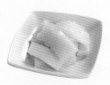

▶ **處理**：先用清水沖淨，移入加有薑、醋的滾水中汆燙一下，待去除鹼水味後，再撈起，浸泡流動水以去除腥味。

▶ **保存**：放置在密封盒中，加入剛好蓋過食材的冷開水，移入冷藏室中約可保存3～5天。不能冷凍保存，否則取出來會像橡皮筋的口感。

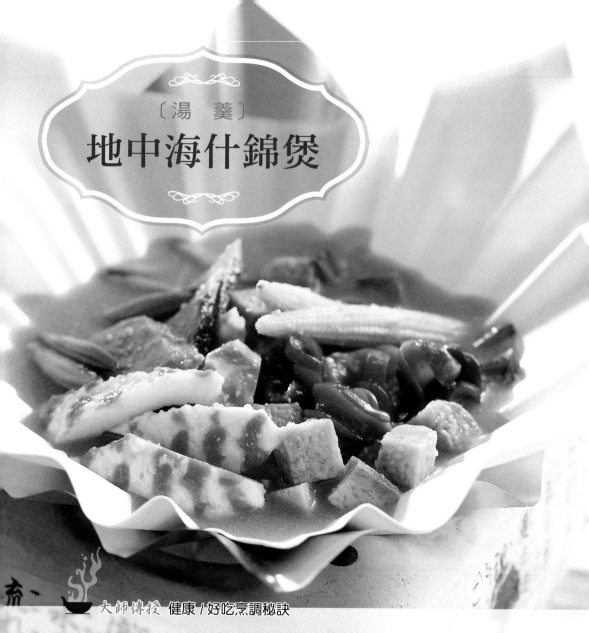

〔湯　羹〕
地中海什錦煲

大師傳授 健康 / 好吃烹調秘訣

新鮮的綠金針含有秋水仙素，不可以生食，建議應先摘除花蕊，經過沸水汆燙，再用冷水漂涼，然後每次的食用量不要超過 50 公克，以免造成腹瀉。

紫山藥輕鬆去皮法：先洗淨，放入蒸鍋中蒸約 10 分鐘，取出，趁熱用手一推，即可輕鬆去除外皮，而且也不會因為削皮而造成手過敏，這種方法可應用在很多的根莖類，例如小芋頭、馬鈴薯、地瓜等食材。

海帶根最好買乾貨自行發泡，因為市場販售的成品，有些會添加化學藥劑浸泡脹發，食用之後對人體有害。發泡方法很簡單，只要先用水沖淨，浸泡冷水約 1 小時即成。可以搭配薑絲、九層塔、辣椒絲拌炒，再放入香菇粉、素蠔油調味，即成下飯的佳餚。

材料

綠金針	8支
紫山藥丁	100公克
玉米筍	3支
海帶根	30公克
素鮪魚	100公克
素蝦	3隻
素雞肉	30公克
素高湯	600c.c.

調味料

味噌	3大匙
海帶粉	1大匙
味醂	1小匙

作法

1 綠金針去除硬梗，洗淨；玉米筍洗淨；海帶根洗淨，浸泡冷水約1小時至軟；素鮪魚、素蝦、素雞肉切塊備用。

2 素高湯倒入鍋中，加入紫山藥丁、玉米筍、海帶根煮熟，再放入素鮪魚、素蝦、素雞肉煮沸。

3 再加入綠金針煮熟，放入全部的調味料拌勻，即可食用。

 大師傳授　挑選 / 處理 / 保存方法

綠金針

▸ **採買**：秋季是盛產期，以花蕊含苞緊密，整根新鮮飽滿，具有彈性較佳。若是花苞有發黑不適合購買。

▸ **處理**：先洗淨，去除硬蒂，放入加有少許油的滾水中，熄火汆燙，快速撈起，即可保有原有的色澤。

▸ **保存**：新鮮的金針不耐高溫，可使用密封袋包起來，冰箱冷藏約可保存 3 天。

玉米筍

▸ **採買**：以色澤淺黃，整根無水漬、褐色斑點或是潰爛的現象，底部剖面必須保持新鮮完整，無變質較佳。

▸ **處理**：先用清水洗淨，切除底部，浸泡冷水約 10 分鐘再沖淨。

▸ **保存**：用保鮮膜密封，冰箱冷藏約可保存 3 ～ 5 天。

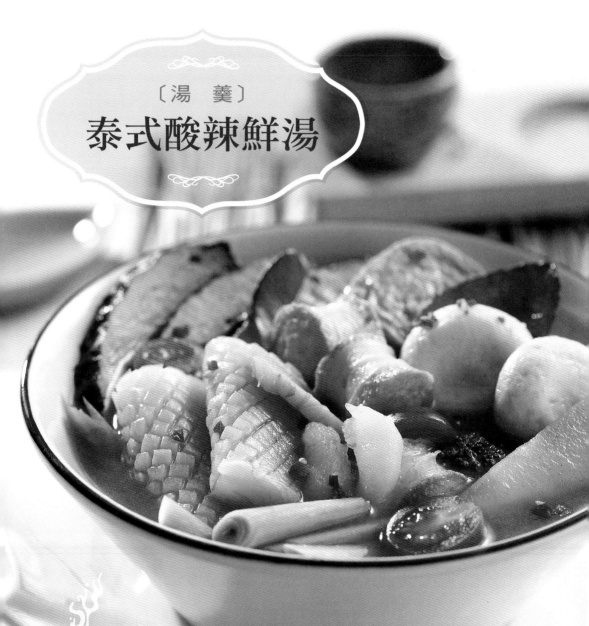

〔湯 羹〕

泰式酸辣鮮湯

🍲 大師傳授 健康／好吃烹調秘訣

此道泰式湯汁的材料都可以在大賣場或大型百貨超市採買。目前市面上也有販賣罐裝的泰式素酸辣湯醬，也可用來取代泰式湯汁材料，取適量調味，再加上食材，簡易調理超方便。若是使用香茅，必須經過「切」的動作，香氣較易散發。香菜根部的味道較香濃，最好保留使用。

泰式酸辣鮮湯是匯集很多種特殊香料入鍋熬煮，其湯汁香濃馥郁，酸辣過癮讓人味蕾全開。根據研究報告指示，辛香料與胃液中的胃酸結合，有殺菌消毒的作用，可幫助身體排汗進行排毒效果，有效提高免疫力。

材料

素蹄筋	3條
素魷魚	3片
菩提丸	3個
素魚片	3片
小番茄	5顆
辣椒末	1支量
素高湯	1000c.c.

泰式湯汁材料

新鮮香茅	1根
檸檬葉	2片
月桂葉	1片
南薑片	2片
酸木瓜乾	3片

調味料A

紅咖哩	1大匙
甜辣醬	1小匙
黃薑粉、咖哩粉	各1小匙
鬱金香粉	適量

調味料B

檸檬汁	3大匙
味醂	1小匙
鹽	少許

作法

1. 素蹄筋、素魷魚、菩提丸放入滾水中汆燙一下，撈起；小番茄洗淨，切對半。

2. 將素高湯倒入鍋中，以中大火煮沸，放入**泰式湯汁材料**及**調味料A**煮沸，轉小火煮約5分鐘。

3. 再加入素蹄筋、素魷魚、菩提丸、素魚片及小番茄，以中火煮至熟。

4. 放入**調味料B**拌勻，撒入辣椒末，即可食用。

大師傳授 挑選 / 處理 / 保存方法

黃薑粉

▶ **採買**：以新鮮、果皮鮮綠光滑、檸檬香味濃郁，無乾癟或蟲蛀的現象較佳。

▶ **處理**：使用軟毛刷清洗果皮，再沖洗乾淨。

▶ **保存**：整顆放在冰箱中可以存放約 15 ～ 20 天；若是切開，可用保鮮膜包裹，冰箱冷藏約可保存 2 ～ 3 天。

咖哩粉

▶ **採買**：以天然植物香料調配，咖哩的香味濃郁，無潮濕結塊較佳。

▶ **處理**：使用時，先倒入湯匙中，以免整罐遇到高溫受熱失去香味。建議先用湯匙取出一次的使用量，倒入乾鍋中，以小火炒至香味散發，再開始烹調。

▶ **保存**：未拆封的咖哩粉，可存放在通風陰涼處保存，若是拆封可放入密封罐，瓶內放入乾燥劑，冰箱冷藏約可保存 3 ～ 4 月。

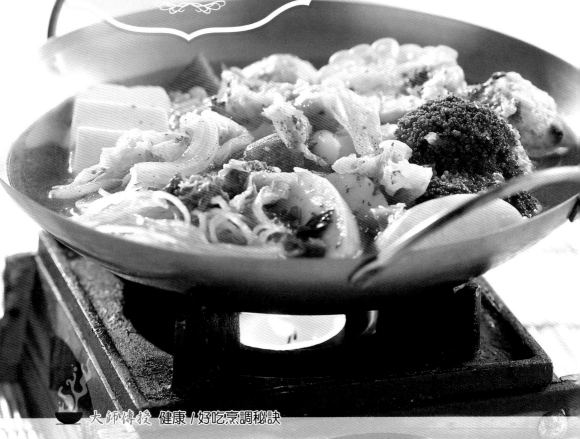

〔湯　羹〕

韓式泡菜輕食鍋

大師傳授 健康／好吃烹調秘訣

玉米分為白色、黃色、紫色等三種。如果沒有馬上食用，可以先汆燙至熟，再用保鮮膜包緊，移入冰箱冷藏保存，或切成新鮮玉米粒，放入冰箱冷凍室約可保存 1 個月。此外，汆燙整根的玉米，可加入少許的鹽，能增加甜度。

▶ 青蔬玉米濃湯 DIY 玉米粒可以加入等量水打成泥狀，煮成玉米濃湯，加入洋菇丁、毛豆仁、素火腿丁及鮮奶，加入海帶粉及海鹽調味，倒入太白粉勾薄芡，即成美味的「青蔬玉米濃湯」。

▶ 凍豆腐 DIY 傳統豆腐，切成塊狀，分裝至保鮮盒中，移入冰箱冷凍結成塊狀，取出，加入冷開水，助其解凍，豆腐則會出現很多的皺摺及小洞洞，好吃的凍豆腐就完成了。

材料

韓式泡菜	150公克
蘋果	半顆
綠花椰	3朵
素蟹肉	4塊
玉米塊	2塊
高麗菜	50公克
海中寶素丸	2粒
凍豆腐	1小塊
紅蘿蔔片	3片
冬粉	1把
素高湯	1000c.c.

調味料

海帶粉	1大匙
鹽	1小匙

作法

1. 蘋果洗淨去皮，切成塊狀；綠花椰及素蟹肉洗淨；高麗菜洗淨，剝成片狀；凍豆腐，切成塊狀；冬粉浸泡冷水約10分鐘。

2. 將韓式泡菜、素高湯放入鍋中，以中火煮沸，轉小火續煮約10分鐘。

3. 加入蘋果、玉米塊、海中寶素丸、素蟹肉、凍豆腐及紅蘿蔔片煮約5分鐘。

4. 再放入其他的材料，以中小火煮約3分鐘，加入全部的調味料拌勻，即可食用。

大師傳授　挑選 / 處理 / 保存方法

玉米

▸ **採買**：挑選以果穗較長，顆粒整齊飽滿，外皮鮮綠不枯黃，玉米鬚為褐色不乾萎，表面色澤呈金黃色，品質較新鮮。

▸ **處理**：取出當天的食用量剝除外葉，拔掉玉米鬚後，再用清水沖洗乾淨，浸泡冷水約 10 ～ 15 分鐘後沖淨，切成適當大小。

▸ **保存**：存放時不要去除包葉，並且避免放在潮濕的地方，以免產生黃麴毒素。建議用白報紙包裹，放入塑膠袋中，冷藏約可保存 3 ～ 5 天。

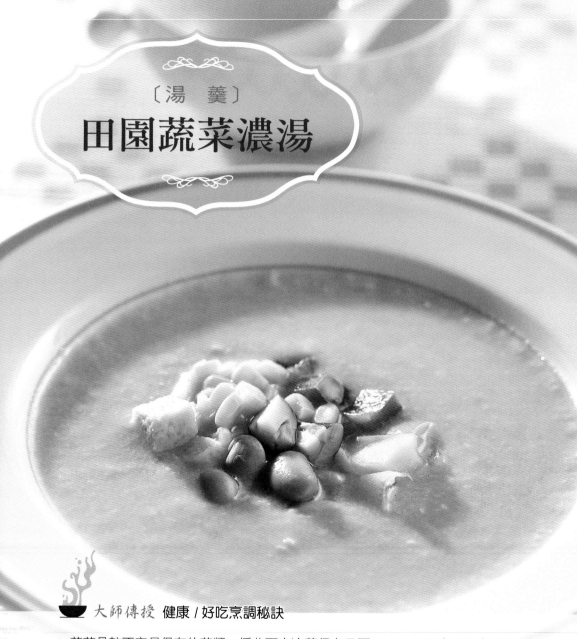

〔湯　羹〕

田園蔬菜濃湯

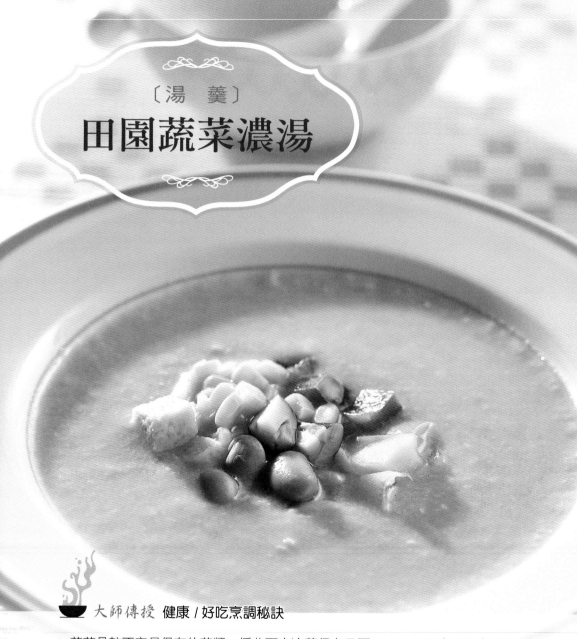

大師傳授 **健康 / 好吃烹調秘訣**

▶ 草菇是較不容易保存的菇類，採收下來冷藏保存只要 1～2 天即會開始出水變質，所以大部分的草菇都是做成罐頭，延長保存期限，若是採買新鮮的草菇，最好是以一次食用量為主。罐頭草菇可用薄鹽水汆燙，去除罐頭味；新鮮的草菇，則要加入鹽及薑片汆燙，提味去腥。

▶ 青豆仁及素高湯攪打成泥，可分裝至密封保鮮袋中，冰箱冷凍保鮮約可存放 7 天。

▶ 吐司麵包丁 DIY 先將新鮮吐司片移入冰箱冷凍約 30 分鐘，取出，即可輕鬆切成丁狀，不會變碎末狀。切好的吐司丁拌入適量的奶油，移入 120℃的烤箱中烤約 10 分鐘即成。

材料

冷凍青豆仁	300公克
熟毛豆仁	10顆
玉米粒	1大匙
山藥丁	1大匙
甜椒丁	1大匙
罐頭草菇	2個
吐司麵包丁	1大匙
素高湯	600c.c.

調味料

植物性奶油	1大匙
鹽	1/2大匙
香菇粉	1小匙

作法

1. 玉米粒、山藥丁、甜椒丁放入滾水中氽燙至熟撈起；罐頭草菇放入滾水中氽燙約2分鐘，取出切丁。

2. 青豆仁、素高湯放入果汁機打成泥，倒入鍋中，以小火煮約10分鐘至滾沸。

3. 加入全部的調味料，放入玉米粒、山藥丁、甜椒丁、草菇丁、毛豆仁及吐司麵包丁，即可食用。

大師傳授　挑選 / 處理 / 保存方法

草菇

- **採買**：以菇體新鮮乾燥完整有彈性，菇傘完整，沒有腐臭味，菇苞未散開品質較佳，若是菌褶變成黑色或粉紅色，已不新鮮。
- **處理**：新鮮草菇用流動水輕輕搓洗乾淨，放入滾水中氽燙至熟，若是罐頭的草菇，放入加有少許鹽及老薑片的滾水中氽燙。
- **保存**：新鮮的草菇放入塑膠袋，打開透氣，冰箱冷藏約可保存 1～2 天，氽燙過的草菇則可以放在冰箱冷凍保鮮。

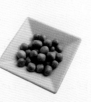

青豆仁

- **採買**：以當天現剝最為新鮮，顆粒飽滿，大小均勻，色澤翠綠，無變黃現象，則表示口味甜、水分多，營養價值較高。
- **處理**：新鮮的青豆仁洗淨，放入滾水中氽燙至熟，撈起，浸泡冰開水，分裝一次使用量冷凍保存。
- **保存**：新鮮的青豆仁建議當天使用完畢，不要置放太久，以免變色走味；煮熟的青豆仁移入冰箱冷凍約可保存 15～20 天。

番茄鮮菇豆芽湯

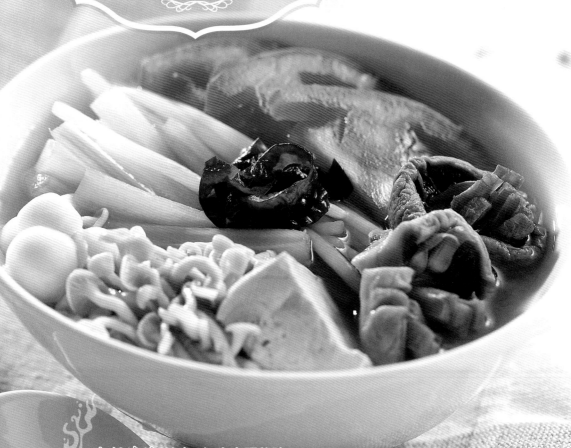

🍲 **大師傳授** 健康 / 好吃烹調秘訣

▶ 豆芽直接炒食，很容易氧化變黑，烹調豆芽時，建議加入少許白醋，除了可維持白皙的色澤，還能讓口感更香脆。

▶ 涼拌田野青蔬絲 DIY 豆芽除了可煮成湯品外，也可汆燙後，搭配小黃瓜絲、素火腿絲、甜椒絲及香菜，再放入少許的香菇粉、鹽及橄欖油調味，即成一道美味健康的「涼拌田野青蔬絲」。

　海帶芽有分為乾燥品及鹽製等二種，烹調前必須先用水沖洗乾淨，再浸泡至膨脹即可開始烹調，浸泡水中會含有海帶芽稀釋出來的甜分及養分，可當作素高湯使用。

材料

番茄	1顆
美白菇	30公克
珊瑚菇	30公克
銀芽	20公克
西洋芹	1支
海帶芽	20公克
素螺肉	10公克
凍豆腐	1小塊
素高湯	600c.c.

調味料

鹽	1小匙
香菇粉	1小匙

作法

1 番茄洗淨,切塊;美白菇、珊瑚菇、銀芽洗淨;西洋芹去除老筋,洗淨,切長段;海帶芽泡水至軟,用水沖淨,撈起備用。

2 將素高湯倒入鍋中煮沸,加入西洋芹、素螺肉、凍豆腐煮滾。

3 續入番茄、美白菇、珊瑚菇、銀芽、海帶芽,以中火煮沸,加入鹽及香菇粉調味,即可食用。

大師傳授　挑選 / 處理 / 保存方法

珊瑚菇

▸ **採買**:以菇株完整,沒有潮濕,蕈傘色澤呈現淡黃色澤,菇肉生長平均厚實較佳。

▸ **處理**:每次只要取出當天所需量,切除蒂頭約1公分,分成小朵,再用流動水清洗,挑除雜質,輕輕搓洗乾淨,瀝乾水分。

▸ **保存**:未使用完的珊瑚菇,可放入保鮮盒中,冰箱冷藏室約可保存5天。

銀　芽

▸ **採買**:整根新鮮完整,色澤呈乳白色或金黃色,莖粗大,無乾癟、蟲蛀及發黑較佳。

▸ **處理**:豆芽經過泡水之後,必須在當天烹調,以免容易產生水味。豆芽摘除頭尾,只留中間莖段,則稱為「銀芽」,其色澤晶瑩剔透,口感細緻鮮嫩,非常好吃。

▸ **保存**:建議採買以當天的食用量為主,或是浸泡在冷水,冰箱冷藏保存,減少與空氣接觸,以免容易變質。

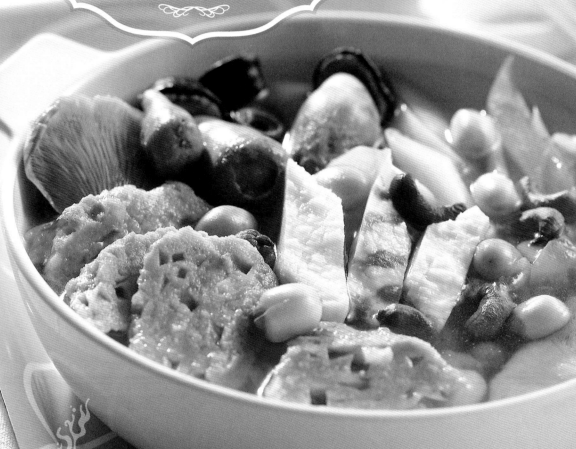

〔湯　羹〕
巴西蘑菇燉鍋

🍲 **大師傳授** 健康 / 好吃烹調秘訣

▸ 此道食譜可以用乾蓮子或乾燥的巴西蘑菇替代。使用乾蓮子時，必須先洗淨，浸泡
溫水 20 分鐘，倒入加有少許鹽的溫水，移入蒸鍋蒸約 20 分鐘；而乾巴西蘑菇也
是先洗淨，用清水浸泡 20 分鐘後即可烹調。

▸ 白木耳經過冷水浸泡至發脹後，放入果汁機攪碎，口感有如燕窩，可將膠質釋放出
來，減少烹調時間，好吃又方便。

▸ 乾燥的白木耳表面容易沾上少許沙塵，也可以用洗米水浸泡脹發，再用清水沖洗，
即可輕易去除表面的沙塵雜質。

🥕 材料

新鮮巴西蘑菇	6朵
白木耳	10公克
腰果	10公克
素斑節蝦	1隻
白果	6個
素豬排塊	1塊（約50公克）
新鮮蓮子	6顆
碧玉筍	1支
素高湯	800c.c.

🥤 調味料

鹽	1小匙
香菇粉	1小匙

🥄 作法

1 巴西蘑菇洗淨，切對半；白木耳浸泡冷水至軟，剪除硬梗；白果、蓮子用牙籤剔除蓮子心洗淨；碧玉筍洗淨，切斜刀片；素斑節蝦切塊。

2 將素高湯倒入鍋中煮沸，放入素斑節蝦、素豬排、白果、蓮子，以中火煮約10分鐘至熟。

3 續入新鮮巴西蘑菇、白木耳、腰果、碧玉筍，以中火煮約10分鐘至熟，加入鹽及香菇粉調味，即可食用。

挑選 / 處理 / 保存方法

新鮮巴西蘑菇

▶ **採買**：菇體結實有彈性，表面稍微帶有泥土，菇傘飽滿，短莖肥厚，沒有褐變，聞起來有杏仁味，輕壓蕈柄不會滲水較佳。

▶ **處理**：每次只要取出當天所需量，切除根部，用流動水清洗，並挑除雜質，輕輕搓洗乾淨，瀝乾水分。

▶ **保存**：未使用完的巴西蘑菇，可移入冰箱冷藏室保鮮，約可保存 5 ～ 6 天。

白木耳

▶ **採買**：耳面大朵，蒂頭小，外觀完整肉質厚，表面無雜質及受潮，拿在手上膨鬆質地輕，蒂頭無色斑點，聞起來無酸臭異味較佳。白木耳若是色澤呈現過度潔白或是深黃，則表示有經過人工漂白或是貯存過久，葉片太薄或耳面碎小，品質也不佳。

▶ **處理**：可用清水或洗米水浸泡約一個晚上，使其軟化，或是用溫熱水浸泡，放入微波 2 分鐘至脹發，去除蒂頭即可。

▶ **保存**：未折封的白木耳可放置在陰涼通風處，約可保存 1 年；若是開封後，不宜長時間貯放，因為容易受潮、變色及變質，儘量趁早食用。

翡翠豆腐素鮑湯

大師傳授 健康 / 好吃烹調秘訣

傳統豆腐經過滾水汆燙，或放入熱水中浸泡約 10 分鐘後，可去除豆澀味，還能幫助豆腐結構結實，較不會破碎，且更易入味。

若是覺得翡翠太油，可放入過濾網，倒入熱開水沖掉表面油分。

翡翠 DIY 青豆仁 300 公克放入果汁機中打碎，再加入生蛋白 5 顆、太白粉 1 大匙，放入鹽 1 小匙、胡椒粉 1 小匙拌勻。炒鍋中加入冷油（可淹過翡翠材料），倒入翡翠，以小火慢慢攪拌，直到翡翠浮起變成翠青色即成。

材料

翡翠	200公克
嫩豆腐	半塊
素鮑魚	半顆
珍珠丸丁	2顆量
紅、黃甜椒	各半顆
素高湯	600c.c.

調味料

鹽	1小匙
海帶粉	1小匙
味醂	1小匙
胡椒粉	少許

作法

1 嫩豆腐、素鮑魚、紅甜椒、黃甜椒、全部洗淨，切細丁。

2 素高湯倒入鍋中，以中火煮沸，放入嫩豆腐、素鮑魚丁、珍珠丸丁，以中小火煮約5分鐘。

3 加入翡翠、紅甜椒丁及黃甜椒丁煮沸，放入全部的調味料拌勻，即可食用。

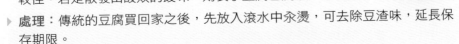

挑選 / 處理 / 保存方法

翡翠

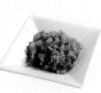

▶ **採買**：以色澤翠綠，冷凍密封的包裝完整，有符合食品衛生認證，製造日期沒有過期，若是翡翠色澤偏黃色，則代表不新鮮，不要購買。

▶ **處理**：拆開包裝，取出，不用退冰，煮透即可食用。

▶ **保存**：依每次的食用量分裝至密封保鮮袋，冰箱冷凍約可保存 1 個月。

豆腐

▶ **採買**：傳統市場販賣的豆腐，帶有一股獨特的黃豆味，採買時可先看外表是否完整無乾燥現象，再聞看看沒有異味，品質較佳。若是散發出酸敗的餿味，則表示豆腐已腐壞，不新鮮。

▶ **處理**：傳統的豆腐買回家之後，先放入滾水中汆燙，可去除豆渣味，延長保存期限。

▶ **保存**：汆燙過的豆腐，可裝入保鮮盒中，倒入薄鹽水覆蓋住豆腐，移入冰箱冷藏，每天更換薄鹽水，即能預防豆腐變味了。

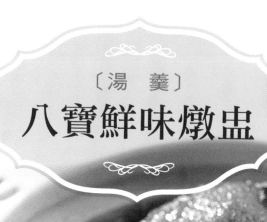

〔湯 羹〕

八寶鮮味燉盅

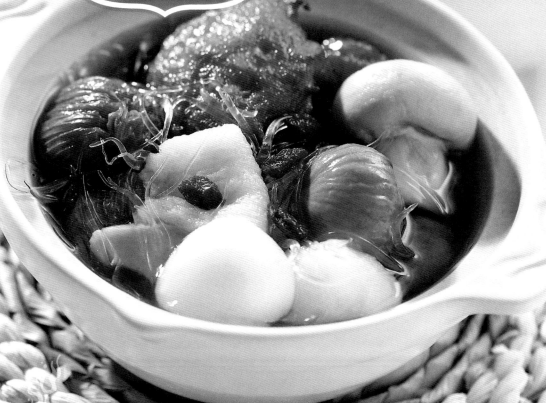

🍵 **大師傳授** 健康 / 好吃烹調秘訣

竹笙有分人工栽培肉質薄、有味、彈性較差;而野生竹笙脹發大,無腥味口感佳,營養又豐富。乾貨竹笙浸泡法:先將竹笙浸泡冷水至脹發後,洗淨切小塊,去除蒂膜,再洗淨,浸泡第二次天然的漂白劑(洗米水)約 1 小時,即能發得白淨,再洗淨即能廣泛運用。

▶ 素獅子頭 DIY 將素肉漿 300 公克、荸薺 50 公克、紅蘿蔔末 10 公克、薑末 1 大匙、芹菜末 1 大匙、香菇粉 1 小匙、鹽 1 小匙、玉米粉 1 大匙、香油 1 小匙、白胡椒 1 小匙,全部放入容器中攪拌均勻,揉成圓丸狀,放入蒸鍋中蒸約 15 分鐘,取出即可。

材料

素獅子頭	4粒
素魚翅	20公克
蘑菇	3朵
竹笙	2支
栗子	5顆
荸薺	5顆
枸杞	10公克
蜜棗	5顆
薑片	2片
水	1000c.c.

調味料

鹽	1小匙
香菇粉	1小匙

作法

1 蘑菇洗淨；竹笙浸泡冷水約1小時至脹發，洗淨切小塊，去除蒂膜；荸薺去皮，洗淨；素魚翅浸泡冷水約30分鐘至脹發。

2 將全部的材料放入燉盅，移入蒸鍋中，以大火煮約20～25分鐘。

3 取出，放入全部的調味料拌勻，即可食用。

大師傳授　挑選 / 處理 / 保存方法

竹　笙

▶ 採買：天然野生的竹笙帶有一股自然幽香味；人工栽培的竹笙，網狀比較鬆疏，帶有濃郁的硫磺味。採買以薑柄及傘群完整、乾燥度佳，色澤偏黃褐色，乾淨無雜質，壓起來有彈性，氣味清香為上品。若是色澤雪白則是經過漂白或上漿過重，品質較差。

▶ 處理：用冷水浸泡約15分鐘至脹發，放入加有少許白醋的滾水中汆燙，撈起，去除菌帽網狀及頭尾端，用水漂洗乾淨，擠乾水分，切成適當大小。

▶ 保存：竹笙是經過加工乾燥處理，必須存放在通風陰涼處，避免陽光直射，或放入冰箱冷藏避免潮濕，可保持鮮度，若是發泡完成，則放入保鮮盒冷凍。

素獅子頭

▶ 採買：顆粒完整有Q勁，無破損、異味，以當天現做最為新鮮。

▶ 處理：只要用水稍微沖淨，即可開始烹調。

▶ 保存：可依每次的使用量分裝至保鮮袋，冰箱冷凍約可保存半年。

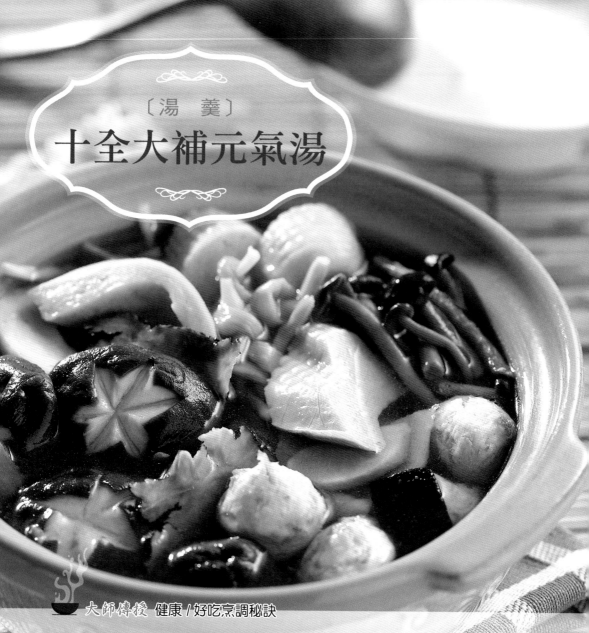

〔湯 羹〕
十全大補元氣湯

🍵 **大師傳授** 健康 / 好吃烹調秘訣

在素食湯品中最常用薑提味，因為薑具有柔和的辛辣味，是素食中不可或缺的調味料之一，而且對人體有很多益處，尤其是受到風寒感冒，薑能促使毛細孔張開，幫助排汗，散發體內多餘的熱氣排除毒素，還能增強免疫力，提高消化功能，對於心臟及血管都有保護的作用。

十全大補包在市面上都有現成包可採買，雖然很方便，但是自行到中藥房配製，中藥的養分比較新鮮。十全大補包的中藥材：黨蔘 3 錢、炒白朮 1 錢、熟地黃 3 錢、白芍 1 錢、炙甘草 1 錢、當歸 2 錢、黃耆 3 錢、肉桂 2 錢、茯苓 2 錢、川芎 1 錢等 10 種，可再搭配紅棗 8 顆、枸杞 2 錢，然後將中藥材裝入潔淨的紗布袋內，煮好之後輕鬆撈除藥渣。如果覺得十全大補包的藥性太補，可改成八珍湯或四物湯。

材料

十全大補包	1包
素烏骨雞	1/4隻
素豬肚	半個
乾金針	10朵
小花菇	6朵
柳松菇	50公克
什錦素丸	4顆
薑	3片
水	800c.c.

調味料

鹽	1小匙
香菇粉	1小匙

作法

1 素烏骨雞、素豬肚切塊；金針泡水至軟，去除硬蒂；小花菇泡水至軟，剪掉硬梗；柳松菇用水沖洗。

2 將全部的材料放入燉盅，移入蒸鍋中，以大火煮約30分鐘。

3 取出，放入全部的調味料拌勻，即可食用。

大師傳授

挑選 / 處理 / 保存方法

乾金針

▸ **採買**：金針有分為台灣本地及大陸進口等產品。大陸的金針色澤比較淡，價格便宜。乾金針挑選以形狀完整，色澤不會太亮或太黃，沒有刺鼻的硫磺味品質較佳。

▸ **處理**：先用清水洗淨，再浸泡清水約 20 ～ 40 分鐘，待軟化後，去除根部硬蒂。注意，浸泡金針的水不宜使用。

▸ **保存**：放入密封罐或密封袋，放置在乾燥陰涼處，每隔 30 天，取出日曬，可延長保存期限。

薑

▸ **採買**：「老薑」以根莖肥大堅硬，表皮平滑呈黃褐色，帶有少許的泥土，具有重量感；「嫩薑」則要選擇表皮淡黃，肉質白皙鮮嫩，根莖微帶紅色皮較佳。

▸ **處理**：先洗淨，刮除外皮，再切成適當的大小。

▸ **保存**：老薑可放在陰涼通風處能長期間貯藏；嫩薑則用保鮮膜包覆，冰箱冷藏約可保存 5 ～ 7 天。

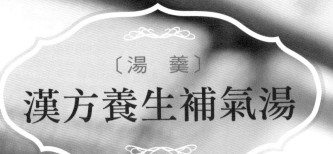

〔湯 羹〕

漢方養生補氣湯

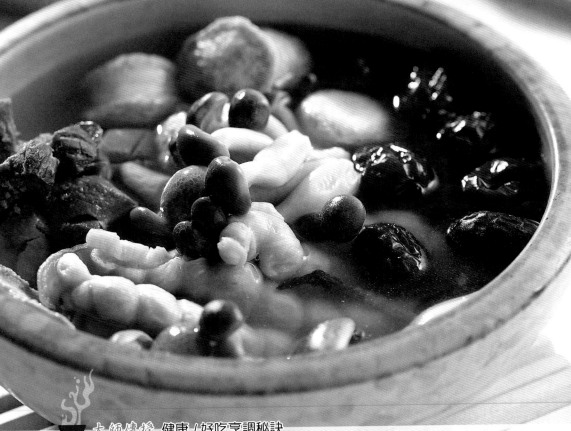

大師傳授 健康 / 好吃烹調秘訣

此道食譜使用的食材都可以添加自己喜歡的蔬菜、菇類及素材料來補養身體，增強體力，預防身體機能退化、有效強化體質。

上海超人氣甜點「心太軟」DIY 紅棗用水沖淨，用剪刀剪開去籽備用。糯米粉加入溫熱水攪拌成麵糰狀，再揉成細條形，用刀切成與紅棗相同的長度，塞入紅棗裡。取適量的冰糖、桂花醬及水倒入鍋中以小火煮沸，再放入包心紅棗，以小火燉煮約30分鐘即可。

178

🥕 材料

佛手柑	2錢
冬蟲夏草	1錢
紅棗	10顆
素干貝	5粒
鴻喜菇	100公克
麵筋蟲草	70公克
素雞腱	80公克
薑片	2片
水	800c.c.

🥤 調味料

鹽	1小匙
香菇粉	1小匙

🥄 作法

1 佛手柑、冬蟲夏草、紅棗用水沖淨；鴻喜菇、麵筋蟲草洗淨備用。

2 將全部的材料放入燉盅，移入蒸鍋中，以大火煮約20～25分鐘。

3 取出，放入全部的調味料拌勻，即可食用。

大師傳授　挑選 / 處理 / 保存方法

鴻喜菇

▶ **採買**：以菇株完整結實有彈性，色澤均勻，根部仍有少許的褐色木屑，沒有軟化、潮濕或褐變的現象較佳。

▶ **處理**：切除根部約 1 公分，分成小朵用流動水清洗，並挑除雜質，輕輕搓洗乾淨，瀝乾水分。

▶ **保存**：未使用完的鴻喜菇，可放入密封保鮮袋中，冰箱冷藏約可保存 7 ～ 10 天。

冬蟲夏草

▶ **採買**：在台灣分為蟲草王、把蟲及散蟲等三種等級。以菌座與蟲體連接完整，蟲體豐滿肥大，質脆容易折斷，折斷面結實平坦，蟲體或菌座呈白色略微淡黃，聞起來稍微有腥香味，無蟲蛀及發霉現象較佳。

▶ **處理**：用水沖淨表面雜質。

▶ **保存**：冬蟲夏草可先噴少許的米酒，待其酒味揮發之後，取一個保鮮盒，底層墊上紙巾，放入冬蟲夏草密封保存，避免受潮降低藥效，並定期每月取出進行烘烤或日曬，以免降低品質，並儘早使用完畢，存放時間愈久藥效愈差。

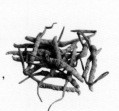

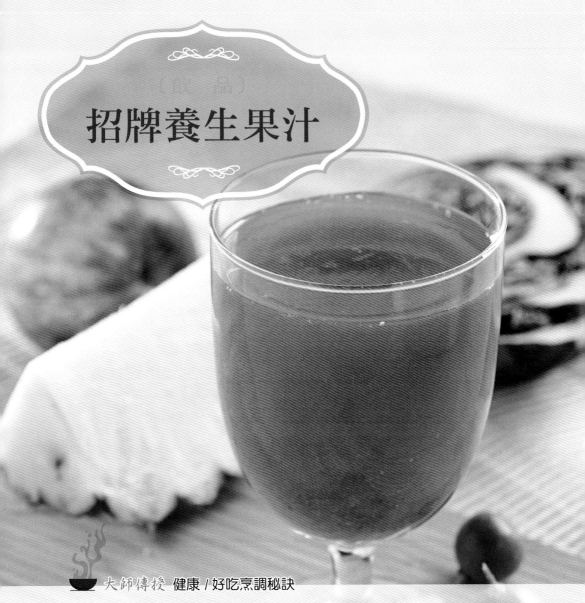

（飲　品）

招牌養生果汁

🍲 **大師傳授** 健康 / 好吃烹調秘訣

▸ 此道食譜亦可依個人喜好變化材料，例如優酪乳、牛乳、苜蓿芽、有機高麗菜、香蕉、枸杞、檸檬。蔬果汁最好現打現喝，或是每天變換不同食材，可以攝取不同的營養素，幫助身體排毒，強化身體機能。

▸ 紫高麗菜除了可以做成生菜沙拉、打成蔬果汁外，還可以生炒素火腿、白果、香菇片或是將紫高麗菜燙熟，沾素蠔油及薑汁食用。

▸ 鳳梨含有豐富的纖維質及酵素，可以幫助腸胃消化吸收，但是吃鳳梨必須在飯後食用，以免傷胃。食用鳳梨時可塗抹少許的鹽巴或梅子粉風味更佳。鳳梨皮還可以清潔不鏽鋼鍋的黑垢，只要取一個大鍋子，加入鳳梨皮及清水，再放入小的不鏽鋼鍋煮滾約 20 分鐘，待涼之後取出，表面光亮如新。

材料

鳳梨	1/4粒
蘋果	半顆
香蕉	1根
紫高麗菜	100公克
金桔	1粒
礦泉水	600c.c.

調味料

果糖	1大匙
桂花蜜	1大匙

作法

1. 鳳梨去皮，切成小塊狀；蘋果洗淨，切塊去籽；紫高麗菜剝開，洗淨，切塊；金桔洗淨，切對半。

2. 將全部的材料放入果汁機中，按下快速鈕攪拌均勻。

3. 放入果糖及桂花蜜，再按下快速鈕拌勻，倒入玻璃杯中，即可飲用。

挑選 / 處理 / 保存方法

鳳梨

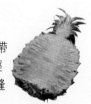

▶ **採買**：以果皮的外觀色澤，香味來做判斷，採買時以果皮金黃帶點綠色，果目明顯突出，果實結實飽滿，具有沉重感，手指輕彈，肉聲富有彈性，聞起來有一股濃郁特殊香味，表面無裂縫及損傷較佳。

▶ **處理**：先切除鳳梨的頭部及尾部，然後將鳳梨橫放，切適當厚度的大小，再用刀以環狀式去除外皮切小塊。切好的鳳梨可浸泡鹽水，然後在冷開水沖淨，就不用擔心吃到嘴破了，而且味道更甜美爽口。

▶ **保存**：買回整顆未削皮的鳳梨，可放在常溫下約 2 ～ 3 天；或用塑膠袋包裹，冰箱冷藏可放約 4 ～ 5 天。最好依每次食用量切取，其餘的不要去皮，放入塑膠袋以直立存放在冰箱冷藏，欲食用時，再取出去皮，可保持鳳梨的鮮甜度及水分，而且冰過的鳳梨風味更佳。

金桔

▶ **採買**：以果皮平滑有光澤，果實鮮艷圓潤，色澤飽滿呈翠綠色，表皮無斑點、受損及蟲害較佳。表皮泛黃則表示水分太乾，榨不出汁。

▶ **處理**：金桔果皮要用水仔細刷洗，以去除表皮殘餘的農藥。

▶ **保存**：金桔放置在室溫中可保存約 14 天，如果超過 30 天果實會縮水乾掉。若是低溫保鮮冷藏約可存放 1 個月。

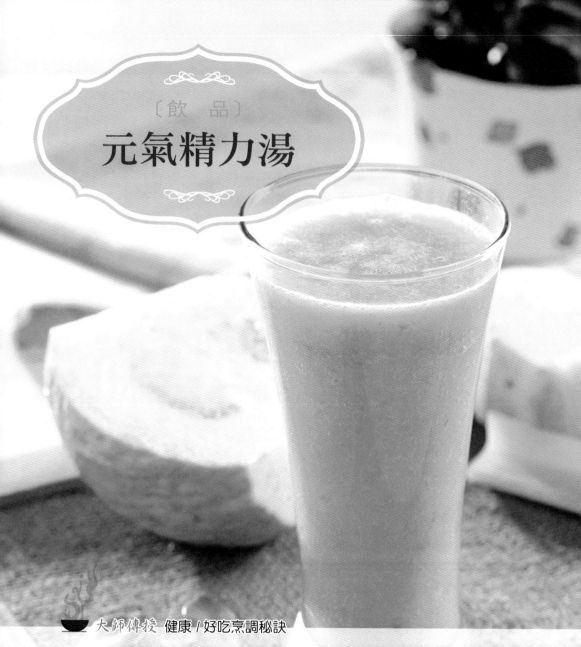

〔飲　品〕
元氣精力湯

大師傳授 健康 / 好吃烹調秘訣

▶ 新鮮山藥處理時,最好選用塑膠刀片在外圍表皮輕輕劃一圈,再用手剝開成段,以
免接觸鐵製刀器,造成氧化產生褐變。暫時不食用的山藥,可以在剖面切口塗抹米
酒,用吹風機吹乾,或是抹鹽或麵粉,促使傷口癒合,再用白報紙包紮,放置在陰
涼處保存,即可避免產生褐變的現象。

▶ 山藥削皮時,最好是戴上一層手套,可以避免因山藥外皮中的植物鹼造成手部刺
癢。若有發生手癢可塗抹白醋即能立刻止癢。

▶ **西洋芹去除老筋快速法**:將尾端朝外,莖部朝內,再從尾端往上反折,露出粗纖維
時,再由下往上輕輕拉起來,即能快速去除粗硬的老筋,口感較細嫩清香。

材料

西洋芹	1根支
芭樂	1個
小麥草	30公克
石蓮花	50公克
鳳梨	100公克
白山藥	100公克
小麥胚芽粉	1大匙
礦泉水	600c.c.

調味料

楓糖漿	1大匙

作法

1 西洋芹、芭樂洗淨,切塊;小麥草、石蓮花洗淨;鳳梨、白山藥分別洗淨去皮,切塊。

2 將全部的材料放入果汁機中,按下快速鈕攪拌均勻。

3 放入楓糖漿,再按下快速鈕拌勻,倒入玻璃杯中,即可飲用。

大師傳授 挑選 / 處理 / 保存方法

芭 樂

▸ **採買**:以果皮翠綠或白綠,果實豐潤有光澤,蒂頭新鮮翠綠,具有重量感,無受損、蟲蛀較佳。

▸ **處理**:先用軟毛刷清洗乾淨,淨泡冷水約 10 分鐘,再取出,用流動水仔細清洗表面殘餘的農藥。

▸ **保存**:放入密封保鮮袋中,冰箱冷藏約可保存 7 ～ 10 天。

石蓮花

▸ **採買**:葉片肥厚多汁,大小均勻,粉綠中帶些許紅色,色澤亮麗,無受損、蟲蛀及腐爛的現象較佳。

▸ **處理**:用清水仔細沖洗乾淨。

▸ **保存**:用白報紙包起來,放入密封保鮮袋中,冰箱冷藏約可保存 7 ～ 10 天。

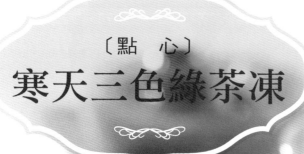

〔點 心〕
寒天三色綠茶凍

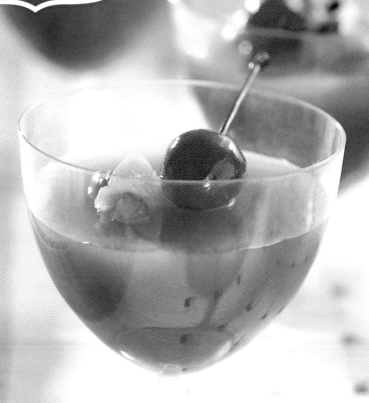

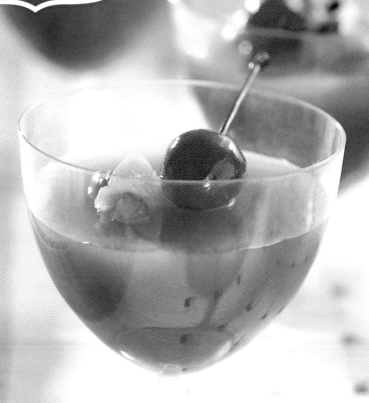 大師傳授 健康 / 好吃烹調秘訣

寒天即是指洋菜、菜燕，台灣經常用來做成各式美味的涼拌菜。

此道食譜可依個人的喜好變化數種口味，只要將綠茶粉替換，例如咖啡、紅茶、仙草、杏仁、玫瑰水、洛神水等即能製作成各式美味的果凍；或是改用紅豆、綠豆則變成好吃的羊羹。

材料

芒果	1個
葡萄	5顆
草莓	3個
綠茶粉	1小匙
洋菜（寒天粉）	10公克
水	300c.c.

調味料

糖	10公克
楓糖漿	3大匙

作法

1 芒果去皮，取果肉，切小塊；葡萄、草莓分別洗淨，切小塊。

2 水300c.c.倒入鍋中煮沸，再放入綠茶粉拌勻，續入糖及楓糖漿攪拌均勻。

3 加入洋菜，擺入芒果、葡萄、草莓，待凝固成果凍狀，即可食用。

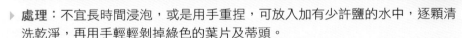

挑選 / 處理 / 保存方法

草 莓

▶ **採買：**以當日現採最為新鮮，蒂葉鮮綠無枯黃或捲縮，外表無水傷、潰爛或受損，色澤鮮紅亮麗又均勻，甜度較高。

▶ **處理：**不宜長時間浸泡，或是用手重捏，可放入加有少許鹽的水中，逐顆清洗乾淨，再用手輕輕剝掉綠色的葉片及蒂頭。

▶ **保存：**取一個保鮮袋，底部鋪上一層紙巾，再分層放入草莓，減少碰撞受損造成腐爛，移入冰箱冷藏約可保存3天。

葡 萄

▶ **採買：**以果粒飽滿結實，大小均勻，按壓有彈性，色澤愈深紫黑甜度較高，蒂梗未乾瘉，整串無脫落的痕跡，無腐壞或變軟的現象較佳。

▶ **處理：**先將整串用清水沖洗乾淨，放入薄鹽水中浸泡約10分鐘，再用剪刀逐顆剪下，再用清水沖洗3次，即可完全去殘留的農藥。

▶ **保存：**放入密封保鮮袋中，冰箱冷藏約可保存3～5天。

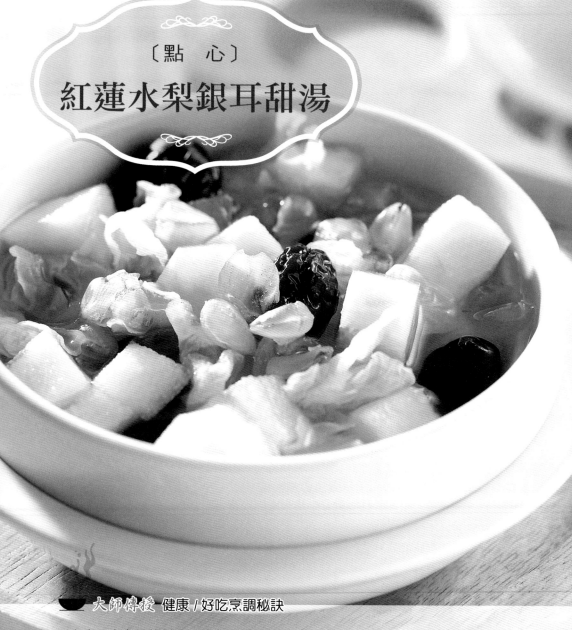

〔點　心〕
紅蓮水梨銀耳甜湯

● **大師傳授** 健康 / 好吃烹調秘訣

白木耳本身是乾製品，不宜用熱水浸泡，因為溫度太高會破壞果膠質，建議改用冷水浸泡脹發，使白木耳慢慢吸附水分，維持好吃的脆度。

雪蓮要浸泡冷水約 1 小時，待脹發呈透明狀，適合煮成甜湯或鹹湯。脹發的雪蓮可放入塑膠袋中，冰箱冷凍約可存放 30 天。

此道食譜中的糖水，亦可改為糖漿或糖黑變換味道。

<u>糖漿 DIY</u> 砂糖半斤放入鍋中，加入水 200 公克，用小火慢慢煮至稠狀。

材料

紅棗	6顆
雪蓮	50公克
水梨	半顆
蘋果	半顆
白木耳	30公克
水	800c.c.

調味料

紅砂糖	3大匙

作法

1 紅棗洗淨；雪蓮浸泡冷水約30分鐘；水梨、蘋果洗淨後，分別去皮及籽，切塊；白木耳泡水至軟，剝小塊。

2 紅砂糖放入鍋中，以小火煮融，變成深咖啡色，倒入水800c.c.，以中火煮沸。

3 再加入紅棗、雪蓮、水梨、蘋果、白木耳煮約15分鐘，即可食用。

挑選 / 處理 / 保存方法

水梨

▶ **採買**：以外表飽滿，蒂頭新鮮，色澤明亮，表面無碰撞、蟲蛀的現象，聞起來具有特別的香甜氣味較佳。

▶ **處理**：先去皮及籽，切成塊狀，放入薄鹽水浸泡一下，再用冷開水沖淨，可避免氧化變色。

▶ **保存**：放入保鮮袋中，冰箱冷藏約可保存 1 個月。

紅棗

▶ **採買**：以果形短結實飽滿，肉質厚籽核小，色澤呈自然稍暗的紅色，表面皺紋淺，剝開之後肉與籽緊密地黏在一起，無蟲蛀及霉爛變質的現象較佳。

▶ **處理**：用清水仔細將表面灰塵沖淨，不需要浸泡。

▶ **保存**：未拆封可放置於乾燥通風處約可保存 1 年；拆封後，可放入密封保鮮袋，冰箱冷凍約可存放半年。

黑豆桂圓杏仁豆腐

🍵 大師傳授 健康 / 好吃烹調秘訣

蜜汁黑豆 DIY 將水 8 杯、白砂糖 400 公克、醬油 2 大匙、小蘇打 1/4 小匙及鹽 1/4 小匙放入鍋中煮沸，即成醬汁。放入洗淨的黑豆 300 克浸泡 24 小時，移入電鍋中（外鍋水 2 杯）蒸至黑豆變軟，取出，再將黑豆及醬汁，一起加熱煮沸後，轉中小火煮到湯汁收乾。

杏仁豆腐 DIY 洋菜 1/4 條洗淨，加入水 4 杯煮至融化，放入砂糖 4 大匙、牛奶 1 杯攪拌均勻，待涼，滴入杏仁精 35c.c.，即可倒入平盤容器中，撈除表面氣泡，待涼移入冰箱冷卻即可凝結成「杏仁豆腐」。

🥕 材料

蜜汁黑豆	80公克
桂圓	50公克
水蜜桃	3片
櫻桃	3個
杏仁豆腐	200公克
水	800c.c.

🪣 調味料

植物性奶油	1大匙
紅冰糖	2大匙

🥄 作法

1 桂圓泡水約20分鐘；水蜜桃切片；杏仁豆腐用冷水沖淨，切塊。

2 將水800c.c.倒入鍋中煮沸，加入桂圓煮約5分鐘，放入紅冰糖煮融。

3 加入蜜汁黑豆、水蜜桃及杏仁豆腐，淋上植物性奶油，搭配櫻桃裝飾，即可食用。

大師傳授　挑選 / 處理 / 保存方法

黑　豆

▶ **採買**：以顆粒完整飽滿，大小均勻，無破損，色澤烏黑亮麗無蟲蛀及受潮較佳。

▶ **處理**：先用水清洗數次，去除雜質，浸泡冷水約一個晚上，瀝乾水分，即可進行烹調。

▶ **保存**：宜放入密封罐中，置放在通風乾燥處，在常溫下約可保存 1 個月。

櫻　桃

▶ **採買**：以果實表皮具有光澤潤滑感，果梗呈青綠色，果實呈暗黑色熟度高，果香的甜度較佳，而且以表面無傷痕、凹陷、褐色斑點品質較優。

▶ **處理**：只要快速用清水洗淨，而不要浸泡冷水，以免果肉膨脹，失去果香的甜味，如果洗多了沒有吃完，建議先用紙巾擦拭水分，再放入冰箱冷藏貯放。

▶ **保存**：買回家之後，先不要用水清洗，直接放入密封袋冷藏約可存放 3 天，等待食用時，再取出一次的食用量清洗。

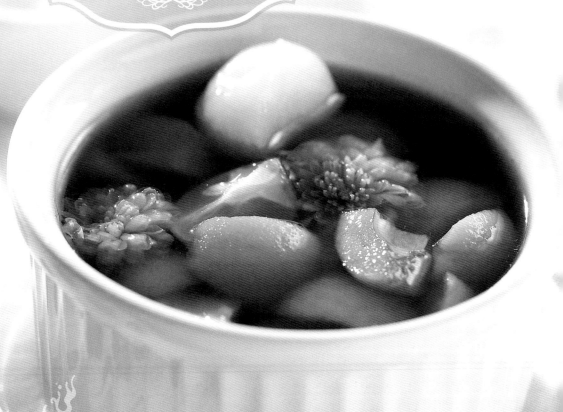

〔點　心〕
羅漢果益氣甜湯

● 大師傳授 健康 / 好吃烹調秘訣

▶ 羅漢果是秋季採收，日曬數天，經由低溫乾燥製成一種風味獨特的乾果，其甜度是砂糖的 300 倍，傳統中醫常使用它來化痰止咳、清熱潤肺、抗癌、滑腸通便、降血壓及血糖等效用，其味道甘甜，但是不含熱量，對於有糖尿病、過敏、肥胖者或是高血壓的患者，是最佳的天然健康食品。

羅漢果茶DIY 羅漢果 1 顆切開、胖大海 7 顆、甘草 3 片放入鍋中，加入水 1500c.c. 煮沸，轉小火續煮約 15 分鐘，熄火再燜約 10 分鐘，待湯汁變成深褐色，可當茶飲，冰冷溫熱皆宜。飲用羅漢果茶，可生津止渴、保護喉嚨、預防感冒、增強免疫力，還能幫助開嗓。

材料

羅漢果	1顆
甜菊	10公克
金桔	3粒
枇杷	6個
山竹罐頭	半罐
波羅蜜罐頭	半罐
覆盆子	20公克
水	800c.c.

作法

1 羅漢果敲開與甜菊分別用水沖淨；金桔洗淨，切對半；枇杷去皮及籽，切塊。

2 將水800c.c.、羅漢果、甜菊放入鍋中煮沸，轉小火煮約10分鐘待出味，撈除渣末。

3 加入金桔，以中火煮約1分鐘後，浸泡約5～8分鐘。

4 再放入枇杷、山竹、波羅蜜、覆盆子，即可食用。

 大師傳授　挑選 / 處理 / 保存方法

羅漢果

▸ **採買**：以顆粒圓大，色澤黃褐，表面色澤比較光滑亮麗，沒有裂紋和破損現象，用手搖不響，聞起來沒有焦味者為佳。

▸ **處理**：將羅漢果放在砧板上，用槌子用力敲開，再把它整顆丟進熱水燜至出味，便可飲用。

▸ **保存**：放入密封罐中，避免陽光直接照射，並放置於陰涼乾燥處，以免產生發霉及蟲蛀的現象。

枇　杷

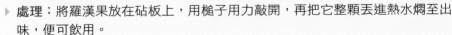

▸ **採買**：以表皮光滑，沒有損傷、皮皺，果實飽滿，底部肥厚，梗部新鮮，色澤呈鵝黃色較佳。

▸ **處理**：以清水稍微沖洗，用手剝除外皮，去籽。

▸ **保存**：枇杷不耐貯放，最好是當天食用完畢，若是放在冰箱冷藏存放太久，水分容易流失掉，表皮也會變皺。

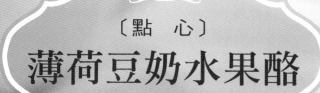

〔點　心〕
薄荷豆奶水果酪

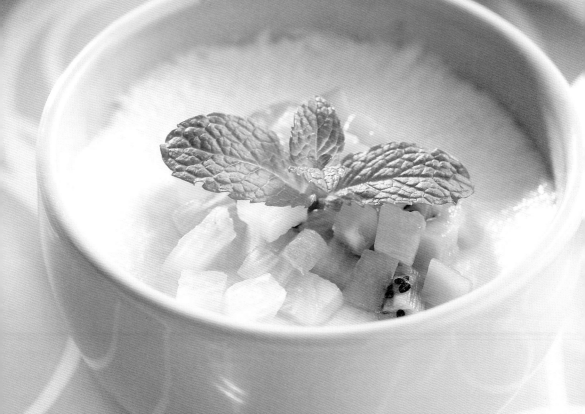

材料

豆奶	300cc
薄荷葉	3片
芒果丁	100公克
奇異果丁	100公克
鳳梨丁	100公克
吉利Ｔ粉	30公克
水	100cc

調味料

紅糖	3大匙

作法

1. 吉利Ｔ粉與冷水混合攪拌均勻，過濾網過濾後備用。

2. 豆奶與紅糖混合加熱，倒入吉利Ｔ水攪拌加熱至小泡，倒入杯中後冷藏。

3. 放上芒果丁、奇異果丁與鳳梨丁，最後再放上薄荷葉裝飾即可。

Part 3 洪師傅美味健康素　點心　薄荷豆奶水果酪

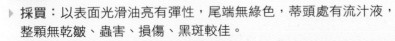

挑選 / 處理 / 保存方法

芒　果

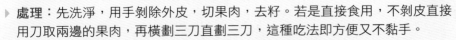

▶ **採買**：以表面光滑油亮有彈性，尾端無綠色，蒂頭處有流汁液，整顆無乾皺、蟲害、損傷、黑斑較佳。

▶ **處理**：先洗淨，用手剝除外皮，切果肉，去籽。若是直接食用，不剝皮直接用刀取兩邊的果肉，再橫劃三刀直劃三刀，這種吃法即方便又不黏手。

▶ **保存**：透的芒果可以放入密封保鮮袋中，冰箱冷藏約可保存5～7天。

大師傳授

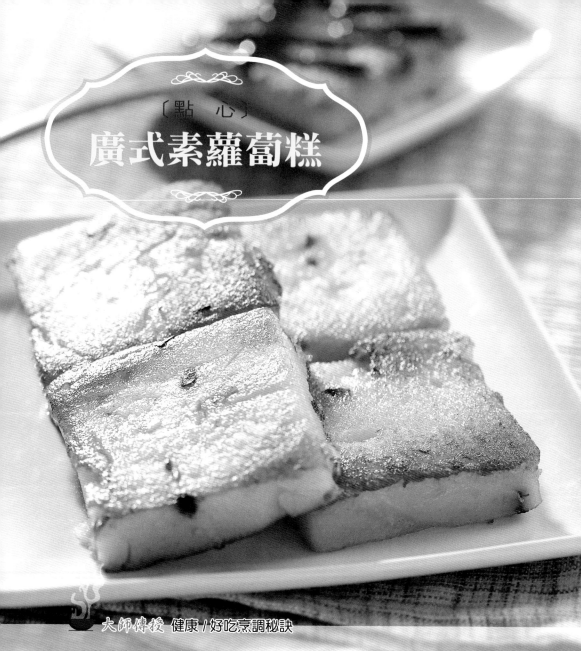

廣式素蘿蔔糕

大師傳授 *健康 / 好吃烹調秘訣*

白蘿蔔外型上端粗圓，下端逐漸變細的，適合煮食；而上細下粗的白蘿蔔則適合用來做醃製菜類。

素芋頭糕 DIY　此道食譜中的白蘿蔔可改成芋頭做成素芋頭糕。只要將芋頭去皮，切成粗條狀或切成丁狀，放入蒸鍋中蒸約 10 分鐘，取出加鹽、香菇粉、胡椒粉調味後，依此食譜的作法步驟，即成一道美味的「素芋頭糕」

調製粉漿時，在來米粉與水的比例很重要，正確方法則是取在來米粉 100 公克加水 1 杯調成糊狀，若是水量太少蒸煮出來的素蘿蔔糕，柔軟度不夠，會變得硬邦邦，口感變差。

材料

在來米粉	300公克
白蘿蔔	1200公克
素火腿丁	150公克
香菇丁	75公克
香椿醬	1大匙

調味料

鹽	1小匙
香菇粉	1小匙
胡椒粉	1小匙
甜辣醬或醬油	少許

作法

1. 白蘿蔔洗淨，去皮，刨成細絲備用。

2. 起油鍋，放入素火腿丁、香菇丁、香椿醬炒至出味後，撈起。

3. 將白蘿蔔絲，放入鍋中，倒入水3杯邊煮邊攪至熟，加入鹽、香菇粉、胡椒粉調味，續入**作法2**材料攪拌均勻。

4. 取一個平底模型，塗抹一層薄油備用。

5. 在來米粉放入鍋中，加入水3杯及作法3材料攪拌均勻，以中火煮成稠狀，倒入平底模型中，移入蒸籠中，以中火蒸約1小時。

6. 再用筷子插入，沒有粉漿沾黏，即可取出，搭配甜辣醬或醬油食用。

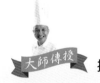

大師傳授　挑選 / 處理 / 保存方法

白蘿蔔

▶ **採買**：以蒂頭仍帶有綠葉，綠梗新鮮翠綠，表面有光澤，未經過清水沖洗且略帶有泥砂，果肉結實飽滿，具有重量感，無斑點鬚根，用手指輕彈聲音響脆較佳。

▶ **處理**：在流動水下先將表面的土質沖洗乾淨，再削皮，切成適當大小。

▶ **保存**：白蘿蔔冷藏保存必須先除掉頭端的綠梗，再用白報紙包好，放入塑膠袋，以免綠梗吸收養分。冰箱冷藏約可保存 6 ～ 7 天。

乾香菇

▶ **採買**：以型體圓而整齊，傘面厚實大肉質肥厚，色澤均勻，傘緣下垂內捲，下面的褶皺緊密均勻呈米白色，傘柄短而粗狀，無褐斑、破碎、受潮或發霉現象，聞起來香味濃郁，傘狀完整品質較佳。

▶ **處理**：先用清水去除表面髒污，再用冷水加入少許的砂糖攪拌融化，放入香菇浸泡約 20 分鐘至發脹，可以減少香菇中的成分流失，而且味道較佳。

▶ **保存**：乾香菇若是拆封之後，可用二層的密封袋包裝起來，然後開口處封緊，放置在乾燥通風處，大約可擺放 4 ～ 6 個月，以免潮濕或產生霉味。

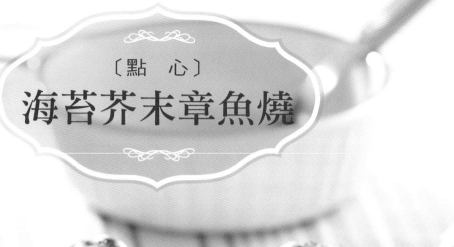

〔點 心〕
海苔芥末章魚燒

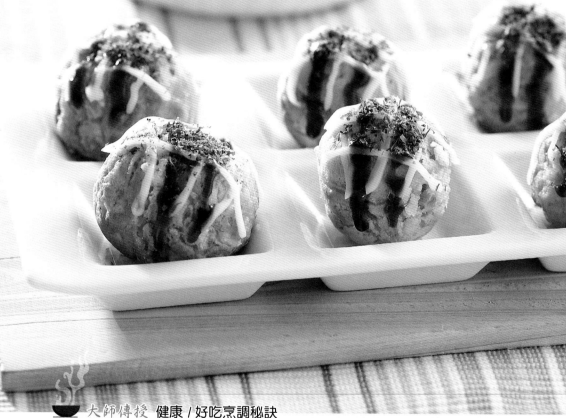

大師傳授 **健康 / 好吃烹調秘訣**

▶ 製作章魚燒時，不用煩惱沒有夜市販售的相同模具，目前在大型的電器賣場均有販售，作法非常方便又實用。製作章魚燒的模型也可以改用製作鬆餅電器用品，只要上下表面均勻塗抹一層油，倒入調好的餡料麵糊，烤至兩面金黃色即可取出食用。

▶ 日式大阪燒 DIY 此道的粉漿可加入高麗菜絲變換口味，或是粉漿加入素火腿片拌勻，放入鐵板燒或平底鍋，煎成兩面呈金黃色，取出切塊，淋入相同的醬汁即成「日式大阪燒」。

材料

中筋麵粉 ······· 半公斤
素高湯 ······· 600c.c.
蘇打粉 ······· 1小匙
白山藥泥 ······· 15公克
高麗菜絲 ······· 50公克
素章魚塊 ······· 100公克
海苔粉 ······· 1大匙

餡料調味料

胡椒粉、香菇粉、鹽 ······· 各1小匙

醬汁調味料

醬油 ······· 70公克
白芝麻 ······· 5公克
白醋、白糖 ······· 各10公克

沾醬

芥末醬 ······· 少許

作法

1 將中筋麵粉、素高湯、蘇打粉、白山藥泥、高麗菜絲放入容器中，調製成粉漿後，再加入胡椒粉、香菇粉、鹽拌勻，即成餡料。

2 醬油、白醋、白糖放入鍋中，以小火煮至融化，待涼，加入白芝麻，即成醬汁。

3 準備一個圓型的模型，表面塗抹一層油，倒入適量的餡料，放入素章魚塊，以中火兩面烘烤至熟，取出。

4 撒上海苔粉，淋入醬汁，搭配芥末醬即可食用。

 挑選 / 處理 / 保存方法

海苔

▶ **採買**：以天然新鮮，聞起來有海苔香味、質地酥脆，並且密封包裝保存完整紮實，內含有一包防潮劑，並經過食品檢驗認證符合衛生要求較佳。

▶ **處理**：可直接食用或是食用前放入烤箱再次烘烤，會出現剛出爐的海苔香味，更美味。

▶ **保存**：將包裝密封袋封緊，並放置於陰涼處，以常溫保存約可保存 3 個月，儘量避免受潮，以免失去酥脆的口感及香氣，拆封後，請儘速食用完畢。

芥末醬

▶ **採買**：以色澤新鮮粉綠，無雜質，色正味衝為較佳，務必注意包裝上的保存期限。

▶ **處理**：芥末粉放入碗中，倒入溫水攪拌成稠狀，上面覆蓋盤子，翻過來靜置約 5 分鐘，味道比較辛嗆芳香。

▶ **保存**：調好的芥末醬，可放入密封保鮮罐中，冰箱冷藏約可保存 3～6 個月。也可以放置於常溫下密封儲存。

Part 3 洪師傅美味健康素 點心 海苔芥末章魚燒

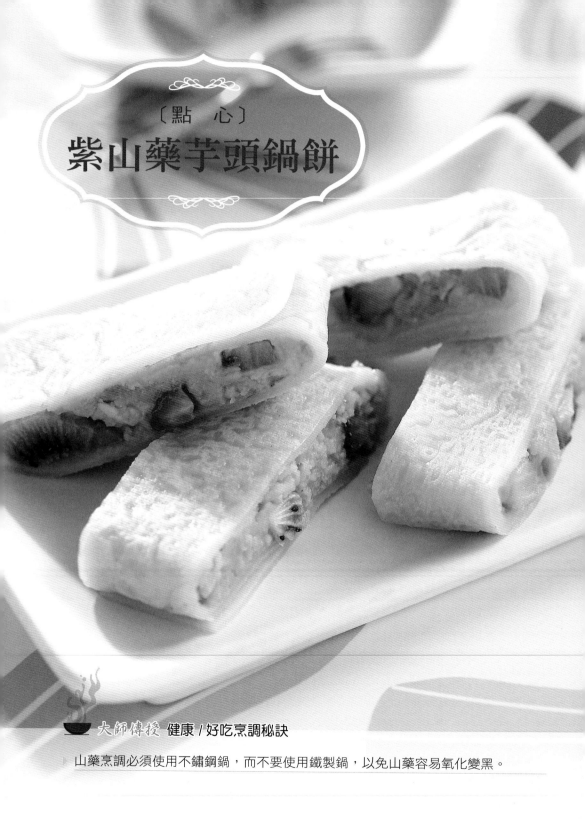

〔點 心〕
紫山藥芋頭鍋餅

大師傳授 健康／好吃烹調秘訣

山藥烹調必須使用不鏽鋼鍋，而不要使用鐵製鍋，以免山藥容易氧化變黑。

材料

紫山藥	300克
芋頭	300克
奇異果	1個
草莓	5～6顆
中筋麵粉	150克
泡打粉	1/2茶匙
糖	30克
鹽	1/4茶匙
植物奶油	120毫升
植物油	2～3湯匙

調味料

糖	1小匙
楓糖漿	適量

作法

1. 將紫山藥和芋頭去皮，切成小塊，放入蒸籠中蒸熟（約需15～20分鐘），取出後用壓泥器或攪拌器打成泥狀。

2. 將奇異果和草莓切成小丁，備用。

3. 取一個大碗，加入中筋麵粉、泡打粉、糖和鹽，攪拌均勻。

4. 取一大碗將芋頭和紫山藥泥加入碗中，加入植物奶油、糖攪拌均勻，直到內餡變得順滑。

5. 在平底鍋中加入植物油，燒至中火。

6. 取一勺麵糊倒入鍋中，倒入一球內餡再加入一些奇異果丁和草莓丁，再加上一勺麵糊，讓麵糊均勻分布，形成圓形薄餅狀。

7. 煎至底部變金黃色，翻面煎另一面，重複此步驟，直到所有麵糊和水果都用完為止。

8. 鍋餅煎熟後，可依個人口味加入楓糖漿，或是搭配其他水果一起享用。

大師傳授　挑選 / 處理 / 保存方法

紫山藥和芋頭

▶ **採買**：選擇表皮光滑、無傷痕和凹陷、色澤均勻、形狀較完整者較好。同時，如果有濃郁的甜味或芋香味，新鮮度較高，口感也會較好。再用手輕輕搖動，如果感覺有些鬆動或空心感，可能是因為品質較差或老化，不建議選擇。

▶ **處理**：以塑膠刀片切取一次的用量，帶上手套刮除表皮，切成適當大小，浸泡在檸檬水或醋水中，以免變質。

▶ **保存**：整根完整未削皮，可放置在通風陰涼處約可保存 3 個月。切開的則在剖面擦少許的鹽或米酒吹乾，再放入保鮮袋中，擠出多餘的空氣，冰箱冷藏約可保存 15 ～ 20 天。

創新、傳承與提攜：
多讓一人吃素就有福

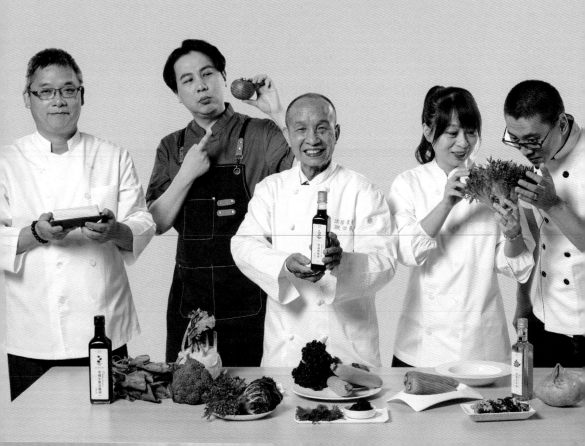

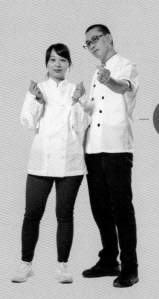

職人 宋和憬、洪慧絹

示範食譜：

- 月亮素蝦餅
- 創意壽司
- 暗黑拉麵

職人 洪政裕

示範食譜：

- 滸苔酪梨波奇碗
- 杏菇白菜番茄捲
- 蕪菁山芹海木耳湯
- 日式涼拌滸苔菠菜綜合菇
- 紫蘇茭白海木耳捲

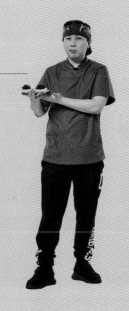

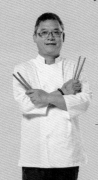

職人 林宏彥

示範食譜：

- 山當歸知味湯
- 異國風蔬香炊飯
- 叻沙鹽滷豆腐

【蔬食職人登場】

連葷食者都
上癮的美味蔬食

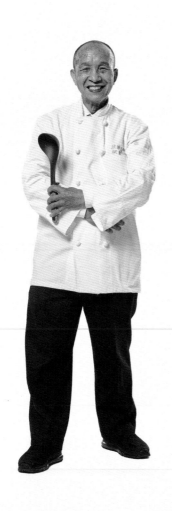

素食，能使人身心靈健康，精神更加愉悅，同時也能透過「吃好食，過好時」的理念，創造更符合新時代的生活方式，以達到自身平靜與昇華。

一個餐飲從業者，除了有高超廚藝之外，更重要的是有良好的品德修養，且對與料理與知識追求的好奇心，才能燒出一道道美味好料理。

此書為本人對素食料理淺薄地認知，在此分享給各位讀者，如有錯誤地方也希望各位見諒與指教。

同時，本次增修版秉持「傳承、創新與分享」的理念，特別邀請了林宏彥師傅、宋和憬師傅、洪慧絹師傅，以及洪政裕師傅等三組四位我認同、推薦的料理職人給大家，希望達

到讓已經逐漸蛻變為「不退流行蔬食」的素食料理愈來愈進步的目的之外，更能讓這些新世代的素食料理職人的新創料理，不僅僅為這個世界的環保盡一份心力，並且還能替後代子孫立下更多為善助人的「良善典範」，余願足矣。

以下篇章就先讓我分享三道新近研發的「時尚蔬食」作為拋磚引玉的起手式，然後再依序由洪政裕師傅分享五道、宋和憬師傅與洪慧絹師傅分享三道，以及林宏彥師傅分享三道，共十四道我們新創的手路菜給大家，再次謝謝各位讀者對我們的厚愛。

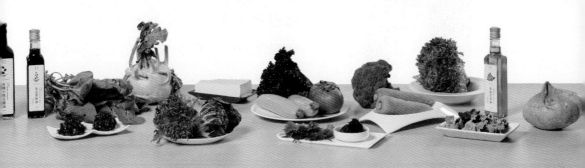

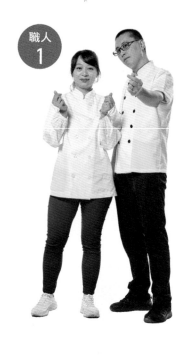

職人 1

宋和憬、洪慧絹
（桃園中壢承華素食餐廳）

　　我首先推薦的職人一位是我的女婿宋和憬，一位是我的女兒洪慧絹。

　　慧絹從小因為我開素食餐廳的緣故，也跟著茹素，並在耳濡目染下學習做素食，儘管她的專業不是廚師，但在跟著我到貝里斯、巴西、澳洲等世界各國的餐廳，看到我指導、教學當地業者素食料理的過程當中，親自見證到我在世界各國戮力推廣正在萌芽成長階段的素食料理的用心，也看見很多當地人對素食的改觀，以及對當地素食推廣產生的影響力後，自己也非常認同我的理念，所以，她告訴我說，這讓她覺得非常不可思議。

　　同時，她也對我說：「雖然我長年旅居國外，嘗試過西方各式美味素食，但我仍然覺得爸爸在台灣的素食料理最有家的感覺。」

　　於是，在2019年，她和我的女婿和憬，夫妻倆從澳洲墨爾本返台定居。並在2020年，因為覺得桃園中壢素食餐廳間數和選擇都太少，又認為爸爸的素食菜色值得推廣，因此決定在疫情最嚴峻之時開了一家小店——承華素食餐廳。店內的菜單從新加坡的叻沙湯麵、馬來沙爹串燒、創意月亮素蝦餅，到中式的精緻蔬食料理——東坡扣肉等等菜色皆有供應。

　　這種創新與傳統平衡的作法，甚至使得附近的健身房的教練

跟學員們，以及很多吃葷的客人都對店內的餐點讚譽有加，口耳相傳，使得這些年輕人也願意嘗試選擇時尚蔬食作為健身後的餐點。這是現在素食轉變為「蔬食」過程中非常難得的地方，希望大家也能認同，並且有機會的話多去她們的小店捧場、鼓勵和指導一下。

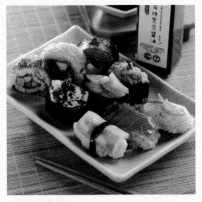

▲創意壽司

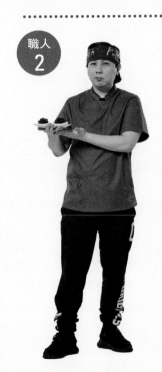

職人 2

洪政裕

（上海心樂蝶舞餐廳、馬來西亞新素代、日本大阪法華、印尼Vegan Power 顧問總監）

自己茹素五十年，最大的成就除了致力推廣素食之外，就是能讓自己的孩子也可以愛上素食，並且也投入推廣素食的工作，成為一輩子的事業與志業，女兒慧絹與女婿和憬如是，兒子政裕也如是，這更是最令我欣慰的一點。

政裕不只曾參與上海世博會素食餐廳的創辦與執行，隨後還到了馬來西亞、日本素食行業擔任研發與主理工作，目前則是我所創辦餐廳的創意總監，除了傳承我的傳統本格派的素食手法，更加上許多他自創的更年輕化、更流行的口味與吃法，這點是最令我高興的地方。

比如說在本次的示範食譜中特別提到的滸苔、海木耳和石蓴等食材，就是他特別花費心思尋找出來既營養又美味的深海藻類，屬於相當新穎的餐飲成分，更是針對茹素者容易缺乏一些營養元素所獲得的最新研發成果。

以新鮮滸苔來說，其不僅味鮮、色美，更富深層微量元素，還有人體所需各種氨基酸，對於現代素食者的營養素補充和健康維持而言，不啻為一大福音。更值得一提的是，這些食材在開發的過程當中，全程都是使用最先進與最環保的方式進行，對整個海洋來說，不僅沒有傷害還能夠在平衡海洋生態的前提之下獲取這些深海藻類。也就是說，製成這些優良產品的同時，也能為這片土地做到真正地永續且無污染的經營，非常值得推薦。

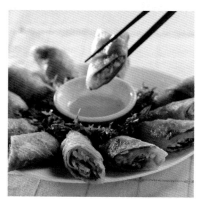

▲紫蘇茭白海木耳捲

總的來說，政裕不僅傳承與創新了素食製作的手法，更將環保和維護環境的遠大理想落實在實際生活中，這才是令我感到最自豪的地方，相信這一點也可以獲得大家的認同。

職人 3 林宏彥
（北市榮濱商圈綠苗素食館）

特別推薦一位好朋友——林宏彥師傅。

認識林師傅已有十幾年的時間了，他不僅人好，品德更是沒話說。目前是北市榮濱商圈「綠苗素食館」的負責人。從2006年開始，接觸並逐漸愛上了料理這件事情。2009年，在機緣巧合中進入

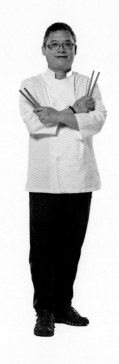

素食餐飲界並開始吃素。2011年，成立「綠苗創意素食料理」，在這之前未曾受過任何餐飲訓練，是一個純粹的餐飲素人。憑藉著一股對素食料理推廣及烹調的熱誠，十多來年在風雨中堅守崗位，卻完全不改其志，這點令我非常欽佩。

　　林師傅的料理手法不受限於傳統料理的窠臼，常創作出別出心裁的料理，尤其在香料、醬料以及異國風味的素食料理更為拿手；尤其是他對鹽滷與山上的野生食材更有特別獨到的認知。初次品嘗到他的湯頭有種層次感，口感滑順富有山野氣息美感，很難想像這是一個簡單食材能提煉出來的鮮味，且對於香料運用有自己獨特的使用習慣，在與食材搭配後在首味與尾韻都有相互呼應的美感，再次特別推薦給各位讀者一同分享此美味。

　　同時，多年來堅持推廣素食廣結善緣及服務不同的客群需求，所創作出的料理也化繁為簡，看似簡樸卻充滿層次與驚喜感，讓老饕們眷戀不已。也因此，他的素食館老客人非常多，還常常帶新客人來，讓他的店在榮濱商圈形成一道非常特殊的風景，這點非常難得。但他依然每日摸黑早起，不改初衷將服務推廣的面向更深入市井當中，把「傳承、創新與分享」的精神發揮地淋漓盡致。希望大家多多來這裡捧場，為他按讚。

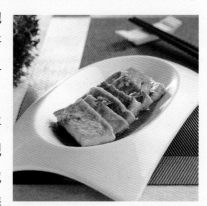

▲叻沙鹽滷豆腐

時尚蔬食
洪銀龍

辣味醬拌豆芽
金針蒸豆包

2~3
人份

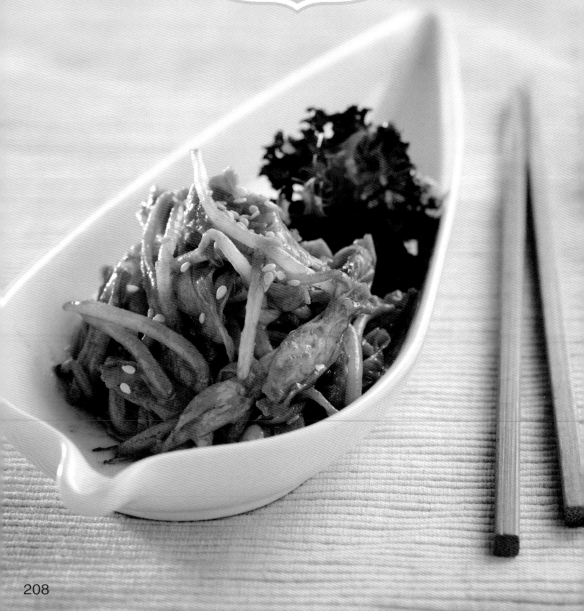

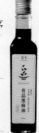

材料

豆芽⋯⋯⋯⋯⋯⋯⋯⋯⋯⋯1包
金針菇⋯⋯⋯⋯⋯⋯⋯⋯⋯1包
煙燻豆包⋯⋯⋯⋯⋯⋯⋯⋯2片
白芝麻⋯⋯⋯⋯⋯⋯⋯⋯⋯少許

調味料

味醂⋯⋯⋯⋯⋯⋯⋯⋯⋯100ml
黑麻油⋯⋯⋯⋯⋯⋯⋯⋯1湯匙
香菇粉⋯⋯⋯⋯⋯⋯⋯⋯1湯匙
白胡椒粉⋯⋯⋯⋯⋯⋯⋯少許
辣味豆腐乳⋯⋯⋯⋯⋯⋯1塊
高湯⋯⋯⋯⋯⋯⋯⋯⋯100ml
薑泥⋯⋯⋯⋯⋯⋯⋯1小湯匙

作法

1 先用空盤將豆芽與金針菇去尾後中間對切拆開後，將豆芽後半段放置於盤子底部，鋪上金針菇後半部後，將豆包拆開成片狀均勻疊在上方，再將豆芽與金針菇頭部放上，用保鮮膜封上備用。

2 再用蒸籠蒸10分鐘（也可以用微波爐600W8～9分鐘），取出備用。

3 接著將白芝麻下鍋炒香備用，再取一個空小碗將所有調味料一起混合起來備用。

4 淋上醬汁拌勻即可食用。

挑選 / 處理 / 保存方法

黑麻油

▸ 好的黑芝麻油（胡麻油）必須利用慢火烘焙，等散熱後以多道程序壓榨才能滴出芝麻油；同時還要經過靜置、沈澱、過濾，最終變成琥珀色、高品質的濃香黑麻油。

▸ **挑選方法** 注意相關標示必須顯示種植地、萃取方式、成分等信息。還要注意食用期限，務必選擇未過期的黑麻油，確保品質。

▸ **處理方法** 黑麻油容易受潮受熱變質，必須避免陽光直射和高溫潮濕的環境。此外，黑麻油中的不飽和脂肪酸易被氧化，不能高溫加熱以免散失。還有，用量不要過量，以免反而妨礙健康。

▸ **保存方法** 黑麻油要冷藏在冰箱，可以延長保存期限；還要避免與其他味道濃厚物品放在一起，否則很容易吸收其他物品的氣味，產生雜味。同時，瓶口一定要密封好，否則會因為氧化而變質。

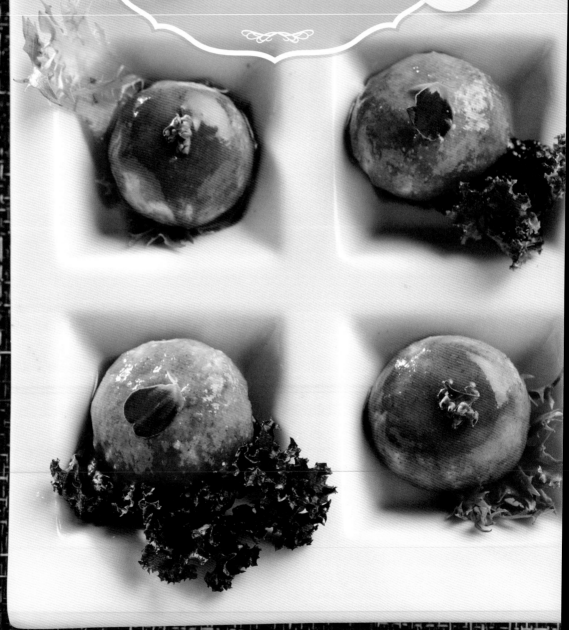

雙醬拌鮮蘑菇

2
人份

材料

新鮮蘑菇 ···1盒

A. 調味料

羅勒葉 ···200克
芥花油 ···100克
花椒 ···20克
海鹽 ··1湯匙
糖 ···1湯匙

B. 調味料

白糖 ··2湯匙
紅辣椒粉 ···1湯匙
薑泥 ···2小湯匙
醬油 ···1.5湯匙
素蠔油 ···0.5湯匙
番茄醬 ···0.5湯匙
辣椒油 ··2湯匙
楓糖 ···3.5湯匙

作法

1 將新鮮羅勒洗淨只取葉子部分，川燙後過冰水去除多餘水分，再切成細末。

2 A調味料倒入果汁機或調理機，打勻取出備用。

3 準備一空碗，將B調味料混合攪拌均勻備用。

4 將新鮮蘑菇洗淨去尾擦乾水分，再倒入少許油到平底鍋，將蘑菇面朝下小火煎香後取出。

5 再將蘑菇沾上兩種醬汁，分別盛至於盤中即可食用。

注意事項

▸ 製作羅勒醬時，發黑的葉子不要放入。

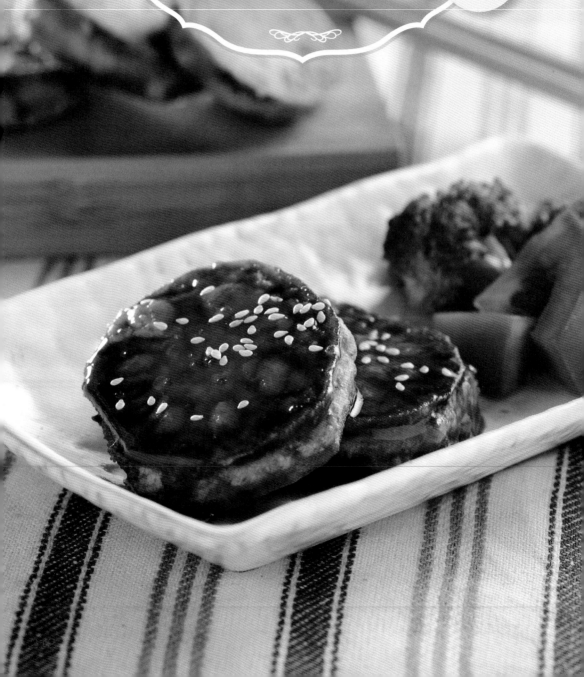

時尚蔬食
洪銀龍

照燒蓮藕夾餅

2~3
人份

材料

蓮藕	150克
老豆腐	200克
山藥	50克
紅蘿蔔	50克
香菜	50克
太白粉	少許

A. 調味料

米粉	3湯匙
孜然粉	1小茶匙
鹽巴	1湯匙
胡椒粉	少許
香油	1小湯匙

B. 調味料

醬油	2大湯匙
味醂	2大湯匙
糖	1大湯匙
高湯	100ml

作法

1. 蓮藕洗淨去皮切成0.5公分薄片,並拍上太白粉備用。

2. 山藥洗淨磨成泥,紅蘿蔔、香菜則切成末,再與老豆腐混合一起搗碎,並加入A調味料備用。

3. 取1片藕片將適量餡料放上後蓋上另1片用手捏緊,再用手將周圍的餡料擠入整形,旁邊也沾上太白粉後備用。其他藕片同樣做法,直至所有完成。

4. 再用平底鍋倒入少許油,以中火將藕餅放入煎至兩面金黃上色。

5. 倒入調味料 B 後蓋上鍋蓋,以小火燒至入味收乾即可出鍋,擺盤食用。

大師傳授　挑選 / 處理 / 保存方法

黑豆醬油

▶ 和黃豆(大豆)醬油相比,黑豆醬油(如果原料是小黑豆的更好)不僅風味濃郁且厚實,如果再遵循古法經過 180 天以上的自然發酵,氨基酸和微量元素的含量將會更為豐富,只要正確食用就能夠對身體有很多益處。

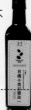

注意事項

▶ 煎時注意火的溫度,也可小火慢慢上色。

月亮素蝦餅

2~4
人份

材料

春捲皮	1張
樹薯粉	2克
玉米粉	1克
素食甜不辣	100克
紅蘿蔔末	20克
芹菜末	10克
素肉漿	20克
冷飯	60克
滸苔粉	少許

調味料

昆布粉	1克
鹽	2克

作法

將樹薯粉、玉米粉、素食甜不辣、紅蘿蔔末、芹菜末、素肉漿、白飯、滸苔粉等材料放入攪拌機或調理機一同打碎成泥狀後，即為素蝦泥內餡，置旁備用。

1 拿1張春捲皮攤平在桌面上，再將素蝦泥內餡平均鋪平在半邊的春捲皮上，然後對摺蓋上。

2 以中火熱油鍋後，再用中小火油炸素蝦餅，炸至表面呈金黃酥脆，即可熄火起鍋。

3 最後用廚房紙巾吸取多餘油份，即可切成四片沾醬食用。

健康 / 好吃烹調秘訣

苦茶油

▶ 苦茶油或稱「茶籽油」，也就是由苦茶樹果仁製成的油脂，其中包含單元不飽和脂肪酸、亞麻酸、芝麻素、多酚等已經經過諸多研究證實，對健康非常有助益的養生元素。同時，如果苦茶籽是台灣原生種的更好，因為經過初榨靜置沉澱，再由十多道的過濾手續後，就能去除油中殘餘雜質，使得苦茶油最終呈現出清澈透亮的金黃色。如此的苦茶油只要能夠搭配本書等健康素食食譜正確食用，就能將健康效益發揮到極致。

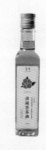

▶ **沾醬 DIY** 開水 30 克、檸檬汁少許、苦茶油少許、糖 1 小匙、辣油少許、香菜末少許，充分混合即可。

注意事項

▶ 春捲皮包完內餡蓋上後要用牙籤在表面插些許個小洞，才不會讓油炸時春捲皮破掉。

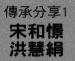

創意壽司

2~3 人份

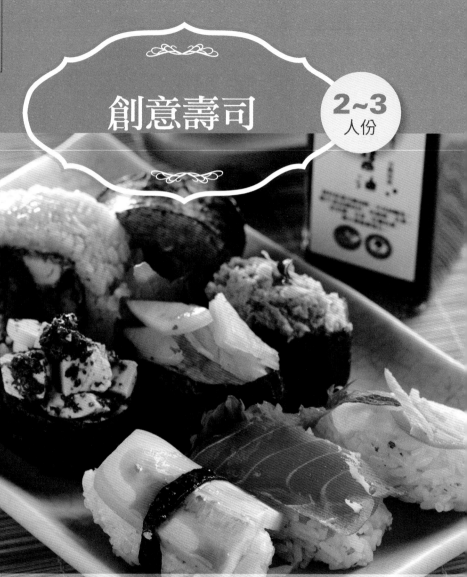

材料

黃節瓜	1小段
素鮪魚罐頭	少許
素食泡菜	少許
海苔片	1包
醃漬過的柚子白蘿蔔片	3片
調味過的小黃瓜	1條
調味過的紅蘿蔔	1條
煮熟的火腿	1條
素鬆	1小碗
煮熟的蟹肉棒	1條
板豆腐	少許
素鮪魚生魚片	1片

調味料

市售壽司醋	1瓶
黑松露	少許
海鹽	少許
紅麴粉	1包
薑黃粉	少許
淽苔粉	少許

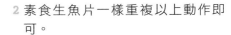

作法

三色壽司飯

1 壽司米加水以1:1煮飯，煮熟後將熱騰騰的白飯倒出，加入壽司醋攪拌均勻成醋飯，待涼備用。

2 **紅色與黃色壽司作法**：當壽司米與水的比例放好於電鍋內後，再放入少許的紅麴或薑黃粉，即可以按下煮飯按鈕煮飯。待白飯煮好起鍋加入加入壽司醋攪拌均勻，待涼備用。

3 **綠色壽司飯作法**：將壽司醋壽司飯撒上滸苔粉，攪拌均勻，即可置旁備用。

4 鍋中熱油煎黃色節瓜，煎至金黃色後，即可起鍋，置旁備用。

5 鍋中熱油放入事先切好的板豆腐，撒上少許海鹽，煎至金黃色後熄火起鍋，將金黃色的豆腐跟少許黑松露攪拌一起，置旁備用。

軍艦壽司

1 將30克醋飯糰周圍包上海苔片。

2 分別放上素鮪魚、泡菜與黑松露豆腐後，即可食用。

握壽司

1 取30克的九層塔飯捏成橢圓形輪廓，放上事先煎好的黃節瓜，最後用海苔將飯與其一起包圍一圈海苔即可。

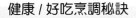

🍲 健康 / 好吃烹調秘訣

`柚子白蘿蔔片 DIY`

▶ 將新鮮白蘿蔔切片，再浸泡韓式柚子醬與少許鹽巴，放入保鮮盒浸泡一整天後，即可食用。

2 素食生魚片一樣重複以上動作即可。

3 取30克的醋飯捏成橢圓形輪廓，再擺上事先醃漬好的柚子白蘿蔔片，即可享用。

花式捲壽司

1 將海苔平鋪在竹簾上（竹簾可用包鮮膜事先包好），再鋪上180克紅麴醋飯（或是薑黃醋飯、滸苔醋飯）鋪滿海苔的3/4醋飯後，翻過來，讓海苔面朝上。

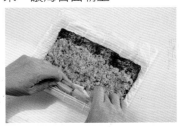

2 將調味過的小黃瓜條、調味過的紅蘿蔔條、煮熟的火腿條、素鬆，以及煮熟的蟹肉棒等一同捲入壽司。

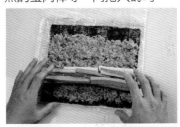

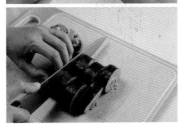

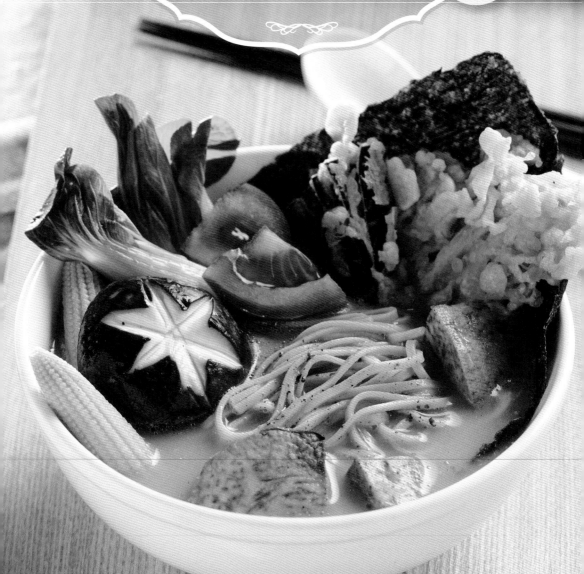

暗黑拉麵

1
人份

材料

一般材料

金針菇30克、玉米筍1支、番茄1塊、青江菜1棵、茄子1段、芋頭1小塊、海苔1片、新鮮香菇1朵、豌豆蛋白麵200克。

麵衣

麵粉50克、開水50克、泡打粉少許。

湯底

燕麥奶400克、高湯200克、黑芝麻粉10克，七味粉少許。

調味料

昆布粉1克、鹽5克、胡椒粉少許、糖1克。

作法

1 小火熱油鍋，將裹好麵粉糊的金針菇、玉米筍、茄子、芋頭等材料放入油鍋中，當材料油炸至金黃色後，即可起鍋，置涼備用。

2 取鍋用熱水煮開開水後，放入豌豆蛋白麵，待麵心熟透後，即可撈起，放入湯碗中。

3 另在鍋中倒入燕麥奶400克、高湯200克、黑芝麻粉10克、昆布粉1克、鹽5克、胡椒粉少許、糖1克煮開後即為湯底，再倒入湯碗中，即成湯拉麵。

4 最後再將事先炸好的所有炸物置於湯碗中，即可享用。

健康 / 好吃烹調秘訣

▸ 麵煮熟後可以用冰水沖洗麵條，讓口感更好。

豌豆蛋白麵

▸ 豌豆蛋白麵顧名思義就是由富含蛋白質卻又低碳水化合物的豌豆為主要原料製成的麵條。由於其富含植物蛋白質，非常適合全素食者攝取，達到補充人體無法自行合成的9種氨基酸的目的。另外，對於吸收能力較差的熟齡銀髮族，以及常常外食導致蛋白質缺乏的上班族來說，都是非常適合攝取的族群。

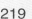

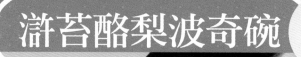

滸苔酪梨波奇碗

1
人份

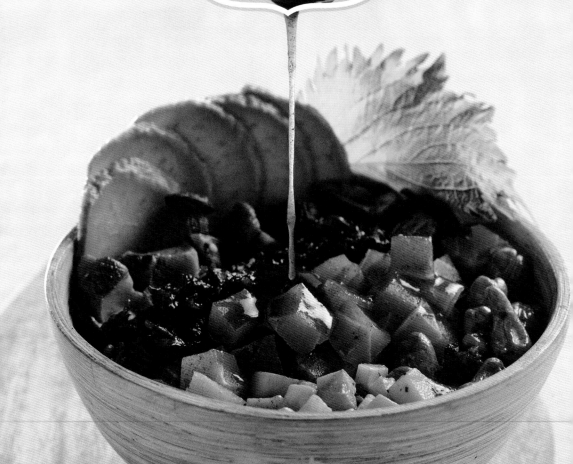

材料

新鮮滸苔	30克
酪梨	50克
蒟蒻	50克
黃節瓜	30克
腰果	30克
煮好的五穀米	150克
杏鮑菇	1根

調味料

甜口醬油	1湯匙
黃芥末	1湯匙
番茄醬	2湯匙
芝麻醬	1湯匙
辣椒粉	1小湯匙

作法

1. 新鮮滸苔用純淨水洗淨備用，酪梨、蒟蒻、黃節瓜切丁備用，腰果下鍋小火煎出香味，也可用烤箱180度烤10分鐘，杏鮑菇手撕成條狀，用海鹽稍微拌炒。

2. 將所有調味料混合備用。

3. 取一碗盛入煮好的五穀米後依序放入材料，最後淋上醬汁即可，食用時可均勻攪拌後品嚐。

大師傳授 挑選 / 處理 / 保存方法

滸 苔

▶ 滸字音「ㄏㄨˇ」，滸苔屬綠藻家族的一員，藻體纖細而長，附著於潮間帶岩石表面生長，鮮食口感滑嫩，烘乾後具濃郁獨特香氣。

純淨水

▶ 也就是淨水或純水，亦即不含任何雜質或細菌的水，是符合生活飲用衛生標準的水，乃透過適當的加工方法製作而成，並密封於容器內，還不能含任何添加物，屬於無色透明。如果符合食品標準，就能夠直接飲用。

五穀米 DIY 步驟

▶ 1. 將五穀米洗淨，用清水浸泡約 30 分鐘。
2. 將浸泡好的五穀米放入煮飯鍋中，加入約 2.5 倍的水。
3. 將煮飯鍋蓋上，開始煮飯。大火煮至水滾後轉小火，繼續煮 20～30 分鐘。
4. 煮熟後，讓五穀米在鍋中靜置 5～10 分鐘，讓其吸收多餘的水分。
5. 打開鍋蓋，用木匙輕輕攪拌，使五穀米均勻。

注意事項

▶ 1. 煮五穀米時水的比例要比煮白米少一些。
2. 煮飯時適當攪拌可以避免煮糊或煮焦。
3. 煮好的五穀米可以用保鮮膜蓋住放入冰箱冷藏，可保存 2～3 天。要再次食用時，可以用微波爐加熱或蒸熱即可。

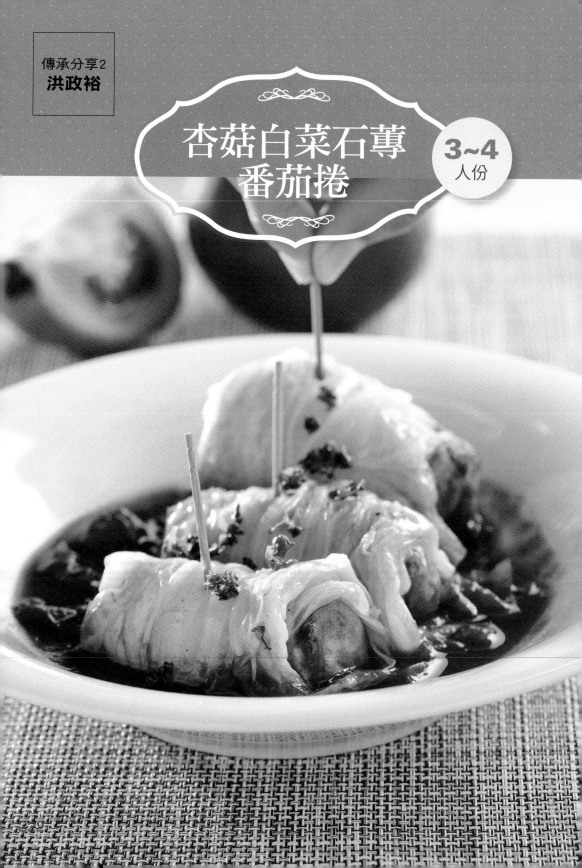

杏菇白菜石蓴番茄捲

3~4
人份

材料

杏鮑菇	數根
白菜	1/8顆
有機番茄（或有機番茄糊1罐）	3個
石蓴	20克
巴西利	少許

調味料

海鹽	少許
水	200ml
紅糖	1小湯匙
植物性奶油	10克
黑胡椒	少許
巴西利	少許

作法

1. 白菜洗淨將葉片取下，過水川燙至稍微變軟，或用微波爐600W7～8分鐘也可。尾部2～3公分處用刀稍微去除切平（也可不切）備用。

2. 番茄畫十字刀後以熱水川燙撈起，再去皮切成小丁狀後下鍋，慢煮至濃稠成糊狀備用。（如用有機番茄罐頭可省略此步驟）

3. 用純淨水洗淨杏鮑菇與石蓴，再切成拇指大小備用。

4. 用1片白菜葉將杏鮑菇與石蓴從尾部放上後慢慢捲起，最後用牙籤固定成白菜捲。重覆這個過程直到所有份量包完為止，以備用。

5. 將包好的白菜捲依序放入鍋中，加水以小火煮10分鐘後，依序放入番茄糊、海鹽、紅糖、香葉，蓋鍋蓋再繼續燉煮10分鐘，接著打開放入奶油提香即可盛盤。最後再加上黑胡椒粒、巴西利少許即可。

大師傳授　挑選 / 處理 / 保存方法

石 蓴

▶ 「蓴」字音為「ㄔㄨㄣˊ」，石蓴俗稱「海萵苣」，顏色翠綠，含有粗蛋白質、碳水化合物及多種微量元素，能幫助消化，促進新陳代謝，在水源潔淨、富含營養鹽的深海長大，是養生及素食者攝取營養的最佳來源。

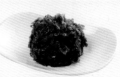

蕪菁山芹
海木耳湯

2
人份

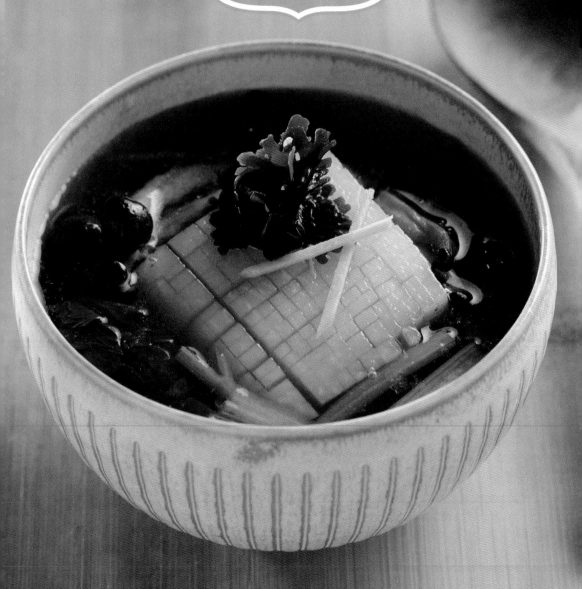

材料

大頭菜（蕪菁）	1顆
山芹菜（可用水芹菜代替）	1把
鴻禧菇	30克
海木耳	20克
老薑	半個

調味料

純淨水	600ml
海鹽	適量
黑麻油	少許
白胡椒粉	少許

作法

1 大頭菜洗淨去皮，切成大塊備用；山芹菜洗淨切成小段，鴻禧菇撕成小段，海木耳用純淨水洗淨備用，老薑洗淨切絲。

2 準備一個小鍋倒入少許黑麻油，並以小火加熱，再放入薑絲拌炒出香味後，放入大頭菜、山芹菜、海木耳、鴻禧菇稍微拌炒，並再加入純淨水沒過材料煮10分鐘，最後放入海鹽、白胡椒粉調味即可（鹹度可自行調整）。

大師傳授 挑選 / 處理 / 保存方法

海木耳

▶ 富含卡拉膠與多種人體所需營養成分，日本人稱之為「長壽菜」，歐美國家則視為「海洋蔬菜之首」，常見於餐廳或家中餐桌。

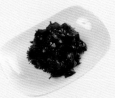

225

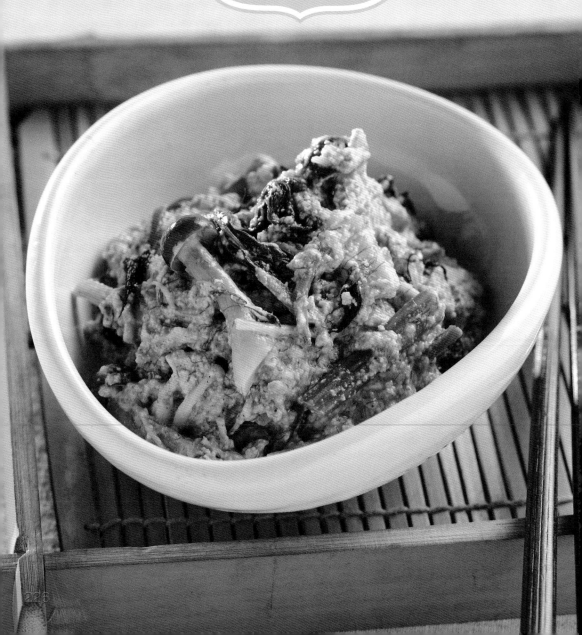

日式涼拌滸苔
菠菜綜合菇

2
人份

材料

嫩豆腐	半塊
菠菜	1把
紅蘿蔔	50克（1塊）
金針菇	1/4包
鴻禧菇	1/4包
滸苔	30克

調味料

白味噌	1湯匙
芝麻醬	1湯匙
味醂	1小湯匙
冷開水	50ml
苦茶油	20ml

作法

1 用小孔漏勺將豆腐碾碎後過篩成泥狀，菠菜洗淨切成適量大小，紅蘿蔔洗淨切片，金針菇切小段撕開，鴻禧菇切小段撕開，滸苔用純淨水洗淨後備用。

2 鍋裡加水燒開，再將菠菜、紅蘿蔔片、金針菇、鴻禧菇依序川燙熟後撈起，並過冷開水備用。

3 準備一個大碗放入豆腐泥，並依序加入白味噌、芝麻醬、味醂、冷開水、苦茶油後，攪拌均勻。

4 將所有材料與調味料攪拌均勻，裝盤即可。

227

紫蘇茭白
海木耳捲

3~4
人份

🥕 材料

春捲皮 6張

茭白筍 3根

煙燻豆包 2塊

金針菇 1包

海木耳 50克

紫蘇葉 6張

豆芽菜 1包

嫩薑 1塊

🥤 調味料

香菇粉1 ....小湯匙

海鹽 ....少許

胡椒粉 ....少許

油 ....少許

柚子醋 ....少許

🥄 作法

1 茭白筍去皮切絲，豆包煎香切絲，金針菇拆開對切，海木耳洗淨切絲，豆芽菜洗淨備用，薑塊去皮磨成泥。

2 熱鍋冷油下薑泥，再放入豆芽菜、茭白筍、海木耳、金針菇、豆包後拌炒，加入香菇粉、海鹽、胡椒粉後繼續拌炒，然後盛盤放涼。

3 拿一張春捲皮放入材料，並放一片紫蘇葉後一起捲成春捲備用。

4 起油鍋加熱至160度油溫，放入捲好的春捲炸至金黃色撈起濾油，最後盛盤即可。

5 可搭配少許柚子醋一起食用。

山當歸知味湯

2~4
人份

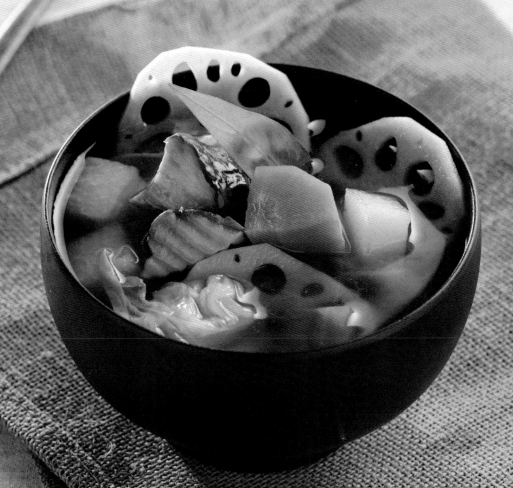

材料

山當歸	2株
大白菜	300克
紅蘿蔔	100克
涼薯（豆薯）	100克
蓮藕	1段
杏鮑菇（中型大小）	2根

調味料

白胡椒粒	10克
鹽	5克
砂糖	10克

作法

1. 山當歸整株洗淨，葉片摘下留用。

2. 大白菜切段（約3～4公分長），紅蘿蔔、涼薯洗淨去皮切小塊，蓮藕去皮切片，杏鮑菇切塊。

3. 取2000CC水置入鍋中，將山當歸、胡椒粒放入，以小火熬煮約20分鐘。

4. 撈除山當歸、胡椒粒，再放入作法2材料，接著加入其餘調味料，然後以小火燜滾約10分鐘。

5. 最後放入山當歸葉，再滾煮約2分鐘即成。

健康 / 好吃烹調秘訣

山當歸

▸ 是近年來在市場上熱夯的養生材料，多生長於高山上，濃厚清香的當歸味擄獲不少饕客的喜愛，全株根莖葉皆可食用，燉湯炒菜多種料理皆可運用。

涼薯

▸ 甘甜爽脆的涼薯入菜讓湯頭更顯甘甜，若一時買不到也可以白蘿蔔替換；同樣若有山東大白菜或高麗菜也都可替換示範材料，與山當歸搭配都是鮮甜好滋味！

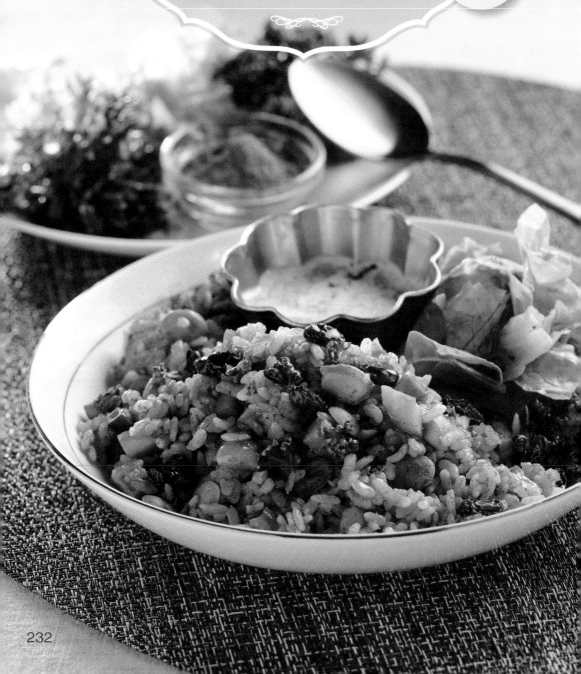

提攜分享
林宏彥

異國風蔬香炊飯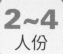

2~4
人份

材料

白米飯	2碗
素火腿	1片
杏鮑菇	1根
紅蘿蔔	20克
大陸妹	50克
毛豆	30克
紅扁豆	20克
葡萄乾	20克
植物性奶油	20克

調味料A

鹽	5克
黑胡椒粗粒	5克

調味料B

香料：巴西利	1根
咖哩粉	10克
孜然粉	5克
豆蔻粉	2克

作法

1. 素火腿、杏鮑菇、紅蘿蔔切小丁，大陸妹切中丁，巴西利切碎。

2. 取平底鍋以小火放入奶油溶化後，接著放入作法1的素火腿、杏鮑菇、紅蘿蔔，煸至焦香。

3. 接著放入調味料A、B，以及毛豆、扁豆和水50克，熬煮至熟。

4. 最後放入白米飯、大陸妹及葡萄乾拌勻，蓋上鍋蓋小火燜煮5分鐘即成。

健康 / 好吃烹調秘訣

▶ 本道食譜是以印度炊飯料理為基礎，運用多種氣味濃厚的香料烹調，讓素食料理有著更多豐富層次的味蕾刺激，在家煮食簡單快速方便，適合全家人一起快樂分享美味的主食。若不吃加工製品，素火腿也可不放。

提攜分享
林宏彥

叻沙鹽滷豆腐

2~4
人份

材料

鹽滷豆腐 2塊

香菜（切末）.............................. 2根

調味料A

鹽..5克

黑胡椒粗粒 2克

調味料B（叻沙醬）

素東炎醬 20克

檸檬汁 20克

番茄醬 20克

叻沙葉 10克

椰漿..20克

糖...10克

素蠔油 10克

水...50克

作法

1. 鹽滷豆腐切片抹上調味料A，醃製10分鐘備用。

2. 取小鍋將調味料B所有備料拌勻，熬煮5分鐘後盛出備用。

3. 取平底鍋以小火熱油，將作法1的鹽滷豆腐煎至兩面金黃取出盛盤，淋上作法2的調味料B（叻沙醬），最後灑上香菜末即可。

健康 / 好吃烹調秘訣

鹽滷豆腐

▶ 又稱「老豆腐」，含水量較低，含有豐富的蛋白質較一般豆腐高，適合煎、炸等。加了叻沙醬提味，別有一番好滋味。

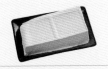

叻沙醬

▶ 是南洋料理中不可或缺的辛香醬料之一，調製配方依個人口味而不同，主要仍以香茅、檸檬葉、薑黃、椰漿、叻沙葉為主，酸甜香辣的滋味常令人食慾大增。

東炎醬

▶ 市售東炎醬有葷素之分，購買時請注意。

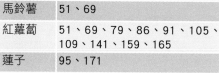

附錄：85 種素食食材應用速查表

●蔬菜類

品名	食材應用頁碼
馬鈴薯	51、69
紅蘿蔔	51、69、79、86、91、105、109、141、159、165
蓮子	95、171
碧玉筍	57、97、117、153、171
山藥	131、139、167、183、197
芋頭	92、95、199
荸薺	67、69、71、86、145、175
紫山藥	161、199
薑	57、67、69、73、74、77、84、86、89、92、97、105、109、141、175、177、179
玉米	131、165、167
西洋芹	83、145、169、183
百合	83、149
銀芽	97、127、169
苜宿芽	125、147
南瓜	101、121

品名	食材應用頁碼
小黃瓜	59、123、157
番茄	55、59、103、153、157、169
青豆仁	355、133、135、145、167
紅甜椒	59、83、117、133、155、167、173
黃甜椒	59、83、117、155、167、173
紫高麗菜	147、181
四季豆	103、149
高麗菜	133、159、165、193
娃娃菜	92、127
青江菜	91、127
綠鬚捲菜	107、157
芹菜	47、55、57、61、69、73、79、84、91、121、129、131、135、139、153
辣椒	57、84、89、91、97、103、109、143、151、163
香菜	47、84、103、105、121、145、153
綠花椰	129、141、159、165

●菇類

品名	食材應用頁碼
香菇	47、67、71、91、92、107、121、123、129、131、133、135、137、145、195
金針菇	61、71
香菇頭	61、79

品名	食材應用頁碼
黑木耳	83、86
杏鮑菇	101、105、155
蘑菇	55、159、175
美白菇	149、169
鴻喜菇	179

●豆類＆豆製品

品名	食材應用頁碼
傳統豆腐	47、71
百頁豆腐	65、84、143、145
嫩豆腐	69、86、173
蛋豆腐	113、153

品名	食材應用頁碼
豆包	47、71
毛豆仁	86、167
白果	141、153
納豆	139

●海藻類

品名	食材應用頁碼	品名	食材應用頁碼
紫菜絲	113、125	綜合海藻	119
白木耳	187	脆藻	149
珊瑚草	107	紫菜	67
海帶芽	169	海帶根	161

●乾貨類

品名	食材應用頁碼	品名	食材應用頁碼
竹笙	92、175	乾金針	97、175
干瓢	133、143		

●穀物＆堅果類

品名	食材應用頁碼	品名	食材應用頁碼
栗子	115、175	松子	131
白芝麻	101、117、123、197	紫米	137
腰果	103、157、171	小薏仁	133
南瓜子	145	胚芽米	133
核桃	147	花生	103

●中藥類

品名	食材應用頁碼	品名	食材應用頁碼
紅棗	92、179、187	佛手柑	179
枸杞	95、107、131、175	羅漢果	191
蓮子	92	桂圓	191
冬蟲夏草	179	甜菊	191
蜜棗	175	十全大補包	177

●水果類

品名	食材應用頁碼	品名	食材應用頁碼
蘋果	147、165、181、187	奇異果	193、199
芒果	157、183、193	草莓	185、199
鳳梨	181、183、193	金桔	62、181、191
水蜜桃	189	葡萄柚	111、149

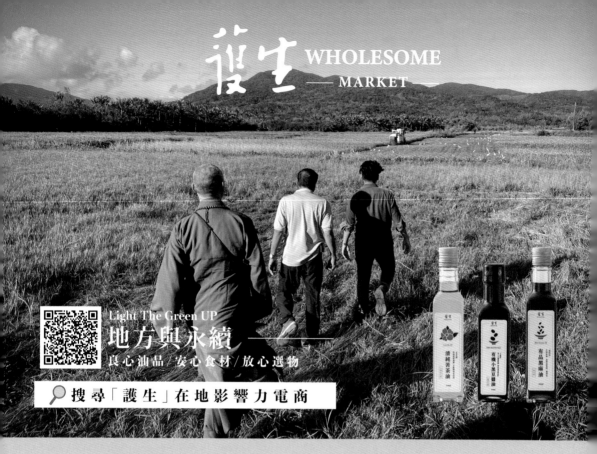

護生 WHOLESOME
── MARKET ──

Light The Green UP
地方與永續 ──
良心油品／安心食材／放心選物

🔍 搜尋「護生」在地影響力電商

從一顆種子, 啟動「善」循環

Environmental
「保護生態」

護生善緣起源於民國103年, 一位和尚從台灣北部, 遠行至南端東岸的屏東滿州鄉, 與原生種小黑豆相遇, 開啟農業發展的契機, 改善當地的經濟與生活。

為此創立護生善緣, 提出3護觀點, 做為社會企業經營之理念, 推動「善循環」以ESG永續企業為發展目標。

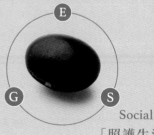

E

Governance
「養護生命」

G   S

Social
「照護生活」

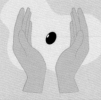

地方創生
讓偏鄉有工作

關懷社會弱勢
與保護生態

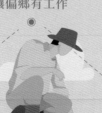

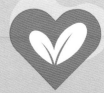

從選擇開始
和我們一起做善的事

製造好的產品
照顧生活

蔬食 環保 救地球

吃對食物，是讓世界重生的開始！

愛地球美食這裡找

請到粉絲團和我們說

滸苔

海木耳

石蓴

月亮素蝦餅

豌豆蛋白麵

粉絲團 QR Code

Family 健康飲食10Z

素食界廚神傳授天天愛吃健康素【16年暢銷增訂版】

作　　者／洪銀龍
選　　書／林小鈴
主　　編／梁志君

行銷經理／王維君
業務經理／羅越華
總 編 輯／林小鈴
發 行 人／何飛鵬
出　　版／原水文化
　　　　　台北市民生東路二段141號8樓
　　　　　電話：02-2500-7008　傳真：02-2502-7676
　　　　　E-mail：H2O@cite.com.tw　FB粉絲團：搜尋「原水健康相談室」
發　　行／英屬蓋曼群島商家庭傳媒股份有限公司城邦分公司
　　　　　台北市中山區民生東路二段141號2樓
　　　　　書虫客服服務專線：02-25007718；02-25007719
　　　　　24小時傳真專線：02-25001990；02-25001991
　　　　　服務時間：週一至週五上午09:30-12:00；下午13:30-17:00
　　　　　讀者服務信箱E-mail：service@readingclub.com.tw
劃撥帳號／19863813　戶名：書虫股份有限公司
香港發行／城邦（香港）出版集團有限公司
　　　　　香港灣仔駱克道193號東超商業中心1樓
　　　　　電話：(852) 2508-6231　傳真：(852) 2578-9337
　　　　　電郵：hkcite@biznetvigator.com
馬新發行／城邦（馬新）出版集團
　　　　　41, Jalan Radin Anum, Bandar Baru Sri Petaling,
　　　　　57000 Kuala Lumpur, Malaysia.
　　　　　電話：603-905-63833　傳真：603- 905-76622
　　　　　電郵：service@cite.my

城邦讀書花園
www.cite.com.tw

美術設計／茶米水谷設計工作室、劉麗雪
插　　畫／盧宏烈、李奕萱
攝　　影／子宇影像工作室（徐榕志）、宋和憬
製版印刷／科億資訊科技有限公司
初　　版／2007年7月11日
增訂版三刷／2012年5月7日
二版一刷／2014年5月22日
三版一刷／2023年5月09日
定　　價／500元
ISBN 978-626-7268-25-4（平裝）
ISBN 978-626-7268-31-5（EPUB）

國家圖書館出版品預行編目資料

素食界廚神傳授天天愛吃健康素/洪銀龍作. -- 三
版. -- 臺北市：原水文化出版：英屬蓋曼群島商家
庭傳媒股份有限公司城邦分公司發行, 2023.05
　面；　公分
ISBN 978-626-7268-25-4（平裝）

1.CST: 素食食譜 2.CST: 烹飪

427.31　　　　　　　　　　　　112004887